Michael Weiss

Theoretische
Pharmakokinetik

Michael Weiss

Theoretische Pharmako/kinetik

Modellierung • Datenanalyse
Dosierungsoptimierung

Mit 61 Abbildungen und 9 Tabellen

Verlag Gesundheit

Dr. sc. nat. Michael Weiss
Institut für Pharmakologie und Toxikologie
Martin-Luther-Universität Halle–Wittenberg

Weiss, Michael:
Theoretische Pharmakokinetik: Modellierung,
Datenanalyse, Dosierungsoptimierung /
Michael Weiss. – Berlin : Verl. Gesund-
heit GmbH, 1990. – 328 S. : 61 Abb., 9 Tab.

ISBN 3-333-00496-8

1. Auflage
Alle Rechte vorbehalten
© Verlag Gesundheit GmbH, Berlin 1990
LSV 2065, 1215
Lektorat: Margitta Hintz/Lieselotte Wietstruck
Typographie und Herstellung: Sabine Heine
Printed in the German Democratic Republic
Gesamtherstellung: INTERDRUCK Graphischer Großbetrieb Leipzig
III/18/97
Schutzumschlag und Einbandgestaltung: Eckhard Steiner
Bestell-Nr. 534 858 8

Geleitwort

Es sind die physikalischen Prozesse des Stofftransportes und die chemischen Prozesse der Stoffumwandlung, die das Schicksal des Pharmakons im Körper, d. h. die Pharmakokinetik, bestimmen. Deshalb erscheint es besonders erfolgversprechend – im Einklang mit dem allgemeinen Ziel wissenschaftlicher Bemühungen – die Phänomene durch mathematische Formeln zu quantifizieren oder in allgemeinen Sätzen zu formulieren. Die früher dominierenden klassischen Kompartmentmodelle wurden leider allzuoft stereotyp angewendet, was u. a. dazu führte, daß in Lehrbüchern der Eindruck vermittelt wurde, die theoretischen Grundlagen der Pharmakokinetik seien endgültig geklärt. In den letzten 10 bis 15 Jahren ist man dem o. g. Ziel durch die Einführung neuer theoretischer Konzepte, wie physiologischer Modelle, systemtheoretischer Methoden oder dem wahrscheinlichkeitstheoretischen Begriff der Verweilzeit im Körper, wesentlich näher gekommen. Wollte man sich jedoch bisher über die moderne Entwicklung informieren, war man fast ausschließlich auf die Originalarbeiten angewiesen; keine leichte Aufgabe bei der Vielzahl von Publikationen und der teilweise kontrovers geführten Diskussionen.

Das vorliegende Buch erscheint deshalb zur rechten Zeit. Durch eine ordnende und verallgemeinernde Darstellung sowie die Nutzung der heuristischen Vorteile des Rezirkulationsmodells wird es dem Leser erleichtert, sich die allgemeinen theoretischen Grundlagen der Pharmakokinetik rationell zu erarbeiten oder effektive Methoden in der Praxis anzuwenden. Dr. Weiss hat in einer Reihe von Arbeiten wichtige Beiträge zur Theorie der Pharmakokinetik geliefert, was dem Buch insgesamt zugute kommt, aber besonders den Aufbau der Kapitel 1 bis 10 beeinflußt hat. Die besondere Aktualität dieses Buches resultiert auch aus der Tatsache, daß die Verfügbarkeit von empfindlichen Methoden der Arzneimittelanalytik und von leistungsfähigen Personalcomputern in den letzten Jahren sprunghaft gestiegen ist.

Ich wünsche dem Buch eine weite Verbreitung; auch im Hinblick auf eine Förderung der interdisziplinären Zusammenarbeit in unserer durch zunehmende Spezialisierung gekennzeichneten Zeit. Möge es dazu beitragen, weitere Fortschritte bei der Dosierungsoptimierung sowie der Entwicklung und Erprobung neuer Arzneimittel zu erreichen – ganz im Sinne des Aphorismus' "Nichts ist praktischer als eine gute Theorie".

Hans-Jürgen Mest, Halle

Für Anna, David und Kilian

Inhaltsverzeichnis

1.	**Einleitung**	17
2.	**Grundlagen**	22
2.1.	Pharmakokinetische Grundbegriffe	22
2.1.1.	Applikation und Probennahme	23
2.1.2.	Massenbilanz und Referenzkonzentration	24
2.1.3.	Bioverfügbarkeit	25
2.1.4.	Verteilungsvolumen	26
2.1.5.	Spezifische Eliminationsrate	27
2.1.6.	Clearance	28
2.1.7.	Halbwertszeit und mittlere Verweildauer	28
2.2.	Pharmakokinetische Prozesse	30
2.2.1.	Transportprozesse	30
2.2.1.1.	Konvektion	30
2.2.1.2.	Diffusion	32
2.2.2.	Invasionsprozesse	34
2.2.2.1.	Orale Applikation	35
2.2.2.2.	Andere Applikationsrouten	36
2.2.2.3.	Kurzzeit-Infusion	36
2.2.3.	Verteilungsprozesse	36
2.2.3.1.	Gleichgewichtsverteilung	36
2.2.3.2.	Dynamik der Verteilung	39
2.2.4.	Eliminationsprozesse	40
2.2.4.1.	Extraktion und Clearance	40
2.2.4.2.	Renale Elimination	41
2.2.4.3.	Hepatische Elimination	43
2.2.4.4.	Körperclearance	45
2.3.	Methodologie der Modellierung	46
2.3.1.	Klassifizierung der Modelle	46

2.3.2.	Zielstellung der Modellierung	49
2.3.3.	Modellidentifikation	49
2.3.4.	Modellvalidierung	50
2.3.5.	Modellbildung	51
3.	**Verhaltensmodelle**	**53**
3.1.	Input-Output-Analyse	55
3.1.1.	Impulsantwort (Dispositionskurven)	56
3.1.2.	Sprungantwort (Akkumulationskurven)	56
3.1.3.	Beliebige Inputfunktionen	57
3.1.4.	Periodische Applikation	59
3.2.	Verweilzeit in pharmakokinetischen Systemen	61
3.2.1.	Verweilzeitverteilung	61
3.2.2.	Maßzahlen	63
3.2.3.	Auswaschkurven	64
3.2.4.	Kumulative Urinausscheidung	65
3.2.5.	Konzentrations-Zeit-Kurven	66
3.2.5.1.	Clearancekonzept	66
3.2.5.2.	Verallgemeinerung des Clearancekonzeptes	67
3.2.6.	Konsekutivprozesse	68
3.3.	Globales Dispositionsverhalten	69
3.3.1.	Clearancerate	69
3.3.2.	Dynamisches Verteilungsvolumen	70
3.3.3.	Nichtparametrische Klassen von Verweilzeitverteilungen	72
3.3.4.	Verweildauer und Akkumulation	74
3.4.	Systeme mit log-konvexen Dispositionskurven	75
3.4.1.	Definition des passiven Systems	75
3.4.2.	Implikationen der Log-Konvexität	77
3.4.3.	Schranken und Approximationen	80
3.4.3.1.	Auswaschkurve	80
3.4.3.2.	Akkumulationskurven	82
3.4.3.3.	AUC-Schätzung	83
3.5.	Parametrische Verweilzeitverteilungen (Dispositionskurvenmodelle)	83

3.5.1.	Hyperexponentialverteilung	83
3.5.1.1.	Dispositionskurven	84
3.5.1.2.	Kurzzeit-Infusion	85
3.5.1.3.	Akkumulationskurven	85
3.5.2.	Gammaverteilung	86
3.5.3.	Exponentialverteilung	87
3.5.4.	Vollständig monotone Verteilungen	88
3.6.	**Grundparameter des Dispositionssystems**	89
3.6.1.	Eliminationsparameter	89
3.6.2.	Verteilungsparameter	89
3.6.3.	Verweilzeiten	90
4.	**Strukturmodelle**	**92**
4.1.	Rezirkulationsmodell	92
4.1.1.	Offenes System	93
4.1.2.	Abgeschlossenes System	96
4.1.3.	Passive Systeme	97
4.1.4.	Parametrische Kreislauftransitzeitverteilung	98
4.1.5.	Initialverteilung	100
4.2.	Multi-Organ-Rezirkulationssystem	101
4.2.1.	Subsysteme	101
4.2.2.	Dispositionssystem	103
4.2.3.	Ort der Probennahme	106
4.3.	Organmodelle	109
4.3.1.	Konvektions-Diffusions-Modell mit Zylindergeometrie	110
4.3.2.	Zwei-Kompartment-Organmodell	113
4.3.3.	Ein-Kompartment-Organmodell	114
4.3.4.	Empirische Transitzeitverteilungen	115
4.4.	Simulationsmodelle	115
5.	**Kompartmentmodelle**	**117**
5.1.	Begriffe und Definitionen	117

5.2.	n-Kompartmentsystem	120
5.2.1.	Mittlere Verweildauer	122
5.2.2.	Implikationen von Struktureigenschaften	125
5.3.	Klassische Kompartmentmodelle	128
5.3.1.	Zwei-Kompartment-Modell	128
5.3.2.	Ein-Kompartment-Modell	130
5.3.3.	Zwei-Kompartment-Modell mit Absorptionsprozeß 1. Ordnung	131
5.4.	Identifizierbarkeit	131
5.5.	Stochastische Kompartmentmodelle	134
5.5.1.	Markovsche Kette	135
5.5.2.	Stochastische Variabilität der Systemparameter	136
6.	**Invasion und Bioverfügbarkeit**	**138**
6.1.	Verhaltensmodelle der Invasion	138
6.1.1.	Verweilzeit nach oraler Applikation	138
6.1.2.	Invasionszeitverteilung	140
6.1.3.	Systeme mit log-konkaven Konzentrations-Zeit-Kurven	141
6.1.3.1.	Implikationen der Log-Konkavität	141
6.1.3.2.	Bedingungen für die Log-Konkavität	142
6.1.3.3.	Parametrische Verweilzeitverteilungen	143
6.1.3.4.	Obere Schranken der Auswaschzeit	145
6.1.4.	Monoexponentielle Invasion und biexponentielle Disposition	145
6.2.	Dissolutionsprozeß	146
6.2.1.	Dissolutionszeitverteilung	148
6.2.1.1.	IFR-Dissolutionszeitverteilungen	148
6.2.1.2.	DFR-Dissolutionszeitverteilungen	150
6.2.2.	Physikalische Modelle der Dissolution	150
6.2.2.1.	Elementarprozesse 1. Ordnung	150
6.2.2.2.	Diffusionsschichtmodell	151
6.2.2.3.	Depotformen	152
6.2.3.	Dissolution in vivo	153
6.2.3.1.	In-vitro/in-vivo-Korrelation der Dissolution	153

6.2.3.2.	Wechselwirkung zwischen Dissolution und Absorption	155
6.2.4.	Voraussage des Plasmakonzentrationsverlaufes	155
6.3.	Inputcharakteristik durch Dekonvolution	156
6.4.	Absorptionsprozesse	158
6.4.1.	Gastrointestinale Absorption	159
6.4.2.	Perkutane Absorption	161
6.5.	Bioverfügbarkeit	163
6.5.1.	Schätzung bei variabler Clearance	165
6.5.2.	First-pass-Effekt	166
6.5.2.1.	Hepatischer First-pass-Effekt	166
6.5.2.2.	Pulmonaler First-pass-Effekt	167
6.5.3.	Therapeutische Verfügbarkeit	167
7.	**Hepatische Elimination und Metabolitkinetik**	**169**
7.1.	Modelle der hepatischen Elimination	169
7.1.1.	Dispersionsmodell	171
7.1.2.	Kettenmodell	174
7.1.3.	Verteilungsmodell	174
7.2.	Metabolitkinetik	175
7.2.1.	Metabolitbildung	176
7.2.2.	Konzentrations-Zeit-Kurven von Metaboliten	176
7.2.2.1.	Fläche unter der Kurve	177
7.2.2.2.	Mittlere Verweildauer	178
7.3.	Biliäre Exkretion und enterohepatischer Kreislauf	180
8.	**Renale Exkretion und Dialyseverfahren**	**182**
8.1.	Modelle der renalen Exkretion	182
8.1.1.	Tubuläre Sekretion	182
8.1.2.	Tubuläre Reabsorption	183
8.1.3.	Clearance und Urinfluß	185

8.2.	Extrakorporale Hämodialyse und Hämoperfusion	186
8.3.	Peritonealdialyse	188
9.	**Pharmakokinetische Ähnlichkeit**	**189**
9.1.	Biologische Ähnlichkeit	189
9.2.	Allometrische Skalierung	190
9.2.1.	Interspezies-Skalierung	191
9.2.1.1.	Skalierung der Parameter	191
9.2.1.2.	Pharmakokinetische Zeit	193
9.2.1.3.	Skalierung der Dosis	195
9.2.2.	Intraspezies-Skalierung	196
10.	**Effektkinetik**	**197**
10.1.	Pharmakodynamische Modelle (Steady-state)	198
10.1.1.	Konzentrations-Wirkungs-Kurven	198
10.1.2.	Ausgangswert	199
10.1.3.	Linearisierende Transformation	199
10.2.	Kinetische Effektmodelle (Transient-state)	199
10.2.1.	Hysteresiskurve	200
10.2.2.	Übergangsverhalten	201
10.2.3.	Effektkompartment	203
10.2.4.	Wirkungsinterferenzen	204
10.3.	Momente der Effekt-Zeit-Kurven	205
10.3.1.	Fläche unter der Kurve	205
10.3.2.	Mittlere Wirkungszeit	206
10.4.	Modelle der Pharmakonwirkung	207
11.	**Nichtlineare Kinetik**	**209**
11.1.	Ursachen der Nichtlinearität	209
11.2.	Michaelis-Menten-Elimination	210

11.2.1.	Dispositionskurven	211
11.2.2.	Akkumulationskurven	213
11.2.3.	Steady-state nach oraler Applikation	214
11.2.4.	Kurvenmomente	216
11.2.5.	Bioverfügbarkeit	217
11.3.	Langmuir-Proteinbindung	218
11.4.	Michaelis-Menten-Transportprozesse	219
12.	**Planung und Auswertung pharmakokinetischer Versuche**	**220**
12.1.	Konvolution und Dekonvolution	221
12.2.	Parameterschätzung	223
12.2.1.	Abschälverfahren	223
12.2.2.	Numerische Integration (Kurvenmomente)	224
12.2.2.1.	Kurvenmomente der Biexponentialfunktion	226
12.2.2.2.	Momentberechnung und Kurvenanpassung	227
12.2.3.	Spektralanalyse	227
12.2.4.	Nichtlineare Regression	228
12.2.4.1.	Schätzfunktion	229
12.2.4.2.	Optimierungsalgorithmen	231
12.2.4.3.	Startwerte	232
12.2.4.4.	Datenwichtung	233
12.2.4.5.	Güte der Anpassung	234
12.2.4.6.	Genauigkeit der Schätzung	235
12.2.4.7.	Computerprogramme	236
12.3.	Pharmakokinetische Variabilität	238
12.3.1.	Analyse experimenteller Daten	238
12.3.1.1.	Standardmethode	239
12.3.1.2.	Mittelwertskurven	240
12.3.1.3.	Fitten "gepoolter" Daten	241
12.3.1.4.	NONMEM-Methode	241
12.3.2.	Analyse von klinischen Routinedaten (Populationspharmakokinetik)	242
12.3.3.	Bioäquivalenz	244
12.4.	Versuchsplanung	245

12.4.1.	Optimale Zeitpunkte der Probennahme	246
12.4.2.	Kontinuierliche Probennahme	249
12.4.3.	Analyse der Auswaschkurve	250
13.	**Dosierungsoptimierung**	**251**
13.1.	Dosierungsschemata und Optimierungskriterien	253
13.2.	A-priori-Methoden der Therapieoptimierung	255
13.2.1.	Voraussage des Steady-state-Profils	255
13.2.1.1.	Deterministische Verfahren	255
13.2.1.2.	Stochastische Verfahren	256
13.2.2.	Optimales Konzentrations-Zeit-Profil	256
13.2.2.1.	Plateaueffekt	257
13.2.2.2.	Circadianes Profil	259
13.2.2.3.	Gewebskonzentrationsverlauf	260
13.2.2.4.	Effektverlauf	261
13.2.3.	Targetstrategie für die Patientenpopulation	261
13.2.4.	A-priori-Individualisierung der Therapie	262
13.3.	Individualisierung durch Blutspiegelkontrolle	264
13.3.1.	Ein-Punkt-Methode	264
13.3.2.	Adaptive Steuerung der Therapie	266
13.3.2.1.	Deterministische Methoden	267
13.3.2.2.	Bayessche Verfahren	273
13.3.2.3.	Stochastische Steuerung	275
13.3.2.4.	Zuverlässigkeit der Methoden	275
13.4.	Effektbezogene Steuerung der Dosierung	278
13.4.1.	Langzeittherapie (off-line)	278
13.4.2.	Automatisch gesteuerte Dosierung (on-line)	279
14.	**Anhang**	**281**
14.1.	Laplace-Transformation	281
14.2.	Einige Grundbegriffe der Wahrscheinlichkeitstheorie	283
15.	**Literaturverzeichnis**	**286**
16.	**Sachwortverzeichnis**	**317**

"Jede Wissenschaft ist, unter andrem,
ein Ordnen, ein Vereinfachen, ein Verdaulichmachen
des Unverdaulichen für den Geist."

Hermann Hesse

1.
Einleitung

Die Wirkung des Organismus auf das Pharmakon ist Gegenstand der Pharmakokinetik; im Mittelpunkt steht die Untersuchung der Zeitverläufe der Pharmakonmengen (bzw. Konzentrationen) und der gebildeten Metaboliten in verschiedenen Organen oder Körperflüssigkeiten. Der Begriff "Pharmakon" schließt dabei Hormone und Xenobiotika ein.
Von Anfang an war die Entwicklung der Pharmakokinetik eng mit der Anwendung mathematischer Modelle verbunden; das zeigt sich z. B. deutlich in den Arbeiten von Teorell, der bereits 1937 das Zwei-Kompartment-Modell in die Pharmakokinetik einführte.
Eine herausragende Bedeutung kommt dem 1953 erschienenen Buch des Pädiaters F. H. Dost "Der Blutspiegel. Konzentrationsabläufe in der Kreislaufflüssigkeit" zu (darin wurde der Terminus "Pharmakokinetik" geprägt). Damals hielt es Dost noch für notwendig, die Anwendung mathematischer Methoden und seine entsprechende wegweisende Einschätzung im Vorwort des Buches, daß die Pharmakokinetik "durch das machtvolle Hilfsmittel der Mathematik eine ganz entscheidende Förderung zu erwarten hat", gegenüber Fachkollegen zu verteidigen. Heute gibt es wahrscheinlich nur noch wenige Mediziner und Biologen, die den Ausspruch Kants "Jede Wissenschaft ist so weit Wissenschaft, wie Mathematik in ihr ist" nicht als Programm auffassen, sondern als Wertung mißverstehen.
Die stürmische Entwicklung der Pharmakokinetik in den sechziger und siebziger Jahren – einen Meilenstein im Hinblick auf die theoretischen Grundlagen stellt das Buch von Rescigno und Segre (1966) dar – wurde zunehmend von einer paradigmenhaften Anwendung der Kompartmentmodelle geprägt. Kompartmentmodelle wurden per se als Basis der Pharmakokinetik betrachtet. Diese Konzeption spiegelt sich in Monografien und Lehrbüchern wieder; z. B. in dem umfangreichen Werk von Wagner (1975).
Um zu begründen, warum das vorliegende Buch von der klassischen Konzeption abweicht, sind einige Bemerkungen zur erkenntnistheoretischen Bedeutung von Modellen erforderlich.
Njuberg (1972) definiert ein Modell als "ein System, das sich von dem modellierten Objekt bezüglich gewisser Eigenschaften, die als 'wesentliche' Eigenschaften betrachtet werden, nicht unterscheidet und nach anderen 'unwesentlichen' Eigenschaften unterschiedlich von ihm ist". Schon Heinrich Hertz (1894) forderte von einem Modell, daß es *logisch zulässig*, *richtig* und *zweckmäßig* sein

müsse; heute verwendet man mit nahezu gleichem Sinngehalt die Begriffe *theoretische, empirische* und *heuristische Validität* (vgl. Abschn. 2.3.4.). Kompartmentmodelle erfüllen zwar die ersten beiden Forderungen (als sine qua non), weniger aber die dritte: Es ist die Isomorphie zum biologischen Objekt, die dem Modell einen Erklärungswert verleiht. (Dabei impliziert der Begriff "Modell", daß es weniger komplex als das Original ist.)

Die Zielstellung einer weitgehenden Isomorphie ist mit den klassischen Kompartmentmodellen als *Strukturmodelle* des pharmakokinetischen Systems nicht zu erreichen. Entsprechend der essentiellen Rolle des Blutes als Transportorgan der Pharmaka im Körper sollte das Modell die globale Struktur des Kreislaufsystems haben. Im Einklang mit dem Heuristikpostulat der Erkenntnis sind isomorphe Strukturmodelle (die in der Pharmakokinetik auch als physiologische Modelle bezeichnet werden) von großem Nutzen, wenn es darum geht, differenzierte Fragestellungen aufzuwerfen und neue Experimente zu planen, d. h. eine Forschungsstrategie zu entwickeln.

Die Anwendung der traditionellen Kompartmentmodelle steht auch oft im Widerspruch zu einem anderen erkenntnistheoretischen Postulat, dem Postulat der Denkökonomie (Sparsamkeits-Prinzip): Solange Kompartmentmodelle nur als empirische Modelle angewendet werden, kann auf die Kompartmentstruktur verzichtet werden, da diese dann nur Redundanz liefert. Anders ausgedrückt, das Prinzip der Sparsamkeit gebietet, auf Modelle zu verzichten, die überflüssig sind. Es hängt ausschließlich von der Zielstellung ab, ob überhaupt ein Strukturmodell notwendig ist: Für die Lösung vieler praktischer Probleme sind *Verhaltensmodelle* (Blackbox-Modelle) ausreichend, z. B. für die Voraussage der Blutkonzentrations-Zeit-Kurve nach wiederholter Applikation (oder Dauerinfusion) aus der Antwort des Systems auf eine i.v. Bolusinjektion. In diesem Buch werden deshalb sowohl Struktur- als auch Verhaltensmodelle ausführlich behandelt. Letzteres bedeutet nichts anderes, als eine Anwendung der linearen Systemtheorie auf pharmakokinetische Problemstellungen. Das Systemkonzept ist auch in der Pharmakokinetik von grundlegender Bedeutung. Damit lassen sich wichtige Ergebnisse, die vorher mit spezifischen Kompartmentmodellen abgeleitet wurden, verallgemeinern, wie bereits Rescigno und Segre (1966) sowie Thron (1974) gezeigt haben.

Eine Neuerung gegenüber vergleichbaren Monografien ist auch die durchgehende konsequente Anwendung des *Verweilzeit-Konzeptes*. Alle auf dieser Basis definierten pharmakokinetischen Kenngrößen, wie z. B. die mittlere Verweilzeit der Pharmakonmoleküle im Körper, sind unabhängig von einem bestimmten Strukturmodell (d. h. sie können sowohl durch Kompartment- als auch durch Rezirkulationsmodelle interpretiert werden) und ihre Schätzung ist nicht an ein bestimmtes empirisches Modell der Meßkurve gebunden (was für die traditionelle Kenngröße "Halbwertszeit" nicht zutrifft!). Bei der Anwendung des Verweilzeit-Konzeptes hat sich die Untersuchung der Analogien zwischen

1. Einleitung

der Verweilzeit in pharmakokinetischen Systemen, in technischen Systemen (chemische Verfahrenstechnik) und den Lebensdauerverteilungen der Wahrscheinlichkeitstheorie (Zuverlässigkeitstheorie) als fruchtbar erwiesen.
Ein wichtiges Ziel unserer Konzeption besteht darin, die durch die Anwendung unterschiedlicher Modelle (z. B. von Kompartmentmodellen unterschiedlicher Komplexität) auf viele Fragestellungen der Pharmakokinetik erzeugte Informationsflut zu ordnen und zu reduzieren. Dabei ging es auch darum, Aussagen zu verallgemeinern, die ursprünglich mit einfachen, nur näherungsweise gültigen Modellen abgeleitet wurden. (So beruht die Behandlung des für die Pharmakotherapie wichtigen Problems der Aufsättigung bei wiederholter Gabe in den meisten Lehrbüchern auf dem Ein-Kompartment-Modell, ohne daß auf dessen Näherungscharakter explizit hingewiesen wird.) Eine Verallgemeinerung ist in der Regel mit einer Vereinfachung oder höheren Transparenz der zugrundeliegenden Modellannahmen verbunden. Auch für die Pharmakokinetik gilt der Satz Einsteins "Eine Theorie ist desto eindrucksvoller, je größer die Einfachheit ihrer Prämissen ist".
Die direkte klinische Anwendbarkeit der Pharmakokinetik, d. h. der quantitative Aspekt der Therapieoptimierung, wurde bereits vor mehr als 400 Jahren durch den Ausspruch des Arztes Theophrastus Paracelsus "Alle Dinge sind Gift und nichts ist ohne Gift; nur die Dosis machts, daß ein Ding kein Gift ist" vorgezeichnet. Grundlage ist die Tatsache, daß zwischen der Plasmakonzentration und dem pharmakologischen Effekt eine bessere Korrelation besteht als zwischen der Dosis und dem Effekt. Ausgehend von pharmakokinetischen Modellen und beschleunigt durch die zunehmende Verfügbarkeit von analytischen Meßmethoden und Personalcomputern verläuft die Entwicklung heute in Richtung einer *computergestützten Therapie*. So hängt die Effektivität des klinisch-pharmakologischen Therapieservice ("therapeutic drug monitoring") auch von der Anwendung mathematischer Modelle ab. Die wichtigsten, klinisch erprobten Methoden der pharmakokinetischen Therapieoptimierung werden deshalb zusammenfassend dargestellt.

Der interdisziplinäre Charakter der Thematik — und damit zusammenhängend des potentiellen Leserkreises — erforderte eine Darstellung, die vom Standpunkt der Einzelwissenschaft (z. B. der Mathematik) betrachtet als nicht tiefgründig oder nicht optimal erscheinen mag. (Der Bogen spannt sich hier von der Anwendung neuer Ergebnisse der angewandten Wahrscheinlichkeitstheorie bis zu modernen Methoden der Regelungstheorie, die z. B. ursprünglich für die Flugzeugsteuerung entwickelt wurden.) Aufgrund didaktischer Überlegungen wurden inhaltliche Überschneidungen in der Gliederung des Buches in Kauf genommen. Das betrifft z. B. auch die Symbolik; die verwendeten pharmakokinetischen Standardsymbole (Rowland und Tucker 1980) überschneiden sich z. T. mit den auf anderen Gebieten (z. B. der Wahrscheinlichkeitstheorie) üblichen

Bezeichnungen. Verwechslungen sollten aber aufgrund des unterschiedlichen Kontextes so gut wie ausgeschlossen sein.

Aus didaktischen Gründen beginnen wir in Kapitel 2 mit einer Übersicht über die pharmakokinetischen und physiologischen Grundlagen sowie die Philosophie der Modellierung.

Ausführlich werden Verhaltensmodelle im Kapitel 3 und Strukturmodelle im Kapitel 4 behandelt. Die Kompartmenttheorie folgt im Kapitel 5 in relativ kompakter Form; Umfang und Bedeutung rechtfertigen die Darstellung dieser speziellen Klasse von Strukturmodellen in einem Extrakapitel. Ebenso erschien es sinnvoll, die Analyse der wesentlich durch die Prozesse der Tablettenauflösung und Wirkstoffabsorption determinierten Konzentrations-Zeit-Kurven nach oraler Applikation (Kap. 6) von der Modellierung des Dispositionssystems (Kap. 4) zu trennen. Modelle der wichtigsten eliminierenden Organe werden in Kapitel 7 (Leber) und Kapitel 8 (Niere) diskutiert.

Um die Analyse der Ähnlichkeit von Säugetieren in pharmakokinetischer Hinsicht geht es in Kapitel 9, wobei die körpergewichtsbezogene Skalierung pharmakokinetischer Kenngrößen im Mittelpunkt steht.

In Kapitel 10 werden Möglichkeiten der Gewinnung pharmakokinetischer Informationen aus dem Zeitverlauf des pharmakologischen Effektes diskutiert (Effektverlauf als Alternative oder Ergänzung zum Konzentrationsverlauf in einer Körperflüssigkeit).

Nichtlineare pharmakokinetische Systeme werden ausschließlich in Kapitel 11 behandelt. Der geringe Umfang dieses Kapitels korrespondiert einerseits mit der untergeordneten Bedeutung dieser Modellkategorie in der Praxis und ist andererseits dadurch bedingt, daß für diese Systeme – von Vereinfachungen abgesehen – keine allgemeinen Lösungen existieren; man bleibt hier auf Simulationsrechnungen angewiesen.

Im Kapitel 12 geben wir einen Überblick über die für die Pharmakokinetik relevanten Methoden der *Datenanalyse* und der *Versuchsplanung*. Dabei spielen – im Gegensatz zu den vorangegangenen Kapiteln – statistische Modelle eine grundlegende Rolle. Hinsichtlich der allgemeinen Probleme sei auf Lehrbücher und Monografien zur mathematischen Statistik (z. B. Biostatistik) und der Versuchsplanung verwiesen. Ausführlicher werden nur die speziell für die Pharmakokinetik entwickelten Methoden besprochen. Da die (implizite) Zielstellung jeder Versuchsplanung und Auswertung die Reduktion der durch die Beobachtung gelieferten Menge an Information über das System ist, kommt man auch hier – neben der direkten Anwendung statistischer und empirischer Modelle – nicht ohne theoretische Modelle aus, auch wenn diese Modelle nicht immer explizit formuliert werden und nur als Arbeitshypothesen in Erscheinung treten (Rescigno und Beck 1987).

Die klinische Anwendung der Pharmakokinetik bei der Dosisfindung ist Gegenstand von Kapitel 13. Der Schwerpunkt liegt dabei auf der *Optimierung der The-*

1. Einleitung

rapie des individuellen Patienten. Moderne Verfahren beruhen auf Methoden der Regelungstheorie (Dosiskorrektur nach Kontrollmessung des Blutspiegels) und stehen im engen Zusammenhang zu statistischen Modellen der interindividuellen Variabilität, die in Kapitel 12 behandelt werden. L. B. Sheiner, dessen Arbeiten die Entwicklung von Methoden der Dosierungsindividualisierung wesentlich beeinflußten, prägte dafür den Begriff "pharmacometrics".

Abschließend möchten wir noch einige an anderer Stelle nicht hervorgehobene Arbeiten würdigen, die für die moderne Konzeption der Pharmakokinetik von besonderer Bedeutung sind.
M. E. Wise (1971) stellte als erster das Kompartment-Paradigma in Frage. Die grundlegende Arbeit von Jacquez et al. (1960) zur physiologischen Modellierung (erstes isomorphes Modell der Pharmakokinetik) wurde weitgehend übersehen. Die Rezirkulationsmodelle (Cutler 1979; Vaughan und Hope 1979; Weiss und Förster 1979) basieren auf strukturell ähnlichen Modellen der Tracerkinetik (Waterhouse und Keilson 1972; Homer und Small 1977) und der Indikatorverdünnung (z. B. Zierler 1961).
Obwohl der Begriff "mittlere Lebenszeit" des Pharmakonmoleküls bereits von Dost (1958) im Kontext des Ein-Kompartment-Modells definiert wurde und eine Verallgemeinerung durch Rescigno und Segre (1966) sowie Rescigno (1973) erfolgte, wurde das Verweilzeit-Konzept erst nach dem Erscheinen der Arbeit von Yamaoka et al. (1978 b) populär.
Die Modellierung des Plateaueffektes nach wiederholter Gabe durch Wagner et al. (1965) und Krüger-Thiemer (1966, 1969) bildete eine wesentliche Voraussetzung für die praktische Anwendung pharmakokinetischer Prinzipien in der Therapie. Der erste Ansatz einer computergestützten Therapie (Digoxin) stammt von Jelliffe et al. (1970).
Auf die Darstellung der biologischen und pharmazeutischen Grundlagen der Pharmakokinetik mußte weitgehend verzichtet werden; wir verweisen dazu z. B. auf die Bücher von Scheler (1980) oder Pfeifer et al. (1984). Als Einführungen in die Klinische Pharmakokinetik können die Bücher von Klotz (1984) sowie von Rowland und Tozer (1980) empfohlen werden; in diesen Lehrbüchern werden die Grundelemente mit einem Minimum an Mathematik erklärt. Anspruchsvoller ist in dieser Hinsicht die weitverbreitete Monografie von Gibaldi und Perrier (1982).
Eine didaktisch besonders gut gelungene Darstellung des Verweilzeit-Konzeptes (wenn auch aus tracerkinetischer Sicht) findet man in dem Lehrbuch von Lassen und Perl (1979). Probleme der Modellbildung und Parameterschätzung bei metabolischen und endokrinen Systemen werden ausführlich von Carson et al. (1983) behandelt.

2.
Grundlagen

Die physikalische bzw. physiologische Basis der Pharmakokinetik bilden die Transportprozesse im Organismus. Dabei wird der Körper entweder als Einheit (Kap. 3) oder als Netzwerk miteinander verbundener Organe (Kap. 4) betrachtet. Abb. 2/1 illustriert die Topologie des Organismus unter pharmakokinetischem Aspekt. Die Wechselwirkung mit der Umgebung erfolgt durch die Applikations- und Ausscheidungsprozesse. Neben dem Ort der Applikation ist der Ort der Probennahme (Messung) von zentraler Bedeutung. Diffusion und Konvektion sind die wichtigsten Transportprozesse im Körper.

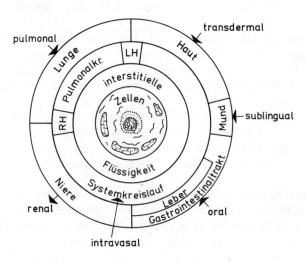

Abbildung 2/1
Topologie pharmakokinetischer Transportprozesse und Applikationsrouten von Pharmaka (nach Lightfoot 1974)

2.1.
Pharmakokinetische Grundbegriffe
Die grundlegenden pharmakokinetischen Parameter können ohne Bezug auf empirische Kurvenmodelle definiert werden, wobei aber implizite Annahmen über die Systemstruktur beachtet werden müssen.

2.1.1. Applikation und Probennahme

Die Analyse pharmakokinetischer Systeme beginnt mit der Wahl der Eingangs- und Ausgangsgrößen (Input- und Outputfunktionen). Die praktisch wichtigste Ausgangsgröße ist die Arzneimittelkonzentration in einer Körperflüssigkeit. Meist handelt es sich um Blut (Plasma oder Serum) oder, wenn auch weniger häufig, um Urin. Während in der klinischen Pharmakokinetik die Möglichkeiten damit im allgemeinen erschöpft sind, besteht bei Tierversuchen prinzipiell die Möglichkeit, Gewebskonzentrationen bzw. die gesamte Pharmakonmenge im Körper zu messen. Auf die spezifischen Probleme, die mit einer Gewinnung pharmakokinetischer Informationen aus dem Zeitverlauf des pharmakologischen Effektes verbunden sind, wird in Kapitel 11 eingegangen.

Die Messung des Konzentrations-Zeit-Verlaufes in der Kreislaufflüssigkeit erfolgt gewöhnlich aus einer peripheren Vene (am Arm oder Bein), unter der Annahme, daß diese Konzentration mit der arteriellen Konzentration übereinstimmt; d. h., es wird die Existenz eines homogenen Blutpools vorausgesetzt, aus dem auch die Elimination des Pharmakons erfolgt. Die Konzentration $C(t)$ bezeichnet die Blut-, Plasma- oder Serumkonzentration des Arzneimittels. Zwei Punkte sind dabei zu berücksichtigen:
1. bei der Berechnung des Massenflusses wird die Blutkonzentration mit dem entsprechenden Blutflußwert multipliziert und
2., wenn bei pharmakokinetischen Prozessen der freie, ungebundene Anteil der Arzneimittelmoleküle im Blut entscheidend ist (Serumkonzentration), spielt der Grad der Plasmaproteinbindung eine wichtige Rolle (s. Abschn. 2.2.3.1.).

Die Blutkonzentration ist aufgrund ihrer direkten Beziehung zum Blutfluß besonders als Referenzkonzentration in physiologischen Modellen geeignet.

Die Eingangsgröße wird durch die Applikation (z. B. Applikationsort, Zeitfunktion der Applikation, Dosisform) bestimmt. Die folgende Definition ist für die Systemanalyse von zentraler Bedeutung.

Definition 2.1.
Die Konzentrations-Zeit-Kurve nach schneller intravenöser Bolusinjektion (Stoßinjektion) wird als *Dispositionskurve, $C_D(t)$*, bezeichnet und stellt die *Impulsantwort* des Systems dar (nach Normierung auf die Einheitsdosis).

Die Antwort auf andere Inputfunktionen läßt sich bei intravasaler Applikation (Infusion) allein aus der Dispositionskurve ableiten.
Für den Zeitverlauf der Arzneimittelmenge im Körper nach Bolusinjektion, $A_D(t)$, ist der Begriff *Auswaschkurve* üblich. Die Voraussage dieser Charakteristik ist im Rahmen der Versuchsplanung (Auswaschintervall) und der Toxikokinetik (Arzneimittelrückstände im Körper) von Interesse.

Die Inputfunktion nach extravasaler Applikation wird durch die Absorption des Arzneimittels und den nachfolgenden Transportprozeß bis zum Systemkreislauf bestimmt. Den gesamten Inputprozeß bezeichnet man in diesem Fall auch als *Invasion*. Die orale Applikation ist in der therapeutischen Praxis die weitaus häufigste Applikationsform; die Invasion wird hier außer von der Absorption im Gastrointestinaltrakt noch von der anschließenden Leberpassage determiniert. Eine vollständige Systemidentifikation ist auf der Grundlage von oralen Daten deshalb nicht möglich, weil der absorbierte Dosisanteil nicht bekannt ist. An den Invasionsprozeß schließt sich der Dispositionsprozeß an, der die Verteilung und Elimination des Pharmakons umfaßt (Dispositionssystem).

2.1.2.
Massenbilanz und Referenzkonzentration
Die physikalische Grundlage der Analyse pharmakokinetischer Prozesse ist das *Gesetz der Massenerhaltung*:

$$A_{na}(t) + A_d(t) = A_e(\infty) - A_e(t), \tag{2.1}$$

wobei
$A_{na}(t)$ = noch zu absorbierende Menge,
$A_d(t)$ = Menge im Dispositionssystem (Körper),
$A_e(t)$ = bereits eliminierte Menge und
$A_{na}(0) = A_e(\infty)$ ist.

Bei intravenöser (i.v.) Applikation (Dosis D_{iv}) entfällt der Absorptionsvorgang, und die eliminierte ist gleich der applizierten Menge:

$$A_e(\infty) = D_{iv}. \tag{2.2}$$

Aus (2.1) ergibt sich die Änderungsgeschwindigkeit der Arzneimittelmenge im Körper als Differenz zwischen Zufuhr- und Eliminationsrate (R_a bzw. R_e):

$$\frac{dA_d}{dt} = \frac{dA_{na}}{dt} - \frac{dA_e}{dt} = R_a(t) - R_e(t). \tag{2.3}$$

Im Falle einer i.v. Bolusinjektion (d. h. eines Dispositionssystems) gilt:

$$-\frac{dA_d}{dt} = \frac{dA_e}{dt}. \tag{2.4}$$

Dabei ist zu beachten, daß sich der Begriff *"Menge im Körper"* nur auf das sog. *"Körperinnere"* bezieht, wozu z. B. der Inhalt des Magen-Darm-Kanals und der

2.1. Pharmakokinetische Grundbegriffe

Harnblase nicht gehören. Bei oraler Applikation wäre $A_{na}(t)$ die Menge im Gastrointestinaltrakt, die noch irgendwann absorbiert wird. Der Begriff *Elimination* umfaßt sowohl die *Ausscheidung (Exkretion)* aus dem Körper (d. h. dem Körperinneren) als auch die *Metabolisierung (Biotransformation)* der Arzneimittelmoleküle. (Im Fall der Bolusinjektion reduziert sich (2.1) auf $A_d(t) = A_e(\infty) - A_e(t)$.)
In der Pharmakokinetik ist das Konzept der Referenzkonzentration grundlegend; es beruht auf der Annahme, daß die Eliminationsgeschwindigkeit zu jedem Zeitpunkt proportional der gemessenen Konzentration $C(t)$ ist:

$$\frac{dA_e}{dt} = CL\,C(t), \qquad A_e(\infty) = CL \int_0^\infty C(t)\,dt. \qquad (2.5)$$

Gleichung (2.5) bildet die Basis der Clearance-Definition:

Definition 2.2.
Die *Clearance* (*CL*) ist das konstante Verhältnis zwischen Eliminationsrate und Konzentration am Eliminationsort.

Die Beziehung (2.5) gilt nur dann, wenn sich das Gleichgewicht zwischen der Blutkonzentration am Ort der Messung und der Konzentration am Ort der Elimination schnell einstellt. Diese Bedingung ist für arterielles Blut im allgemeinen erfüllt [vgl. Verallgemeinerung von (2.5) in Abschn. 3.2.4.1.].

2.1.3. Bioverfügbarkeit

Befindet sich das Arzneimittel im Blutpool (Systemkreislauf), kann es mit dem Blutstrom transportiert werden. In der Praxis hat sich folgende Definition bewährt:

Definition 2.3.
Der Dosisanteil, der in den Körperkreislauf (arterielles Blut) gelangt, ist biologisch verfügbar; das Verhältnis von verfügbarer zur applizierten Menge wird Bioverfügbarkeit (*F*) genannt.

Die Einschränkung auf die arterielle Seite des Systemkreislaufes ist natürlich bei Annahme eines homogenen Blutpools nicht relevant, aber notwendig, wenn das Arzneimittel auch in der Lunge eliminiert wird (s. Abschn. 6.5.2.). Von dieser Ausnahme abgesehen, entspricht die biologische Verfügbarkeit der systemischen "Eliminierbarkeit":

$$FD = A_e(\infty), \qquad (2.6)$$

dabei ist F die Bioverfügbarkeit eines Arzneimittels, das mit der Dosis D z. B. oral, rektal oder intramuskulär zugeführt wird. Bei intravenöser Applikation (ohne pulmonale Elimination) beträgt die Bioverfügbarkeit definitionsgemäß 1 (100 %). Aus (2.5) und (2.6) ergibt sich für die orale Bioverfügbarkeit (Index po):

$$F_{po} = \frac{AUC_{po}D_{iv}}{AUC_{iv}D_{po}} = \frac{A_{e,po}(\infty)D_{iv}}{A_{e,iv}(\infty)D_{po}},\tag{2.7}$$

dabei bezeichnet

$$AUC = \int_0^\infty C(t)\,dt \tag{2.8}$$

die Fläche unter der Kurve "area under the curve".

2.1.4. Verteilungsvolumen

Der Operator, der den Zusammenhang zwischen der Menge im Körper und der Referenzkonzentration vermittelt, wird als Verteilungsvolumen bezeichnet. Der Begriff "scheinbares Verteilungsvolumen" weist daraufhin, daß es sich hierbei nicht um ein geometrisches Volumen handelt.

Definition 2.4.
Das *Verteilungsvolumen* (V) des pharmakokinetischen Systems (zu einem bestimmten Zeitpunkt oder in einem bestimmten Gleichgewichtszustand der Verteilung) ist das Verhältnis zwischen der Menge im Körper A_d und der Referenzkonzentration C: $V = A_d / C$.

Der Parameter V charakterisiert gewöhnlich als Proportionalitätsfaktor zwischen Menge und Konzentration Gleichgewichtszustände der Verteilung. Von Interesse ist außerdem das *Initialverteilungsvolumen* zum Zeitpunkt $t = 0$ nach Bolusinjektion:

$$V_0 = D_{iv}/C(0), \tag{2.9}$$

wobei angenommen wird, daß eine augenblickliche Verteilung stattfindet.
In der terminalen Dispositionsphase besteht ein Verteilungsgleichgewicht, und $C(t)$ fällt parallel zu $A_d(t)$ ab (dynamisches Gleichgewicht); dabei erreicht $V(t)$ einen konstanten Wert, der als *terminales Gleichgewichts-Verteilungsvolumen* (V_Z) bezeichnet wird:

$$V_Z = \frac{A_d(t)}{C(t)} \quad \text{für} \quad t > t_Z \tag{2.10}$$

2.1. Pharmakokinetische Grundbegriffe

Am einfachsten ist die Interpretation des *Steady-state-Verteilungsvolumen* (V_{ss}), das den stationären Zustand (Fließgleichgewicht) bei einer Infusion des Pharmakons mit konstanter Geschwindigkeit charakterisiert:

$$V_{ss} = A_{ss}/C_{ss} \tag{2.11}$$

dabei ist C_{ss} der Plateau-Blutkonzentrationswert und A_{ss} die entsprechende Arzneimittelmenge im Körper.

Da der Körper aus vielen verschiedenen Phasen besteht, ist die Gleichgewichtsverteilung durch unterschiedliche Konzentrationen in den einzelnen Phasen charakterisiert (entsprechend den Gleichgewichtsverteilungskoeffizienten, s. Abschn. 2.2.3.1.).

2.1.5. Spezifische Eliminationsrate

Das Verhältnis der Eliminationsgeschwindigkeit zur noch zu eliminierenden Menge

$$k(t) = \frac{dA_e/dt}{A_e(\infty) - A_e(t)} \tag{2.12}$$

wird *spezifische Eliminationsgeschwindigkeit* genannt und ist gleich dem Bruchteil der Arzneimittelmenge im Körper, der je Zeiteinheit eliminiert wird. Für einen Dispositionsprozeß (Index D) können wir schreiben:

$$k_D(t) = -\frac{dA_D/dt}{A_D(t)} = -\frac{d \ln A_D(t)}{dt}. \tag{2.13}$$

Einen konstanten Wert erreicht $k_D(t)$ in der terminalen Dispositionsphase, in der $A_D(t)$ und $C_D(t)$ log-linear abfallen (vgl. Gl. 2.10):

$$k_{D,z} = -\frac{d \ln A_D(t)}{dt} = -\frac{d \ln C_D(t)}{dt}, \quad \text{für} \quad t > t_z. \tag{2.14}$$

Analog zum Verteilungsvolumen ist $k_D(t)$ im Steady-state nach Dauerinfusion konstant (Inputgeschwindigkeit = Outputgeschwindigkeit):

$$k_{ss} = \frac{(-dA_e/dt)_{ss}}{A_{ss}}. \tag{2.15}$$

Das einfachste pharmakokinetische Modell (Ein-Kompartment-Modell) basiert auf der Annahme einer zeitlich konstanten spezifischen Eliminationsgeschwindigkeit ($k_D(t) = const.$) und impliziert monoexponentielle Dispositionskurven (s. Abschn. 3.5.3.).

2.1.6.
Clearance

Der Parameter CL (s. Definition 2.2.) wird auch als Gesamt- oder Körperclearance bezeichnet und charakterisiert die Elimination des Pharmakons. Im Gegensatz zu $k_D(t)$ ist CL definitionsgemäß eine zeitunabhängige Maßzahl. Aus (2.5) und (2.8) folgt:

$$CL = \frac{D_{iv}}{AUC}. \qquad (2.16)$$

Für die terminale Phase des Dispositionsprozesses erhalten wir aus (2.5), (2.10) und (2.13):

$$CL = k_{D,z} V_z, \qquad (2.17)$$

und analog dazu im Steady-state aus (2.5), (2.11) und (2.15)

$$CL = k_{ss} V_{ss}. \qquad (2.18)$$

In diesem Fall ergibt sich für eine konstante Infusionsgeschwindigkeit R ($= dA_e/dt$):

$$CL = R/C_{ss}, \qquad (2.19)$$

d. h., die totale Clearance kann aus der Fläche unter der Dispositionskurve (2.16) oder dem Plateauwert nach Dauerinfusion (2.19) ermittelt werden. Gleichung (2.19) gilt auch für eine nichtkontinuierliche Zufuhr bei einem Dosierungsplan mit konstanter Periode, wenn R und C_{ss} als zeitliche Mittelwerte interpretiert werden (s. Abschn. 3.1.2.4.).

2.1.7.
Halbwertszeit und mittlere Verweildauer

Die *Halbwertszeit* ($t_{1/2}$) ist ein Parameter der Exponentialfunktion und charakterisiert eine Dispositionskurve nur dann eindeutig, wenn diese monoexponentiell abklingt (was in der Pharmakokinetik ein Ausnahmefall ist). Theoretisch begrün-

2.1. Pharmakokinetische Grundbegriffe

det ist aber immer die Angabe der *terminalen* Halbwertszeit, da Dispositionskurven in der Endphase in monoexponentielle Kurven übergehen (s. Abschn. 3.4.1.2.). Aus (2.14) folgt:

$$t_{1/2,z} = \frac{\ln 2}{k_{D,z}} = \frac{\ln 2}{\lambda_z}. \tag{2.20}$$

(λ_z ist die Abklingkonstante der terminalen Exponentialphase.)

Informationen über den Gesamtverlauf der Kurve liefert die mittlere Dispositionsverweildauer (*MDRT*) "mean disposition residence time":

$$MDRT = \frac{\int_0^\infty t C_D(t)\, dt}{\int_0^\infty C_D(t)\, dt}. \tag{2.21}$$

[Diese Definition basiert auf (2.5) und wird in Abschn. 3.2. erklärt.] Im Gegensatz zu den unabhängigen Systemparametern CL, V_z und V_{ss} sind $t_{1/2,z}$ und *MDRT* *abhängige* Größen: Während die terminale Halbwertszeit durch V_z und CL determiniert wird,

$$t_{1/2,z} = \ln 2\, \frac{V_z}{CL}, \tag{2.22}$$

hängt die mittlere Verweildauer von V_{ss} und CL ab:

$$MDRT = \frac{V_{ss}}{CL}. \tag{2.23}$$

Die mittlere Verweilzeit ist als arithmetisches Mittel der Verweilzeiten der einzelnen Moleküle ein Maß für die Aufenthaltsdauer des Arzneimittels im Körper. Heuristisch wird das aus der zu (2.23) äquivalenten Beziehung $MDRT = k_{ss}^{-1}$ klar (s. Abschn. 3.4.1.).

Die Definition der mittleren Verweildauer (2.21) ist nicht an Dispositionskurven gebunden; die mittlere Verweildauer kann als empirische Maßzahl aus jeder $C(t)$-Kurve (z. B. nach oraler Applikation) berechnet werden; eine Interpretation durch Gl. (2.23) ist dann jedoch nicht mehr möglich. Deshalb wird für diese empirischen Kurvenparameter zur Unterscheidung von *MDRT* das Symbol *MBRT* ("mean body residence time") gewählt; anstelle von (2.21) kann man auch schreiben:

$$MBRT = AUMC/AUC, \qquad (2.24)$$

wobei $AUMC = \int_0^\infty tC(t)\,dt$ das 1. Moment der Kurve bezeichnet.

2.2. Pharmakokinetische Prozesse

In diesem Abschnitt betrachten wir biophysikalische bzw. physiologische Prozesse, die für die Analyse des makrokinetischen Verhaltens von besonderer Bedeutung sind.

2.2.1. Transportprozesse

Transportprozesse, die bei der Verteilung der Pharmakonmoleküle im Körper eine Rolle spielen, sind im wesentlichen die Konvektion (Transport durch das fließende Blut) und die Diffusion (z. B. im Gewebe).

2.2.1.1. Konvektion

Der Transport der Pharmakonmoleküle zwischen den Organen des Körpers erfolgt mit dem Blutstrom; deshalb stellt das *Kreislaufsystem das essentielle Transportsystem* der Pharmakokinetik dar. Auch innerhalb der Organe bzw. Gewebssysteme spielt der konvektive Transport noch eine wichtige Rolle; erst im Bereich der Mikrozirkulation kommen die Substanzen in Kontakt mit den Gewebskomponenten (Gewebsverteilung), d. h., es erfolgt ein Transport aus den Kapillaren ins Gewebe (vgl. Abb. 2/1).
Ein für die Pharmakokinetik relevantes Modell des Kreislaufsystems ist in Abb. 2/2 dargestellt. Es bildet die Grundlage pharmakokinetischer Strukturmodelle und beruht auf folgenden Annahmen:
1. Beim Transport zwischen den Organen kann die Verzögerungszeit $\bar{t}_v = l/v$ (l ist die Gefäßlänge und v die Blutflußgeschwindigkeit) vernachlässigt werden, da $\bar{t}_v$ sehr klein im Verhältnis zu den pharmakokinetischen Zeitkonstanten der Verteilung und Elimination ist.
2. Das Gefäßsystem kann in homogene Pools mit räumlich konstanter Blutkonzentration unterteilt werden (z. B. arterieller Blutpool).
Der mit einem *Blutfluß* Q und einer Blutkonzentration C verbundene Massentransport, d. h. der *Massenfluß*

$$J = QC \qquad (2.25)$$

2.2. Pharmakokinetische Prozesse

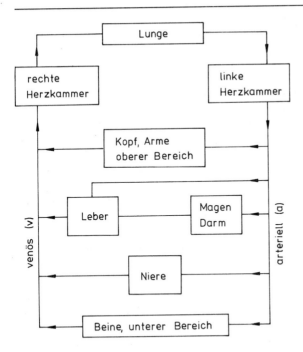

Abbildung 2/2
Vereinfachte Struktur des Kreislaufsystems

charakterisiert den konvektiven Transport des Pharmakons. Schreiben wir die Kontinuitätsgleichung für ein einzelnes Organ (der Index i kennzeichnet das i-te Organ),

$$\frac{dA_i}{dt} = Q_i(C_a(t) - C_{v,i}(t)) - \frac{dA_{e,i}}{dt}, \qquad (2.26)$$

dabei ist
dA_i/dt = Änderung der Menge im Organ i
$Q_iC_a(t)$ = arterieller Input des Organs i
$Q_iC_{v,i}(t)$ = venöser Output des Organs i
$dA_{e,i}/dt$ = Eliminationsgeschwindigkeit im Organ i,
erhalten wir:

$$\int_0^\infty C_a(t)\, dt - \int_0^\infty C_{v,i}(t)\, dt = \frac{A_{e,i}(\infty)}{Q_i}. \qquad (2.27)$$

Für nichteliminierende Organe ergibt sich daraus

$$\int_0^\infty C_a(t)\, dt = \int_0^\infty C_{v,i}(t)\, dt, \qquad (2.28)$$

oder im Steady-state:

$$C_{a,ss} = C_{v,i,ss}.\tag{2.29}$$

Während eliminierende Organe durch arterio-venöse Konzentrationsdifferenzen gekennzeichnet sind, verschwinden diese Differenzen bei nichteliminierenden Organen im stationären Zustand. (nichteliminierende Organe werden auch als *distributive Organe* oder *konservative Subsysteme* bezeichnet.) Hier ist zu beachten, daß die Herzkammern nicht als Subsysteme in Erscheinung treten; obwohl die mit der Pumpfunktion der rechten Herzkammer verbundene turbulente Strömung unmittelbar nach Bolusinjektion wesentlich zur Mischung des Pharmakons mit dem Blut beiträgt, hat das Herz als Pumpe keine distributive Funktion im o. g. Sinn (im Gegensatz zum Koronarkreislauf des Herzens). Die Lunge spielt eine Sonderrolle, da sie das einzige distributive (u. U. auch eliminierende) Organ ist, das vom gesamten Herz-Minuten-Volumen perfundiert wird. Alle anderen Organe im Systemkreislauf erhalten nur einen bestimmten Anteil $q_i = Q_i/Q$ davon. Außer von der Verteilung in den Organen hängt der globale Distributionsprozeß auch von der Verteilung auf die Organe des Systemkreislaufes ab, die sich durch den Vektor der Blutflußraten charakterisieren läßt:

$$\mathbf{q} = [q_1, q_2 \ldots q_n]^T, \quad \sum_{i=1}^{n} q_i = 1 \tag{2.30}$$

Dabei beeinflußt **q** nur die Dynamik der Verteilung (und nicht die Gleichgewichtsverteilung). Die Veränderungen der Pharmakokinetik werden besonders deutlich, wenn es bei einer Blutumverteilung zu einer veränderten Perfusion eliminierender Organe kommt.

Anmerkung: Es wurde bereits darauf hingewiesen, daß in den Transportgleichungen C die Blutkonzentration und Q der Blutfluß ist. Wenn mit der Plasmakonzentration gearbeitet wird, muß Q durch den Plasmafluß Q_p ersetzt werden, bzw. die Blutkonzentration muß aus der Plasmakonzentration unter Berücksichtigung der Verteilung in den roten Blutzellen errechnet werden (s. Gl. 2.46).

2.2.1.2.
Diffusion

Das offene pharmakokinetische System strebt einem stationären Zustand (Fließgleichgewicht) zu. Für diesen irreversiblen Prozeß gilt das Evolutionskriterium von Glansdorff und Prigogine (1964),

$$J_i(dX_i/dt)\,dV \leq 0 \tag{2.31}$$

2.2. Pharmakokinetische Prozesse

wobei X_i die generalisierten Kräfte und J_i die Flüsse sind; für Diffusionsprozesse gilt:
J_i = Fluß durch einen Querschnitt des Volumens V,
X_i = grad μ = Gradient des chemischen Potentials des diffundierenden Stoffes.
Der Potentialgradient ist die treibende Kraft des Diffusionsprozesses. Das Gleichheitszeichen in der Beziehung (2.32) gilt für den stationären Zustand. Während intakte pharmakokinetische Systeme (in vivo) immer offene Systeme sind, kann es für die Analyse der Verteilungsprozesse im Körper sinnvoll sein, Gedankenexperimente mit abgeschlossenen Systemen (ohne Elimination) durchzuführen; dann ist der durch das Evolutionskriterium (2.32) determinierte Endzustand des Systems der durch den 2. Hauptsatz der Thermodynamik geforderte Gleichgewichtszustand (vgl. Abschn. 3.4.1.).
Die raum-zeitliche Veränderung der Konzentration wird durch die Diffusionsgleichung (2. Ficksches Gesetz)

$$\frac{\partial C}{\partial t} = -\nabla(D\nabla C) = -\nabla \mathbf{J} \qquad (2.32)$$

einschließlich der Anfangs- und Randbedingungen bestimmt. Unter der Voraussetzung, daß der Konzentrationsgradient und damit der Diffusionsfluß konstant ist (stationärer Zustand), reduziert sich (2.32) auf das 1. Ficksche Gesetz, das für eine eindimensionale Diffusion lautet:

$$\tilde{J} = -D\frac{dC(x)}{dx} \qquad (2.33)$$

hierbei ist $\tilde{J}$ die je Flächen- und Zeiteinheit transportierte Menge (Stromdichte der diffundierenden Moleküle) und D der Diffusionskoeffizient.
Im Rahmen der pharmakokinetischen Modellierung wird das räumliche Diffusionsproblem stark vereinfacht. Als Barrieren, die Pharmakonmoleküle bei der Verteilung und Elimination passieren, spielen biologische Membranen eine wichtige Rolle. Da Pharmaka meist lipophil sind, dominiert dabei die passive Diffusion; außerdem sind Porendiffusion, erleichterte Diffusion und aktive Transportprozesse zu nennen (Übersicht bei Scheler und Blanck 1977). Der Transport aus dem Kapillarraum in die Gewebsphase, die Verteilung im Gewebe und die Absorption von der Schleimhautoberfläche des Magen-Darm-Kanals in den Kapillarraum läßt sich als einfacher Diffusionsprozeß modellieren. Dabei wird das makrokinetische Verteilungsproblem meist soweit vereinfacht, daß C eine diskrete Funktion des Ortes ist, d. h., eine Membran trennt zwei homogene Subsysteme mit unterschiedlicher Arzneimittelkonzentration; Gl. (2.33) reduziert sich dann auf:

$\tilde{J} = P(C_1 - C_2)$. (2.34)

Dabei hängt der Permeabilitätskoeffizient P von der Membrandicke d, dem Lipid-Wasser-Verteilungskoeffizienten K_M des Pharmakons und dem Diffusionskoeffizienten D der Membran ab:

$$P = \frac{K_M D}{d}.$$ (2.35)

Bei Lipidmembranen ist K_M der Lipid-Wasser-Verteilungskoeffizient, der dem Öl-Wasser-Verteilungskoeffizienten der Substanz proportional ist.
Die Gleichgewichtsbedingung $C_1 = C_2$ gilt nicht, wenn die physikalische bzw. chemische Struktur der Subsysteme unterschiedlich ist (unterschiedliche Phasen), was für biologische Systeme generell zutrifft.
Der die Gl. (2.34) verallgemeinernde Ansatz

$$J = a_1 C_1 - a_2 C_2$$ (2.36)

führt zur Gleichgewichtsverteilung $C_1/C_2 = a_2/a_1$; dabei ist es vorteilhaft, den Fluß als Funktion der Differenz der chemischen Potentiale μ_1 und μ_2 zu schreiben. Für kleine Potentialdifferenzen ($\Delta\mu = \mu_1 - \mu_2$) erhalten wir folgende lineare Näherung (z. B. Schnakenberg 1981):

$$J = aP\Delta\mu,$$ (2.37)

dabei ist a eine Konstante, die von der Gaskonstanten R, der Temperatur T und dem Referenzpotential μ_0 abhängt ($\mu = \mu_0 + RT \ln C$).
Bei den Transportvorgängen im Bereich der Mikrozirkulation (Diffusion ins Gewebe) und bei der intestinalen Absorption (Diffusion durch die Darmwand) muß außer der Diffusion die intraluminale Konvektion berücksichtigt werden (s. Gl. 4.47).

2.2.2.
Invasionsprozesse

Mit dem Oberbegriff "Invasion" bezeichnet man alle Vorgänge zwischen der Applikation und dem Einstrom des Pharmakons in den Systemkreislauf (arterieller Blutpool). Während bei i.v. Bolusinjektion und Dauerinfusion die Invasion impulsförmig bzw. mit konstanter Geschwindigkeit (Infusionsrate R) erfolgt, hat dieser Prozeß bei extravasaler Applikation einen komplexen Charakter.

2.2. Pharmakokinetische Prozesse

2.2.2.1.
Orale Applikation

Aus einer oralen Applikationsform (Tablette, Kapsel, Dragee) wird der Arzneistoff im Magen-Darm-Kanal freigesetzt. Dieser Prozeß, der bei der Tablette den Zerfall (Desintegration) einschließt, wird im folgenden vereinfacht als *Dissolution* bezeichnet. Die Dissolution entfällt, wenn der Arzneistoff als Lösung appliziert wird. Die Absorption (oder Resorption) des Arzneistoffs ins Kapillargebiet des Eingeweide-Gefäßsystems erfolgt vorwiegend im Dünndarm (die Oberfläche der Dünndarmschleimhaut beträgt etwa 120 m^2!); danach wird das Pharmakon über die Pfortader zur Leber und nach der primären Leberpassage in den Systemkreislauf transportiert. Sowohl in der Dünndarmschleimhaut als auch in der Leber kann dabei schon eine präsystemische Elimination erfolgen. Man bezeichnet diese Erscheinung auch als *First-pass-Effekt* (von besonderer Bedeutung ist der hepatische First-pass-Effekt). Aus diesem Grund ist die Bioverfügbarkeit (s. Gl. 2.7) im allgemeinen nicht identisch mit der Absorptionsquote (F_A), denn bei einer "Durchlässigkeitsquote" (F_H) der Leber gelangt nur der Anteil

$$F_{po} = F_A F_H \tag{2.38}$$

in den Systemkreislauf (und ist somit bioverfügbar).
Die Dynamik des Invasionsprozesses läßt sich – wie beim Dispositionsprozeß – modellunabhängig mit der mittleren Invasionszeit (*MIT*) beschreiben,

$$MIT = MDT + MAT, \tag{2.39}$$

die sich als Summe der "mean times" der zugrundeliegenden Konsekutivprozesse Dissolution (*MDT*) und Absorption (*MAT*) ergibt (vgl. Gl. 3.53). (Die Lebertransitzeit kann dabei vernachlässigt werden.) Bezeichnet man die mittlere Verweildauer der Pharmakonmoleküle im Körper nach oraler Applikation mit *MBRT* (im Gegensatz zu *MDRT* nach i.v. Bolusinjektion) und berechnet diese Maßzahl aus "oralen" Konzentrations-Zeit-Kurven entsprechend Gl. (2.24), so folgt:

$$MBRT = MIT + MDRT. \tag{2.40}$$

Sowohl das Ausmaß (F) als auch die Geschwindigkeit (MIT^{-1}) der Bioverfügbarkeit können ermittelt werden, wenn außer den "oralen Daten" noch "intravenöse Referenzdaten" zur Verfügung stehen (Gl. 2.7 bzw. 2.40). Wird dagegen die Applikation einer Lösung als Referenzexperiment gewählt ($MBRT_{Lös}$), erhält man die mittlere Dissolutionszeit der Tablette in vivo,

$$MDT = MBRT_{Tabl} - MBRT_{Lös}, \tag{2.41}$$

aus den Gleichungen (2.39) und (2.40).

2.2.2.2.
Andere Applikationsrouten

Das Konzept der mittleren Invasionszeit ist auch auf andere extravasale Applikationsarten anwendbar. Für die intramuskuläre Applikation liegt F nahe bei 1 und MIT ist sehr klein im Vergleich zur oralen Invasionszeit (ausgenommen Retardpräparate). Der Nachteil der rektalen Applikation besteht in einer großen interindividuellen Variation der Bioverfügbarkeit und der mittleren Invasionszeit. Durch die sublinguale oder bukkale Applikation kann die primäre Leberpassage (und damit eine präsystemische Elimination) umgangen werden. Die mittlere Absorptionszeit nach pulmonaler Applikation eines Arzneimittels (als Gas oder Aerosol) ist sehr kurz; ein Nachteil dieser Applikationsform ist die schlechte Voraussagbarkeit der Bioverfügbarkeit. Die transdermale Applikation gewinnt zunehmend an Bedeutung (transdermale therapeutische Systeme).

2.2.2.3.
Kurzzeit-Infusion

Anstelle einer angenähert stoßförmigen Injektion wird in der Praxis die Dosis D_{iv} oft mit konstanter Geschwindigkeit im Zeitintervall T injiziert; dann beträgt die mittlere Invasionszeit definitionsgemäß $MIT = T/2$ und die mittlere Dispositionszeit folgt aus der Maßzahl $MBRT$, die entsprechend Gl. (2.24) aus der $C(t)$-Kurve nach Kurzzeit-Infusion geschätzt wurde:

$$MDRT = MBRT - T/2. \tag{2.42}$$

Während $MBRT$ als Verweilzeit im Körper mit T wächst, ist $MDRT$ ein Parameter des Dispositionssystems.

2.2.3.
Verteilungsprozesse

2.2.3.1.
Gleichgewichtsverteilung

Die Verteilung der Arzneimittel im Gleichgewichtszustand (Steady-state) wird durch die reversible Bindung der Moleküle an Proteine und/oder andere Bestandteile des Blutes und der Gewebe bestimmt. Zur Analyse der Gewebebindung nehmen wir (vereinfachend) an, daß $C_{T,i,ss}$ die Steady-state-Konzentration im i-ten homogenen Gewebssubsystem (z. B. Organ) ist (bzw. wir betrachten $C_{T,i}$ als räumlichen Mittelwert ohne Anwendung der Homogenitätshypothese).

2.2. Pharmakokinetische Prozesse

Das Verhältnis dieser Gewebskonzentration zur Blutkonzentration ist der *Gleichgewichts-Gewebe-Blut-Verteilungskoeffizient* K_i:

$$K_i = \frac{C_{T,i,ss}}{C_{B,ss}}. \qquad (2.43)$$

Dieses Konzept impliziert, daß die *i*-te Gewebsregion oder Phase des Körpers durch ein "scheinbares Verteilungsvolumen" $V_{d,i}$ charakterisiert werden kann: bei einem anatomischen Gewebs- bzw. Organvolumen V_i ergibt sich

$$V_{d,i} = K_i V_i \qquad (2.44)$$

für das Verteilungsvolumen. Das Steady-state-Verteilungsvolumen (2.11) ist dann die Summe aller Gewebsverteilungsvolumina (und des Blutvolumens):

$$V_{ss} = V_B + \sum_i K_i V_i. \qquad (2.45)$$

[Gl. (2.45) gilt strenggenommen nur für nichteliminierende Systeme, s. Weiss 1983 c]

Plasmaproteinbindung
Obwohl Serumalbumin der Hauptbindungspartner für das Pharmakon im Blut ist, muß auch die Möglichkeit der Bindung an andere Blutbestandteile berücksichtigt werden; z. B. führt die Bindung in den roten Blutzellen zu Unterschieden zwischen der Blutkonzentration (C_B) und der (häufiger gemessenen) Plasmakonzentration (C) des Pharmakons:

$$C_B = C_{RBC} HCT + C(1 - HCT), \qquad (2.46)$$

dabei ist C_{RBC} die Konzentration in den roten Blutzellen und *HCT* der Hämatokritwert.
Die Bindung der Pharmakonmoleküle an Proteine wird auf der Grundlage des Massenwirkungsgesetzes durch die folgende Gleichung vom Langmuir-Typ beschrieben:

$$C_{ad} = \frac{B K_a C_u}{1 + K_a C_u}, \qquad (2.47)$$

wobei C_{ad} die gebundene Pharmakonkonzentration, C_u die ungebundene (freie) Pharmakonkonzentration, K_a die Affinitätskonstante und *B* die maximale Bindungskapazität ist. Die Gesamtkonzentration im Plasma ergibt sich dann als

Summe beider Anteile:

$$C = C_{ad} + C_u.$$ (2.48)

Wenn K_aC_u sehr klein gegen 1 ist, kann Gl. (2.47) linearisiert werden,

$$C = C_u + BK_aC_u,$$ (2.49)

und die freie Fraktion

$$f_u = C_u/C$$ (2.50)

ist eine Konstante, die den Grad der Plasmaproteinbindung vollständig charakterisiert. Für die meisten Pharmaka ist die Plasmaproteinbindung im therapeutischen Dosisbereich linear. Die freie Fraktion im Blut ergibt sich aus f_u, C und der Blutkonzentration C_B:

$$f_{u,B} = \frac{f_u C}{C_B}.$$ (2.51)

Gewebebindung

Die Gleichung für die Gewebebindung entspricht Gl. (2.49); auch hier nehmen wir an, daß der Sättigungsbereich der Bindung nicht erreicht wird, und so aufgrund der Linearität der Gewebebindung die freie Fraktion im Gewebe $f_{u,T} = C_{u,T}/C_T$ konzentrationsunabhängig ist: $C_{ad,T} = B_T K_{a,T} C_{u,T}$.
Aus der Tatsache, daß der intrazelluläre pH-Wert etwas höher liegt als der in der extrazellulären Flüssigkeit und im Blutplasma, können besonders für schwache Säuren und Basen Konzentrationsunterschiede resultieren (unterschiedlicher Dissoziationsgrad auf beiden Seiten der Lipidmembran und nichtionische Diffusion). Zum Beispiel ist das Verhältnis der freien Konzentration im Gewebe zur freien Konzentration im Plasma für schwache Basen:

$$\frac{C_{u,T}}{C_u} = \frac{1 + 10^{pKa - pH_i}}{1 + 10^{pKa - pH_e}}.$$ (2.52)

Daraus folgt für die pH-Abhängigkeit des Gewebe-Blut-Verteilungskoeffizienten:

$$K = \frac{1 + 10^{pKa - pH_i}}{1 + 10^{pKa - pH_e}} f_u (1 + B_T K_{a,T}),$$ (2.53)

dabei ist der pKa-Wert eine substanzspezifische Konstante (pH-Wert bei dem

2.2. Pharmakokinetische Prozesse

die Konzentrationen des ionisierten und nichtionisierten Anteils gleich sind) und pH_i und pH_e sind die intrazellulären und extrazellulären pH-Werte ($pH_i = 7{,}0$ und $pH_e = 7{,}4$).
Bezeichnet man mit V_P das Plasmavolumen und mit V_T das gesamte Gewebevolumen (Volumen des restlichen Gewebswasser des Körpers), läßt sich Gl. (2.45) vereinfachen:

$$V_{ss} = V_P + \frac{f_u}{f_{u,T}} V_T. \quad (2.54)$$

Berücksichtigt man die Proteinbindung in der extrazellulären Flüssigkeit (außerhalb des Plasmas) durch ein zusätzliches Verteilungsvolumen V_E, folgt als Erweiterung von Gl. (2.54):

$$V_{ss} = V_P(1 + R_{E/I}) + f_u V_P \left(\frac{V_E}{V_P} - R_{E/I}\right) + V_T \frac{f_u}{f_{u,T}}, \quad (2.55)$$

dabei ist $R_{E/I}$ das Verhältnis der Gesamtzahl der Bindungsstellen (oder Proteinmenge) in der extrazellulären Flüssigkeit außerhalb des Plasmas zu der im Plasma. Für einen Menschen mit einer Körpermasse von 70 kg, einem Plasmavolumen von 3 l, einem Extrazellulärraum von 12 l und einer zu 55–60% extravaskulär lokalisierten Albuminbindung des Arzneimittels ergibt sich z. B. aus Gl. (2.55): $V_{ss} = 7{,}2 + 7{,}8 f_u + 27(f_u/f_{u,T})$ (Wilkinson 1987); offenbar sind die Plasma- und Gewebebindung die wichtigsten Determinanten des Verteilungsvolumens.

2.2.3.2.
Dynamik der Verteilung

Die Dynamik der Verteilung im Körper wird im wesentlichen durch den Transport zum Bindungsort, d. h. von der Organdurchblutung und der Gewebediffusion bestimmt. Da sich das Bindungsgleichgewicht der Gewebe- und Plasmaproteinbindung sehr schnell im Vergleich zu den Zeitkonstanten der Verteilungsprozesse einstellt, kann die Dynamik dieses Vorganges vernachlässigt werden (Annahme einer augenblicklichen Einstellung des Bindungsgleichgewichtes). Dabei muß jedoch erwähnt werden, daß nach neueren Ergebnissen von Lee et al. (1986 b) für einige Pharmaka Hinweise dafür vorliegen, daß auch die Verteilungskinetik im Blut die initialen Plasmakonzentrationswerte beeinflussen kann.
Das hypothetische Initialverteilungsvolumen (V_0) umfaßt das Blut und alle Gewebssysteme bei denen sich das Gleichgewicht mit der Blut- bzw. Plasmakonzentration sehr schnell einstellt; das sind z. B. gut perfundierte Organe, wie

Herz, Niere, Leber, und für lipophile Pharmaka auch das Gehirn. Der schnelle Abfall der $C(t)$-Kurve unmittelbar nach Bolusinjektion kann im Denkmodell durch eine Expansion dieses Verteilungsvolumens erklärt werden (vgl. Abschn. 3.3.2.). Die Anfangsgeschwindigkeit der Zunahme des Verteilungsvolumens ist eine brauchbare Maßzahl zur Charakterisierung der Verteilungsdynamik eines Pharmakons (s. Abschn. 3.3.2.1.).
Bei einer biexponentiellen Dispositionskurve (s. Gl. 5.41) wird die initiale Halbwertszeit $(t_{1/2,\alpha})$ oft inkorrekt als "Verteilungs-Halbwertszeit" bezeichnet, obwohl auch diese Kurvenphase vom Eliminationsprozeß beeinflußt wird; $t_{1/2,\alpha}$ ist deshalb kein geeigneter Parameter zur Charakterisierung der Verteilungsdynamik, wenn auch der Verteilungseinfluß (z. B. Verteilung in die Skelettmuskulatur) in dieser Phase überwiegt. Eine Möglichkeit der modellunabhängigen Beschreibung der Verteilungsdynamik ist durch die Varianz der Dispositionsverweilzeit des Pharmakons im Körper gegeben (s. Abschn. 3.4.2.).

2.2.4.
Eliminationsprozesse

Definitionsgemäß bezieht sich der Begriff "Elimination" auf das Verschwinden der Pharmakonmoleküle aus dem Körper; er umfaßt die Ausscheidung (z. B. renale Exkretion) und die Metabolisierung (Biotransformation) der Wirkstoffe. Am wichtigsten sind die renale und hepatische Elimination, d. h. die Urinausscheidung der unveränderten Substanz und die Metabolisierung in der Leber. Andere Eliminationsprozesse spielen daneben eine untergeordnete Rolle, können aber für spezielle Pharmaka bestimmend sein (z. B. die pulmonale Biotransformation und die biliäre Exkretion).

2.2.4.1.
Extraktion und Clearance

Da die Elimination der Pharmaka im allgemeinen in Organen stattfindet, benötigt man zur Erklärung des globalen Eliminationsverhaltens zuerst Kenngrößen zur Bewertung der Elimination auf Organebene. Bei einem eliminierenden Organ ist im stationären Zustand der Massenfluß in das Organ (QC_{in}) größer als der Output (QC_{out}). (Das Organ soll nur einen Input- und einen Outputkanal haben; d. h., für den Blutfluß gelte $Q_{in} = Q_{out} = Q_i$).
Als *Extraktion* oder *Extraktionsquote* bezeichnet man den Bruchteil der hineinfließenden Substanzmenge, der nicht mehr über den Outputkanal herausfließt:

$$E_i = \frac{C_{in,i,ss} - C_{out,i,ss}}{C_{in,i,ss}}, \qquad (2.56)$$

2.2. Pharmakokinetische Prozesse

wobei der Index i für das i-te eliminierende Organ steht. Für ein Organ im Systemkreislauf (z. B. die Niere) ist $C_{in,i} = C_a$, die arterielle Blutkonzentration und $C_{out,i} = C_{v,i}$, die venöse Blutkonzentration des Arzneimittels. Oft ist es nützlich, die zu E_i komplementäre Kenngröße

$$F_i = 1 - E_i \tag{2.57}$$

zu verwenden, die *"Durchlässigkeit"* des Organs bezüglich des Massenflusses; in der Pharmakokinetik spricht man meist von der *"Verfügbarkeit"* (F_i) des Pharmakons nach der Organpassage.
Wenden wir die Definition der Clearance (s. Gl. 2.5) auf das Subsystem "Organ" an und wählen $C_{in,i}$ als Referenzkonzentration, erhalten wir aus Gl. (2.56):

$$CL_i = (dA_{e,i}/dt)/C_{in,i} = E_i Q_i, \tag{2.58}$$

da nach Gl. (2.26) im stationären Zustand $dA_{e,i}/dt = Q_i(C_{in,i,ss} - C_{out,i,ss})$ ist (Ficksches Prinzip). Der Parameter CL_i wird als *Organclearance* bezeichnet; die Körperclearance (2.16) ist die Summe der Organclearancewerte, wenn die entsprechenden Organe im Systemkreislauf in paralleler Anordnung liegen (s. Gl. 2.74).

2.2.4.2.
Renale Elimination

Die Hauptprozesse der renalen Ausscheidung von Pharmaka sind die glomeruläre Filtration, die aktive tubuläre Sekretion und die passive Reabsorption:

$$\frac{dA_{e,R}}{dt} = R_{GF} + R_{TS} - R_{RA} \tag{2.59}$$

wobei R_{GF} die glomeruläre Filtrationsrate R_{TS} die tubuläre Sekretionsrate und R_{RA} die Reabsorptionsrate des Arzneistoffs ist.

Glomeruläre Filtration
Bei diesem Ultrafiltrationsmechanismus ist die Konzentration des filtrierten Arzneimittels gleich der freien Konzentration im Plasma (C_u):

$$R_{GF} = GFR\, C_u = GFR\, f_u C. \tag{2.60}$$

Wenn die glomeruläre Filtration der einzige Eliminationsprozeß in der Niere ist, und die Substanz nicht reabsorbiert wird, folgt aus Gl. (2.58):

$$CL_R = f_u GFR, \tag{2.61}$$

wobei *GFR* die *glomeruläre Filtrationsrate* der Niere ist.

Aktive tubuläre Sekretion
Auf der Grundlage des ursprünglich für die hepatische Biotransformation entwickelten venösen Gleichgewichtsmodells (vgl. Gl. 2.70), kann die tubuläre Sekretion durch folgende Gleichung beschrieben werden (z. B. Tucker 1981 b):

$$R_{TS} = \frac{\tilde{Q}_R f_u CL_{S,int} C}{\tilde{Q}_R + f_u CL_{S,int}} \tag{2.62}$$

dabei ist $\tilde{Q}_R$ der Plasmafluß, der die Stellen der tubulären Sekretion perfundiert [Maximalwert von $\tilde{Q}_R$ ist $(Q_R - GFR)$, wobei Q_R den gesamten renalen Plasmafluß bezeichnet], und $CL_{S,int}$ ist die intrinsische renale tubuläre Clearance (bezogen auf C_u); intrinsische Clearance, da $CL_{S,int}$ die tubuläre Sekretionsclearance ohne Flußbegrenzung repräsentiert, d. h. für $\tilde{Q}_R \ll f_u CL_{S,int}$ gilt $R_{TS} \approx f_u CL_{S,int} C$. Im entgegengesetzten Grenzfall $\tilde{Q}_R \gg f_u CL_{S,int}$ erhalten wir für eine Sekretionsrate $R_{TS} \approx \tilde{Q}_R C$ die unabhängig von der intrinsischen Clearance ist.
Da die tubuläre Sekretion auf Carriertransport beruht, zeigt dieses Transportsystem ein Sättigungsverhalten, das durch folgende Gleichung charakterisiert werden kann:

$$CL_{S,int} = \frac{T_{max}}{K_m + C_u}. \tag{2.63}$$

Dabei ist T_{max} das Transportmaximum und K_m die Michaelis-Menten-Konstante, bezogen auf die freie Konzentration C_u. Im Rahmen der linearen Pharmakokinetik, d. h. für $C_u \ll K_m$, ist $CL_{S,int}$ konzentrationsunabhängig: $CL_{S,int} = T_{max}/K_m$. Ein Beispiel für tubulär sezernierte Pharmaka ist Penicillin.

Passive Reabsorption
Durch die Rückresorption von Wasser beträgt der normale *Urinfluß* (Q_{ur}) nur 1–2 ml/min, d. h. $GFR/Q_{ur} \approx 100$. Im Extremfall starker Reabsorption ausreichend lipidlöslicher Pharmaka, d. h., wenn der Gleichgewichtsverteilungszustand, $C_{ur} \approx C_u$, zwischen der freien Konzentration im Plasma und der Urinkonzentration erreicht wird, hängt die Clearance

$$CL_R = \frac{Q_{ur} C_{ur}}{f_u C} = \frac{Q_{ur} f_u C}{C} = Q_{ur} f_u \tag{2.64}$$

nur vom Urinfluß und der Plasmaproteinbindung ab (vgl. Abschn. 8.1.3.). Für

2.2. Pharmakokinetische Prozesse

schwache Säuren oder Basen wird das Ausmaß der Reabsorption außerdem vom pH-Wert des Urins beeinflußt (pH-abhängige Verteilung bei der Rückdiffusion durch die Tubuluswand, s. Gl. 2.53). So kann z. B. durch eine Erhöhung des Urin-pH (durch Gabe von Natriumhydrogencarbonat) die renale Clearance von Salicylsäure erhöht werden.

Da sich der Grad der Reabsorption aber im allgemeinen nicht theoretisch voraussagen läßt, beschreibt man diesen Prozeß am besten global durch die Reabsorptionsfraktion F_{reabs}, die für einen bestimmten Urin-pH und Urinfluß einen konstanten Wert hat. Die renale Clearance renal filtrierter und sezernierter Pharmaka ist dann nach (2.59) bis (2.62):

$$CL_R = \left(f_u GFR + \frac{\tilde{Q}_R f_u CL_{S,\,int}}{\tilde{Q}_R + f_u CL_{S,\,int}} \right) (1 - F_{reabs}) \,. \tag{2.65}$$

Für Pharmaka mit hoher Sekretionsclearance vereinfacht sich Gl. (2.65):

$$CL_R = f_u (GFR + CL_{S,\,int}) (1 - F_{reabs}) \,. \tag{2.66}$$

Komplexere Modelle der renalen Elimination werden in Kapitel 8 behandelt.

2.2.4.3.
Hepatische Elimination

Die Metabolisierungsgeschwindigkeit des Pharmakons durch mikrosomale Enzymsysteme der Leber wird durch die *intrinsische Clearance* charakterisiert:

$$CL_{int} = R_H / C_{H,u} \,, \tag{2.67}$$

dabei ist R_H die hepatische Eliminationsrate und $C_{H,u}$ die freie Konzentration des Pharmakons am Eliminationsort in der Leber. Für ein homogenes Enzym-Substrat-System und Michaelis-Menten-Kinetik ist die Eliminationsrate

$$R_H = \frac{V_m C_{H,u}}{K_m + C_{H,u}} \tag{2.68}$$

außer von der maximalen Metabolisierungsgeschwindigkeit (V_m) und der Michaelis-Konstanten (K_m) auch von der Konzentration der freien Substratmoleküle ($C_{H,u}$) abhängig. Im therapeutischen Konzentrationsbereich ist für die meisten Pharmaka die Bedingung $C_{H,u} \ll K_m$ erfüllt, und Gl. (2.68) kann linearisiert werden; aus Gl. (2.67) erhält man dann für das lineare System:

$$CL_{int} = V_m / K_m \,. \tag{2.69}$$

Das gebräuchlichste Modell zur Voraussage der Konzentration $C_{H,u}$ am hypothetischen Eliminationsort in der Leber ist das *Gleichverteilungsmodell* (Rowland et al. 1973): aus der Annahme, daß $C_{H,u}$ der freien Konzentration in der Lebervene entspricht (analog zum gut gerührten Bioreaktor, s. Abschn. 7.1.) folgt:

$$CL_H = \frac{Q_H f_{u,B} CL_{int}}{Q_H + f_{u,B} CL_{int}}, \qquad (2.70)$$

dabei ist Q_H der Leberblutfluß, $f_{u,B}$ die freie Fraktion im Blut und CL_{int} die intrinsische Clearance bezogen auf die freie Konzentration in der Leber [d. h. auch K_m in Gl. (2.69) bezieht sich auf die freien Pharmakonmoleküle]. Schreiben wir die hepatische Clearance als Produkt des Blutflusses und der hepatischen Extraktionsquote E_H, $CL_H = Q_H E_H$ (s. Gl. 2.56), können wir je nach Grad der hepatischen Extraktion der Arzneimittel zwei Grenzfälle unterscheiden:

Pharmaka mit hoher hepatischer Extraktion
Für $f_{u,B} CL_{int} \gg Q_H$ wird $E_H \approx 1$ und Gl. (2.70) reduziert sich auf

$$CL_H \approx Q_H, \qquad (2.71)$$

d. h., die Clearance ist blutflußbegrenzt ("high-clearance drugs"). Der Maximalwert der hepatischen Clearance beträgt in diesem Fall bei Menschen etwa 1,5 l/min (mittlerer Leberblutfluß). Zu dieser Klasse von Pharmaka gehören z. B. Isoprenalin, Lidocain, Morphin, Nitroglycerin und Propranolol.

Pharmaka mit geringer hepatischer Extraktion
Für $f_{u,B} CL_{int} \ll Q_H$ können wir für Gl. (2.70) näherungsweise schreiben:

$$CL_H \approx f_{u,B} CL_{int}. \qquad (2.72)$$

In diesem Fall hängt die hepatische Elimination hauptsächlich von der Plasmaproteinbindung und der mikrosomalen Enzymkapazität (V_m/K_m) ab ("low-clearance drugs"). Als Beispiele seien hier Diazepam, Digitoxin, Isoniazid, Phenobarbital, Theophyllin und Warfarin genannt.
Es muß darauf hingewiesen werden, daß außer dem Gl. (2.70) zugrunde liegenden Modell noch alternative Modellansätze existieren (s. Abschn. 7.1.); außerdem scheint zumindest für einige wenige Pharmaka (wie Propranolol) die Eliminationsrate (2.67) von der Blutkonzentration und nicht von der freien Konzentration abzuhängen (Gibaldi und Perrier 1982).

2.2. Pharmakokinetische Prozesse

2.2.4.4.
Körperclearance

Sind mehrere eliminierende Organe parallel im Systemkreislauf angeordnet, ist die Körper- oder Gesamtclearance die Summe der Organclearancewerte (vgl. Gl. 4.32). Insbesondere gilt:

$$CL = CL_{NR} + CL_R, \qquad (2.73)$$

wenn man den Beitrag der nichtrenalen Elimination durch CL_{NR} zusammenfaßt; kommt dafür nur die hepatische Elimination in Frage, ist

$$CL = CL_H + CL_R, \qquad (2.74)$$

oder mit den Fraktionen $f_m = CL_H/CL$ und $f_e = CL_R/CL$ der Metabolisierung bzw. renalen Exkretion:

$$f_m + f_e = 1. \qquad (2.75)$$

Experimentell kann der Parameter f_e aus der kumulativen Urinausscheidung des Pharmakons ermittelt werden:

$$f_e = A_{e,R}(\infty)/D_{iv} \qquad (2.76)$$

Blut- und Plasmaclearance

Je nachdem, ob die *AUC*-Berechnung aus Blut- oder Plasmakonzentrationswerten erfolgte, erhält man aus (2.16) die Blut- bzw. Plasmaclearance des Arzneimittels. Der Unterschied ist dann relevant, wenn Gl. (2.58) zur Voraussage der Organclearance verwendet wird. In diesem Fall symbolisiert Q_i den Blutfluß und man erhält die Blutclearance. Für die Plasmaclearance ergibt sich dann (s. Gl. 2.46):

$$CL_{i,\text{Plasma}} = Q_i[K_P HCT + (1 - HCT)]E_i \qquad (2.77)$$

dabei ist Q_i der Blutfluß und $Q_i[K_P HCT + (1 - HCT)]$ der effektive Plasmafluß; $K_P = C_{RBC}/C$ ist der Verteilungskoeffizient zwischen roten Blutzellen und Plasma.

2.3. Methodologie der Modellierung

Die methodologischen Grundlagen der Modellierung komplexer biologischer Systeme (z. B. Leaning et al. 1983 a, b) sind auch auf die Modellierung pharmakokinetischer Systeme anwendbar. Die Zielstellung der Modellierung bestimmt die Wahl des Modells und des Validierungskriteriums.

2.3.1. Klassifizierung der Modelle

Die Klassifizierung der pharmakokinetischen Modelle erfolgt u. a. nach mathematischen, systemtheoretischen und biologischen Gesichtspunkten, d. h. nach verschiedenen Kriterien, die sich teilweise überschneiden.

Lineare und nichtlineare Modelle

Die Annahme eines linearen Modells ist aus methodischen Gründen (Anwendung der Theorie linearer Systeme bzw. linearer Differentialgleichungen) vorteilhaft und in der Pharmakokinetik in der Regel vollkommen ausreichend. Auch wenn pharmakokinetische Systeme eigentlich nichtlinear sind (Sättigungsverhalten der Proteinbindung und der Elimination), ist die lineare Näherung für die meisten Pharmaka im therapeutischen Dosisbereich gültig. Das Superpositionsprinzip dient als Kriterium der Linearität (s. Gl. 3.2).

Zeitunabhängige und zeitabhängige Modelle

Die Zeitinvarianz ist neben der Systemlinearität eine grundlegende Annahme in der Pharmakokinetik (Stationäritätsprinzip). Die Zeitabhängigkeit kann prinzipiell dadurch modelliert werden, daß die Systemparameter als Funktionen der Zeit betrachtet werden. Biologische Ursachen der Zeitabhängigkeit sind z. B. Circadian-Rhythmus und Systemveränderungen durch die Wirkung des Pharmakons selbst (vgl. Anmerkung auf S. 70). Dabei muß beachtet werden, daß die traditionellen zeitinvarianten Konzepte eine Zeitabhängigkeit einzelner Parameter dann zulassen, wenn diese als zeitliche Mittelwerte (über den Beobachtungszeitraum) aus den Meßdaten geschätzt werden (z. B. CL aus Gl. 2.16).

Globale Modelle und Organmodelle

Beim Säugetierorganismus können wir folgende verschiedenen Organisationsniveaus unterscheiden:
– Körper als globale Einheit,
– Körper als Netzwerk verbundener Subsysteme,
– Organe und Gewebssysteme,
– Zellen.
Globale Modelle beziehen sich auf das Verhalten des Gesamtsystems (Mensch,

2.3. Methodologie der Modellierung

Tier). Die Komplexität des Systems kann reduziert werden, wenn es aufgrund der spezifischen Systemstruktur gelingt, eine Zerlegung in quasi-unabhängige Subsysteme vorzunehmen. Als Subsysteme kommen Organe oder bestimmte Gewebssysteme (anatomische Regionen) des Körpers in Frage. Für die Identifizierung der Organmodelle sind Untersuchungen an isolierten perfundierten Organen (in vitro) von besonderer Bedeutung. Modelle auf zellulärer oder subzellulärer Ebene spielen in der Pharmakokinetik — wenn überhaupt — nur eine untergeordnete Rolle.

Verhaltens- und Strukturmodelle
Synonyme Bezeichnungen für Verhaltens- und Strukturmodelle sind *empirische* und *theoretische* Modelle.
Während für theoretische Modelle a-priori-Kenntnisse über die Struktur und die Funktion des pharmakinetischen Systems sowie die zugrundeliegenden physikalischen Gesetzmäßigkeiten den Ausgangspunkt bilden, wird bei empirischen Modellen nur vorausgesetzt, daß zwischen den gewählten Variablen des Systems eine kausale Beziehung besteht.
Der Nomenklatur der Kybernetik (z. B. Kämmerer 1977) folgend, sprechen wir von einem *Verhaltensmodell*, wenn damit nur die Verhaltensweise des dynamischen Systems untersucht wird. Diese Aufgabe erfüllt ein Input-Output-Modell *(Black-box)*. Eine wichtige Charakteristik des Verhaltensmodells ist die Impulsantwort des Systems; daraus kann die Antwort des Systems auf jede beliebige Inputfunktion vorausgesagt werden (prädiktives Modell). Ein Beispiel dafür ist die Voraussage des Akkumulationsverhaltens nach Dauerinfusion aus der Dispositionskurve.
Der Name "Black-box" deutet schon an, daß ein Verhaltensmodell das System nicht erklärt (d. h., nichts darüber aussagt, warum es dieses Verhalten zeigt); für die Erklärung benötigt man ein Strukturmodell. Das *Strukturmodell* beschreibt durch eine Zerlegung in einfachere Subsysteme und deren Verknüpfung das "Innere" der Black-box und erlaubt im Falle eines isomorphen Modells eine physiologische bzw. biophysikalische Interpretation des Verhaltens eines pharmakokinetischen Systems. Da der Kreislauftransport des Pharmakons ein essentielles Merkmal solcher physiologisch orientierter Strukturmodelle ist, werden diese auch als *Rezirkulationsmodelle* bezeichnet. Im Gegensatz dazu besteht bei den klassischen Kompartmentmodellen keine Isomorphie, d. h., die Subsysteme haben kein anatomisch-physiologisches Korrelat.
Im Hinblick auf die Funktion des Modells spricht man deshalb auch von *deskriptiven* und *explikativen* Modellen (Bozler et al. 1977), eine Unterteilung, die sich mit der in empirische und theoretische Modelle deckt. Carson et al. (1983) bezeichnen Modelle, die zwischen den beiden Klassen stehen als empirisch-theoretische Modelle; diese Modelle erklären bestimmte Aspekte des Systemverhaltens, ohne daß man sie aber schon als isomorphe Strukturmodelle bezeichnen

kann ("Gray-box"-Modelle). Ein Beispiel dafür ist das Konzept des zeitabhängigen Verteilungsvolumens (vgl. Abschn. 3.3.2.).

Kompartmentmodelle und kompartmentunabhängige Modelle
Das Kriterium dieser Einteilung ist das Vorhandensein der klassischen Kompartmentstruktur. Mit kompartmentunabhängiger Analyse ist dabei meist das Konzept der Verweilzeitverteilung, d. h. die Schätzung von Maßzahlen wie *MDRT* (vgl. Gl. 2.21) mit Hilfe der Kurvenmomente gemeint (Momentenanalyse). Diese Maßzahlen können durch Strukturmodelle interpretiert werden. Da die Topologie des Modells dazu aber — von bestimmten Grundannahmen abgesehen — nicht aufgeklärt werden muß, spricht man auch von *"modellunabhängiger" Analyse*. Diese Bezeichnung ist unglücklich gewählt, da es eine Datenauswertung ohne implizite Modellannahme nicht geben kann; gemeint ist die Unabhängigkeit von bestimmten Strukturmodellen oder von analytischen Funktionen zur Beschreibung der Meßkurven, wenn die Berechnung der Kurvenmomente durch numerische Integration erfolgt.
Bei der Berechnung der Kurvenmomente aus Konzentrations-Zeit-Kurven muß die Struktur des Systems mit dem Clearancekonzept (Eliminationsrate ~ Konzentration, s. Gl. 2.5) vereinbar sein. Tucker (1981 a) unterscheidet zwischen empirischen Modellen (Kurvenmodellen), physiologischen Modellen (Rezirkulationsmodellen) und Kompartmentmodellen.

Modelle mit verteilten und konzentrierten Elementen
Spielt die Ortsabhängigkeit der Parameter eine Rolle, spricht man von Modellen mit verteilten Parametern (Analyse mit partiellen Differentialgleichungen). Diese Kontinuumsmodelle können durch eine Diskretisierung näherungsweise in Modelle überführt werden, deren Elemente in einem Raumpunkt konzentriert sind, d. h. bei denen diese Ortsabhängigkeit eliminiert wurde (meßbare Größen sind dann räumliche Mittelwerte.). So gelangt man in der Pharmakokinetik z. B. durch die Vernachlässigung der Transportverzögerung infolge der endlichen Blutflußgeschwindigkeit und eine Vereinfachung der räumlichen Struktur der Organe (homogene Räume bzw. Kompartments) zu Netzwerkmodellen mit konzentrierten Elementen (Multi-Organ-Modelle).
Bei der Analyse der Verteilung auf Organebene (räumliches Konvektions-Diffusions-Problem) bildet ein Modell mit verteilten Parametern oft den Ausgangspunkt der theoretischen Analyse (vgl. Abschn. 4.3.1.).

Deterministische und stochastische Modelle
Der pharmakokinetische Prozeß wird nur auf dem Mikroniveau einzelner Moleküle als stochastisch (zufällig) angesehen; der makroskopisch beobachtete Zeitverlauf der Blutkonzentration kann dagegen als deterministische Variable behandelt werden, da es bei Molekülzahlen in einer Größenordnung von 10^{20}, wie

2.3. Methodologie der Modellierung

sie für therapeutische Dosen in der Pharmakokinetik typisch sind, zu einer Glättung der zufälligen Fluktuation kommt (Gesetz der großen Zahlen). Wahrscheinlichkeitstheoretische Methoden werden deshalb — ausgehend von stochastischen Mikrosystemen — in der Regel nur als Werkzeug zur Behandlung *deterministischer* Makrosysteme angewendet (Verweilzeitkonzept). Stochastische Schwankungen der Molekülzahl spielen in der Pharmakokinetik nur in Ausnahmefällen eine Rolle.

2.3.2.
Zielstellung der Modellierung

Die Hauptzielrichtungen der Modellierung,
— Beschreibung,
— Vorhersage,
— Erkenntnis,
entsprechen den o. g. klassischen Kategorien der deskriptiven, prädiktiven und explikativen Modelle.
Die Wahl des Modells wird von der Zielstellung der Untersuchung bestimmt. Ein wichtiges Kriterium bei der Modellwahl ist der geplante Anwendungsbereich: Die Frage, lineares oder nichtlineares Modell ist z. B. letztlich nur eine Frage der Dosierung; es wäre nicht effektiv, alle Probleme mit nichtlinearen Modellen zu behandeln. Das gilt für die Naturwissenschaften generell; die Tatsache, daß Nichtlinearität und Zufälligkeit allgemeine Eigenschaften der Natur sind, steht nicht im Widerspruch zu der großen Bedeutung, die lineare und deterministische Modelle in der Biologie haben.
In der Praxis steht oft nur eine Datenreduktion im Vordergrund, d. h. die Beschreibung des Systemverhaltens durch eine empirische Funktion und/oder die Schätzung pharmakokinetisch relevanter Maßzahlen (wie z. B. *AUC*, *CL* und *MDRT*). Eine Interpretation dieser Maßzahlen mit Strukturmodellen ist nur dann sinnvoll, wenn die Modellstruktur physiologisch interpretierbar ist (Erkenntnisgewinn). Ist diese Bedingung nicht erfüllt (z. B. bei klassischen Kompartmentmodellen), liefern die spezifischen Parameter des Strukturmodells nur Redundanz (Tucker 1983).

2.3.3.
Modellidentifikation

Bei der Modellidentifikation kann zwischen der Identifikation der Modellstruktur und der Parameterschätzung unterschieden werden. Die Literatur über die theoretische Identifizierbarkeit komplexer Kompartmentmodelle ist umfangreich, aber für die Pharmakokinetik aufgrund der fehlenden Isomorphie von untergeordneter Bedeutung. Bei der Identifizierung von Verhaltensmodellen wird das

einfachste adäquate Modell, z. B. eine Funktion mit der geringsten Anzahl freier Parameter, akzeptiert *(Prinzip der Sparsamkeit)*. Ein geeignetes Kriterium dafür ist bei linearen Systemen das Informationskriterium von Akaike (s. Abschn. 12.2.4.5.).
Physiologische bzw. Rezirkulationsmodelle sind a-priori-Modelle, deren Struktur durch die Struktur des Kreislaufsystems vorgegeben ist. Die Komplexität der Modelle ist vor allem in der klinischen Pharmakokinetik dadurch begrenzt, daß die Anzahl der (C, t)-Datenpaare größer als die Anzahl der Modellparameter sein muß. Bei Tierexperimenten können auch Gewebskonzentrationen gemessen werden; bzw. man untersucht direkt das Verhalten isolierter Subsysteme (isolierte Organe).
Im Gegensatz zur theoretischen (a-priori-) Identifizierbarkeit beinhaltet der Begriff "praktische (a-posteriori-) Identifizierbarkeit" die erreichbare Genauigkeit der Parameterschätzung aus mit zufälligen Fehlern behafteten ("verrauschten") Daten. In diesem Bereich werden Methoden der mathematischen Statistik angewendet (z. B. nichtlineare Regressionsrechnung).

2.3.4.
Modellvalidierung

Wir haben bereits darauf hingewiesen, daß der Wert eines Modells nur im Zusammenhang mit der Zielstellung der Modellierung beurteilt werden kann. Die Validität eines Modells wird von Leaning et al. (1983b) als *"Grad der Befriedigung der Zielstellung für die es entwickelt wurde"* definiert; die wichtigsten Validitätskriterien sind (s. auch Vollmer 1981):
1. Interne Konsistenz
   Das Modell darf keine Widersprüche enthalten, d. h. es muß den Gesetzen der Logik genügen und vollständig sein. Es sind Algorithmen anzuwenden, die für die Aufgabenstellung geeignet und fehlerlos sind.
2. Externe Konsistenz
   Das Modell muß im Einklang mit den verfügbaren Daten stehen, wobei der geplante Anwendungsbereich entscheidend ist *(empirische Validität)*. Letzteres gilt auch für die notwendige Übereinstimmung mit anerkannten Theorien (bzw. Naturgesetzen), wie z. B. dem Gesetz der Massenerhaltung und anderen physikalischen Gesetzmäßigkeiten *(theoretische Validität)*.
3. Erklärungswert
   Modelle sind je nach Typ mehr oder weniger geeignet, das pharmakokinetische System zu erklären, Hypothesen zu testen, komplexe Systeme zu vereinfachen (verständlich zu machen) und neue Experimente anzuregen *(heuristische Validität)*. Der heuristische Wert theoretischer Modelle wächst, wenn sie von den physikalischen Mechanismen, die dem Systemverhalten zugrundeliegen, abgeleitet werden. Man wird der Bedeutung der theoretischen

2.3. Methodologie der Modellierung

Pharmakokinetik als heuristisches Werkzeug nicht gerecht, wenn man ihre Anwendung auf die direkte Datenanalyse beschränkt: Die heuristische Validität der Rezirkulationsmodelle zum Beispiel, hat zu entscheidenden Fortschritten in der Entwicklung der Pharmakokinetik geführt.
Die Effektivität des Modells in der Praxis, d. h. die Nützlichkeit des Modells (evt. unter Berücksichtigung des Aufwandes an Zeit und Geräten, z. B. Computern) ist ein weiteres Validitätskriterium *(pragmatische Validität)*. Dieses Kriterium ist z. B. für die Beurteilung von Modellen der Dosierungsoptimierung (Regelungsmodelle) von Bedeutung.

2.3.5. Modellbildung

Der erste Schritt ist eine *Vereinfachung* des Systems in Übereinstimmung mit der Zielstellung der Modellierung und den verfügbaren Daten. Dabei muß betont werden, daß ein Modell nicht um so besser ist, je vollständiger es das Original beschreibt, sondern je einfacher eine vernünftige Idealisierung des Originals im Modell verwirklicht wird (Poletajew 1972); das Fehlen unwesentlicher Elemente ist dabei nicht weniger wichtig als die Anwesenheit aller im Sinne der Zielstellung wesentlichen Elemente. Ausgehend von den a-priori-Kenntnissen über das biologische System spielen im Modellierungsprozeß das Zusammenfassen elementarer Komponenten und das Zerlegen komplexer Systeme in Teilsysteme eine wichtige Rolle.

Zusammenfassen
Beispiele dafür sind der Übergang von einem Modell mit verteilten Parametern zu einem Modell mit konzentrierten Parametern, die Integration von Prozessen, deren Zeitkonstante vernachlässigbar klein im Vergleich zur Zeitkonstante des interessierenden Vorganges ist, in den Gesamtprozeß oder das Zusammenfassen von Organen mit ähnlichen kinetischen Eigenschaften.

Zerlegen
Die Zerlegung in Teilsysteme erleichtert sowohl die mathematische Behandlung als auch die Identifizierung, wenn die Zerlegung an die experimentellen Bedingungen angepaßt wird. Beispiele sind die Modellierung der Kinetik nach oraler Applikation auf der Basis des Dispositionssystems (i.v. Applikation) als Subsystem, oder die Untersuchung von Organmodellen. Die Zerlegung in Subsysteme mit unterschiedlicher Dynamik erweist sich bei der Modellsimulation als nützlich. Voraussetzung ist, daß die Zerlegung so erfolgt, daß die Teilsysteme rückwirkungsfrei gekoppelt werden können.
Die Zielstellung der Modellierung bestimmt auch die bei Lösung der Modellgleichungen anzuwendenden Methoden: Eine Interpretation von Maßzahlen bzw.

von Schätzwerten der Kurvenparameter erfordert die explizite Angabe der Beziehung zwischen den Maßzahlen (z. B. Kurvenmomenten) und den intrinsischen Parametern des Modells; man gelangt so zu allgemeinen Aussagen. Bei komplizierten Modellen ist die Modellsimulation viel einfacher; hier genügt es, die Differentialgleichung für die Subsysteme aufzuschreiben.

Die Prozesse der Modellidentifizierung und Validierung schließen die Modellbildung ab.

3.
Verhaltensmodelle

In der Pharmakokinetik betrachten wir Systeme, die Eingangsgrößen mit Ausgangsgrößen als Funktionen der Zeit miteinander verknüpfen (Input-Output-Systeme); da die Zeit explizit auftritt, spricht man von *dynamischen* Systemen. Bei den Experimenten werden bestimmte Inputfunktionen (z. B. Bolusinjektion einer Dosis) vorgegeben und die resultierenden Outputsignale (z. B. Blutkonzentration) beobachtet. Der Begriff Verhaltensmodell drückt aus, daß damit nur das Verhalten des Systems analysiert wird (Black-box). Als System kann dabei der gesamte Organismus (globales Modell) oder isolierte Organe (Subsysteme) in Erscheinung treten. Pharmakokinetische Systeme werden auch als *Verweilzeitsysteme* bezeichnet, da die vom Stofftransport und Stoffumwandlung abhängige Verweilzeit des Pharmakons im System eine grundlegende Systemcharakteristik darstellt (s. Abschn. 3.2.).
Das hier zugrundegelegte Systemkonzept kann man wie folgt definieren (Hacisalihzade und Mansour 1985):

Definition 3.1.
– Ein System ist eine Konfiguration von Objekten, bei denen nach einem Input von Energie, Information oder Material ein Output von Energie, Information oder Material erfolgt.
– Die Wechselwirkung mit der Umgebung erfolgt nur durch Input (Eingang) und Output (Ausgang), wobei die Einwirkung der Umgebung auf das System nur durch den Input und umgekehrt des Systems auf die Umgebung nur durch den Output erfolgt.
– Ein Signal ist eine Zeitfunktion einer veränderlichen physikalischen Größe (Energie, Information oder Material).
– Input- bzw. Eingangssignale können willkürlich gewählt werden.

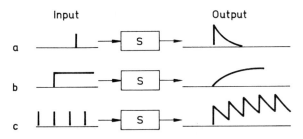

Abbildung 3/1
Pharmakokinetisches Input-Output-System (S)
a) i.v. Bolusinjektion (Impulsantwort),
b) Dauerinfusion (Sprungantwort),
c) multiple Bolusinjektionen

– Output- bzw. Ausgangssignale sind Funktionen des Systems und der Inputsignale.

Um die Darstellung übersichtlich zu gestalten, beschränken wir uns im folgenden auf den praktisch wichtigsten Fall eines Systems mit einem Eingang und einem Ausgang; auch SISO-System ("single input, single output") genannt (Abb. 3/1).
Die Verknüpfung zwischen Input (x) und Output (y) soll zunächst durch den Operator H erfolgen

$$y(t) = H[x(t)], \tag{3.1}$$

um grundlegende Systemeigenschaften allgemein definieren zu können.

Linearität
Ein System ist genau dann linear, wenn es das *Superpositionsprinzip* erfüllt, d. h. für beliebige Konstanten a_1 und a_2 gilt:

$$H[a_1 x_1(t) + a_2 x_2(t)] = a_1 y_1(t) + a_2 y_2(t), \tag{3.2}$$

dabei sind x_i beliebige Eingangsgrößen und $y_i = H(x_i)$. Aus Gl. (3.2) folgt die *Homogenität* des Systems:

$$H[ax(t)] = aH[x(t)] = ay(t), \tag{3.3}$$

z. B. erzeugt eine a-fache Dosis den a-fachen Konzentrationswert. [Obwohl die Homogenität nicht notwendigerweise die Linearität impliziert, erscheint in der Pharmakokinetik Gl. (3.3) ein hinreichendes Linearitätskriterium zu sein.]
Pharmakokinetische Systeme sind *kausal* [$y(t)$ für $0 \leq t \leq t_1$ hängt nur vom Verlauf von $x(t)$ bis t_1 ab] und *stabil* [$y(t)$ ist beschränkt, wenn $x(t)$ beschränkt ist].
Aus Gl. (3.3) folgt, daß der nach Dauerinfusion asymptotisch erreichte Steady-state-Wert (der Menge im Körper oder der Blutkonzentration) bei linearen pharmakokinetischen Systemen der Infusionsrate direkt proportional ist.

Zeitinvarianz
Die Eigenschaften eines zeitinvarianten Systems sind zeitlich konstant; für beliebige Zeiten t_0 gilt

$$H[x(t - t_0)] = y(t - t_0), \tag{3.4}$$

z. B. ist die pharmakokinetische Meßkurve (y) unabhängig vom Zeitpunkt t_0 der

3.1. Input-Output-Analyse

Applikation. Bei einmaliger Applikation setzen wir immer $t_0 = 0$ und nehmen an, daß sich im Nullzustand kein Material im System befindet.

Transiente und stationäre Zustände

Von einem *transienten Zustand* spricht man, wenn eine zeitliche Veränderung des Inputs eine zeitliche Veränderung des Outputs verursacht (Übergangsverhalten des Systems). Wenn bei einem konstanten Input mit zunehmender Zeit alle Variablen des Systems konstante Werte erreichen, ist das ein *stationärer Zustand (Steady-state)* des Systems.

Offene und abgeschlossene Systeme

Vom thermodynamischen Standpunkt aus betrachtet, sind alle biologischen Systeme grundsätzlich offen, denn sie tauschen Materie und Energie mit ihrer Umgebung aus. Das Merkmal des *offenen pharmakokinetischen Systems* ist die vollständige Elimination des Pharmakons nach der Applikation. (Die Fähigkeit, mit der Nahrung oder auf anderem Wege aufgenommene Xenobiotika eliminieren zu können, ist eine Lebensbedingung für Mensch und Tier.) *Abgeschlossene Systeme* haben in der Pharmakokinetik – abgesehen von ihrer Anwendung als heuristisches Hilfsmittel – nur pathophysiologische Bedeutung (z. B. Kinetik renal eliminierter Pharmaka am nephrektomierten Tier). Während im abgeschlossenen System der durch den Zweiten Hauptsatz der Thermodynamik geforderte Gleichgewichtszustand erreicht wird, ist der stationäre Zustand des offenen Systems dadurch gekennzeichnet, daß die Eliminationsrate der (zeitlich konstanten) Zufuhrrate entspricht *(Fließgleichgewicht)*. Lineare offene biologische Systeme zeigen die Eigenschaft der Äquifinalität; d. h. der Steady-state ist unabhängig von den Anfangsbedingungen (vgl. Bertalanffy et al. 1977). Für pharmakokinetische Systeme bedeutet das die Unabhängigkeit der Steady-state-Konzentration C_{ss} (2.19) von der Anfangskonzentration (z. B. nach einer initialen Bolusdosis).

3.1.
Input-Output-Analyse

Wir betrachten im folgenden Verhaltensmodelle des intakten Organismus als wichtigstes pharmakokinetisches System. (Die Analyse des Verhaltens isolierter Organe bzw. von Transitzeit- oder Single-pass-Systemen wird in Kapitel 4 behandelt.) Obwohl die Wahl der Eingangs- und Ausgangsgrößen ebenso willkürlich ist wie die Wahl des Systems selbst, bezieht sich die Darstellung auf den Blutkonzentrationsverlauf als Outputsignal, da dieser Fall in der Praxis am häufigsten auftritt; die Ausgangsgröße $C(t)$ kann aber z. B. durch den Mengenverlauf $A_d(t)$ oder die kumulative Urinausscheidung $A_{e,R}(t)$ ersetzt werden. Ebenso kann der durch das Pharmakon induzierte Effektverlauf – bei Linearität des Systems – als Ausgangsgröße dienen (s. Kap. 11); Bedingung ist nur eine Kausalbeziehung zwischen Output und Input. Das Inputsignal ist der Massenfluß des Pharmakons in eine bestimmte Körperregion und damit durch die Zeitfunktion der Invasion und den Applikationsort determiniert (vgl. Abschn. 2.1.1.). Definitionsgemäß beziehen wir uns dabei immer auf die intravenöse Injektion (vgl. Definition 2.1.).

3.1.1.
Impulsantwort (Dispositionskurven)

Die Impulsfunktion oder Delta-Funktion $\delta(t)$ symbolisiert in der Pharmakokinetik den Idealfall einer stoßförmigen Injektion oder Bolusinjektion (s. Abb. 3/1): $D_{iv}\delta(t)$ ist die Inputfunktion für eine intravenöse Bolusinjektion zum Zeitpunkt $t = 0$.
Die Antwort des Systems

$$h(t) = H[\delta(t)] \tag{3.5}$$

heißt Impulsantwort und ist die praktisch wichtigste Systemcharakteristik (vgl. Definition 2.2., Abschn. 2.1.1.). Die Impulsantwort nach i.v. Bolusinjektion der Dosis D_{iv} ist durch die normierte Dispositionskurve gegeben:

$$h_D(t) = \frac{C_D(t)}{D_{iv}}. \tag{3.6}$$

Die Funktion $h_D(t)$ determiniert das dynamische Verhalten des Systems vollständig, d. h., wenn $h_D(t)$ bekannt ist, kann die Antwort des Systems auf jede beliebige Inputfunktion vorausgesagt werden.

3.1.2.
Sprungantwort (Akkumulationskurven)

Wird die Eingangsgröße zu einem bestimmten Zeitpunkt (hier $t = 0$) eingeschaltet und bleibt dann auf einem konstanten Niveau, spricht man von einer *Sprungfunktion* (s. Abb. 3/1); das pharmakokinetische Analogon ist die *Dauerinfusion*, bei der die Infusionsrate zum Zeitpunkt $t = 0$ sprungförmig von 0 auf den konstanten Wert R ansteigt. Zwischen dem Einheitssprung $s(t)$ und der Impulsfunktion $\delta(t)$ besteht folgender Zusammenhang (z. B. Unbehauen 1970):

$$s(t) = \int_0^t \delta(t')\,dt' \tag{3.7}$$

3.1. Input-Output-Analyse

und die Sprungantwort $a(t) = H[s(t)]$ ergibt sich unmittelbar aus der Impulsantwort

$$a(t) = \int_0^t h(t')\, dt'. \qquad (3.8)$$

Die Sprungantwort nach Dauerinfusion ist analog zu Gl. (3.6) durch die normierte Akkumulationskurve gegeben:

$$a_D(t) = \frac{C_A(t)}{R} \qquad (3.9)$$

wobei R die konstante Inputrate (Menge/Zeit) ist.
Der Zusammenhang zwischen Dispositions- und Akkumulationskurve ist nach Gl. (3.8):

$$C_A(t) = \frac{R}{D_{iv}} \int_0^t C_D(t')\, dt' = \frac{C_{ss}}{AUC} \int_0^t C_D(t')\, dt', \qquad (3.10)$$

d. h., das relative Akkumulationsniveau in der Aufsättigungsphase zum Zeitpunkt t ist gleich dem zum Zeitpunkt t nach Bolusinjektion erreichten Flächenanteil, geteilt durch die Gesamtfläche unter der Kurve.

3.1.3. Beliebige Inputfunktionen

Im Gegensatz zur intravenösen Applikation ist die Inputfunktion des Dispositionssystems (Invasionsrate) bei extravasaler Applikation (s. Kap. 6) a priori nicht bekannt. In diesen Fällen – wie auch bei wiederholter Gabe (s. Abschn. 3.1.2.4.) – bilden die Systemcharakteristiken $h_D(t)$ [bzw. $C_D(t)$] und $a(t)$ [bzw. $C_A(t)$] die Grundlage der Analyse.

Man arbeitet gewöhnlich im Zeitbereich (Faltungsoperation), wenn Ausgangsfunktionen numerisch simuliert oder Meßdaten nicht parametrisch ausgewertet werden sollen und bevorzugt die Anwendung der Laplace-Transformation (Konzept der Übertragungsfunktion), wenn es um parametrische Lösungen eines Problems geht, da sich dann der mathematische Formalismus wesentlich vereinfachen läßt.

Faltungsoperation

Wie schon erwähnt, charakterisiert die Impulsantwort $h(t)$ das lineare System vollständig, d. h., bei Kenntnis von $h(t)$ und einer (beliebigen) Inputfunktion $x(t)$

folgt die Outputfunktion aus der Beziehung

$$y(t) = \int_0^t h(t - t') x(t') \, dt', \qquad (3.11)$$

die man als *Faltung (Konvolution)* der Funktionen $h(t)$ und $x(t)$ bezeichnet und durch

$$y(t) = h(t) * x(t) \qquad (3.12)$$

symbolisiert. [Die Faltung ist kommutativ: $h(t) * x(t) = x(t) * h(t)$.]
Die Konzentrations-Zeit-Kurve $C_B(t)$ als Antwort auf eine Invasionscharakteristik $I(t)$ ist nach Gl. (3.11) und (3.6) durch die Beziehung

$$C_B(t) = D_{iv}^{-1} \int_0^t C_D(t - t') I(t') \, dt' \qquad (3.13)$$

gegeben. Meist ist in der Praxis die inverse Operation von Interesse: Aus den beobachteten Zeitverläufen $C_B(t)$ und $C_D(t)$ nach extravasaler Applikation bzw. Bolusinjektion soll die Invasionscharakteristik $I(t)$ ermittelt werden. Man bezeichnet diese Operation als *"Entfaltung" (Dekonvolution)*.

Laplace-Transformation
Bei der Anwendung von Gl. (3.9) ist es nützlich, eine mathematische Transformation vorzunehmen: Die sog. *Laplace-Transformierte* $\hat{f}(s)$ der Funktion $f(t)$ ist definiert als

$$\hat{f}(s) = L[f(t)] = \int_0^\infty f(t) \, e^{-st} \, dt. \qquad (3.14)$$

Dazu existiert eine inverse Transformation, um $f(t)$ aus $\hat{f}(s)$ zu erhalten. Diese Transformationsformeln werden jedoch in der Praxis kaum angewendet: Man nutzt Tabellen, in denen die korrespondierenden Ausdrücke für die wichtigsten analytischen Funktionen zu finden sind (s. Tab. A/2 in Anhang A).
Führen wir die Transformation auf beiden Seiten der Gl. (3.9) aus, läßt sich die Input-Output-Relation auf ein einfaches Produkt zweier Funktionen reduzieren:

$$\hat{y}(s) = \hat{h}(s) \hat{x}(s), \qquad (3.15)$$

dabei wird die Laplace-Transformierte der Impulsantwort $\hat{h}(s)$ als *Übertragungsfunktion* des Systems bezeichnet. Im Vergleich zur Dekonvolution ist die Umkehrung hier sehr einfach: $\hat{x}(s) = \hat{y}(s)/\hat{h}(s)$. Dieses Konzept ist weniger für die Datenauswertung als für die theoretische Analyse des pharmakokinetischen Systems von Interesse.

3.1.4. Periodische Applikation

In der Pharmakotherapie spielt die wiederholte, periodische Applikation von Arzneimitteln eine wichtige Rolle; dabei ist das Dosierungsintervall entweder konstant, oder das Dosierungsschema weist eine Tagesperiodik auf.

Wird jeweils die gleiche Dosis (D) wiederholt im Abstand τ oder innerhalb eines konstanten Zeitintervalls der Größe τ (z. B. $\tau = 24$ h) appliziert, erhält man bei Anwendung des Superpositionsprinzips den folgenden Zeitverlauf der Konzentration:

$$C(t) = C_0(t) + C_0(t - \tau) + C_0(t - 2\tau) + \ldots, \tag{3.16}$$

dabei ist $C_0(t)$ das Konzentrations-Zeit-Profil nach einer Einzeldosis D oder die Systemantwort auf eine einmalig innerhalb des Intervalls τ (d. h. einer Periode) applizierten Arzneimittelmenge D (z. B. die Tagesdosis). Nach Laplace-Transformation ergibt sich aus (3.16) für den Konzentrations-Zeit-Verlauf nach der k-ten Dosis:

$$\hat{C}_k(s) = \hat{C}_0(s) \sum_{i=0}^{k} e^{-is\tau} \tag{3.17}$$

[s. Anhang A, Tab. A/1]. Berechnet man daraus die mittlere Konzentration im k-ten Dosierungsintervall

$$\bar{C}_k = \int_{k\tau}^{(k+1)\tau} C_k(t)\,dt \tag{3.18}$$

und bildet den Grenzwert $k \to \infty$ und $t \to \infty$ ($s \to 0$), erhält man (vgl. Weiss und Förster 1979):

$$\bar{C}_{ss} = \frac{1}{\tau} [C_0(s)]_{s=0}. \tag{3.19}$$

Dabei ist $\bar{C}_{ss}$ die mittlere Konzentration im stationären Zustand (nach Aufsättigung), und aus Gl. (3.14) folgt $C_0(0) = AUC_0$; mit $AUC_{ss}^{\tau} = \int_{t}^{t+\tau} C_{ss}(t')\,dt'$ kann man deshalb für Gl. (3.19) schreiben:

$$\bar{C}_{ss} = AUC_{ss}^{\tau}/\tau = AUC_0/\tau. \tag{3.20}$$

Nach Erreichen des Steady-state bei wiederholter Gabe ist die Fläche unter der Kurve in einem Applikationsintervall gleich der Fläche unter der Kurve AUC_0 (von 0 bis ∞) nach Einmalapplikation. Das gilt nicht nur für die Blutkonzentration, sondern für jedes Ausgangssignal des linearen Systems (z. B. Gewebskonzentration) und natürlich für beliebige Inputsignale (oral oder i.v.), vorausgesetzt die Applikationsrate $R(t)$ ist periodisch

$$R(t) = R(t + \tau) \quad \text{mit} \quad \int_t^{t+\tau} R(t') \, dt' = D. \tag{3.21}$$

Bei ungleichen Dosierungsintervallen ist τ gewöhnlich durch die natürliche Tagesperiodik vorgegeben, d. h. $\tau = 24$ h; D ist dann die Tagesdosis und F die Bioverfügbarkeit (s. Gl. 2.7).
Wir fassen diese Ergebnisse in folgendem Satz zusammen (Thron 1974):

Satz 3.1.: Bei einem periodischen Dosierungsschema ist der zeitliche Mittelwert der Blut- oder Gewebekonzentration im Steady-state der mittleren Applikationsrate proportional.

Das Akkumulationsprofil ist bei wiederholter Applikation charakterisiert durch das Verhältnis der mittleren Konzentration während des i-ten Dosierungsintervalls zur mittleren Steady-state-Konzentration $\bar{C}_{ss}$:

$$f_{ss}(t_i) = \bar{C}_i/\bar{C}_{ss}, \quad t_i = i\tau + \tau/2. \tag{3.22}$$

Dieses Akkumulationsprofil entspricht der Sprungantwort des Systems $[f_{ss}(t_i) = a(t_i)]$; eine Tatsache, die auch dadurch verständlich wird, daß sich die Dauerinfusion als Grenzfall $\tau \to 0$ (sehr kleine Dosierungsintervalle) ergibt.
Bezeichnen wir die Fläche unter der Dispositionskurve bis zum Zeitpunkt t mit

$$AUC_{0-t} = \int_0^t C_D(t') \, dt',$$

können wir entsprechend (3.10) für das relative Akkumulationsprofil schreiben:

$$f_{ss}(t) = AUC_{D,0-t}/AUC_D. \tag{3.23}$$

Diese Formel wurde ursprünglich für Systeme mit multiexponentiellen Dispositionskurven abgeleitet; die Systemlinearität ist jedoch die einzige notwendige Voraussetzung.

3.2. Verweilzeit in pharmakokinetischen Systemen

Für die modellunabhängige Charakterisierung der Eigenschaften des pharmakokinetischen Systems durch bestimmte Maßzahlen (Kenngrößen) bietet sich das Konzept der "Verweilzeit" der Pharmakonmoleküle im System an. Die Theorie der Lebensdauerverteilungen liefert dafür die mathematische Basis. Es besteht aber ein grundlegender Unterschied zwischen den Lebensdauerverteilungen in der Wahrscheinlichkeitstheorie und den Verweilzeitverteilungen in der Pharmakokinetik und der chemischen Verfahrenstechnik (wo dieses Konzept schon früher angewendet wurde):
Die Verweilzeit des einzelnen Moleküls wird zwar als zufällige Variable angesehen; meßbar ist aber nur das deterministische Systemverhalten [z. B. der $C(t)$-Verlauf]. Aufgrund der Komplexität des biologischen Systems ist es sinnvoll bzw. notwendig, pharmakokinetische Prozesse auf dem Mikroniveau als stochastisch zu betrachten. Da jedoch die Impulsantwort des Systems (z. B. die Blutkonzentration des Pharmakons) im Prinzip mit beliebiger Genauigkeit meßbar ist, handelt es sich auf dem Makroniveau um ein deterministisches System (vgl. Lassen und Perl 1979); oder mit den Worten von Keilson et al. (1978): "Die Zufälligkeit verschwindet aufgrund des Gesetzes der Großen Zahlen, aber die mathematische Struktur bleibt erhalten". Das wahrscheinlichkeitstheoretische Konzept der Verweilzeitverteilung dient uns hier als mathematisches Werkzeug zur Analyse *deterministischer* Systeme.

3.2.1. Verweilzeitverteilung

Die *Verweilzeit* T eines Moleküls im pharmakokinetischen System (z. B. im "Körper") ist eine positive zufällige Variable mit der *Verteilungsfunktion*

$$F(t) = P[T \leq t], \quad t \geq 0, \tag{3.24}$$

d. h., $F(t)$ ist die Wahrscheinlichkeit dafür, daß ein Molekül zum Zeitpunkt t nach der Applikation bereits eliminiert wurde; das ist der Bruchteil aller eliminierbarer Moleküle, die im Intervall $[0, t]$ eliminiert wurden. Da die Molekülzahl der Masse proportional ist, können wir schreiben:

$$F(t) = A_e(t)/A_e(\infty). \tag{3.25}$$

Diese Definition erfüllt die Bedingung:

$$F(t) = \begin{cases} 0 & \text{für} \quad t = 0 \\ 1 & \text{für} \quad t = \infty. \end{cases} \tag{3.26}$$

Eine notwendige Voraussetzung ist die Linearität des Systems: Aus dem Superpositionsprinzip folgt, daß die Verweilzeitverteilung für alle Moleküle des Systems gleich und unabhängig von der Molekülzahl ist (vgl. Weiss 1988 c). Umgekehrt ist der Bruchteil der zum Zeitpunkt t noch nicht eliminierten Moleküle gleich der sog. *Überlebenswahrscheinlichkeit* oder *Überlebensfunktion*

$$\bar{F}(t) = 1 - F(t) = ARE(t)/A_e(\infty); \qquad (3.27)$$

das ist die Wahrscheinlichkeit dafür, daß ein Molekül im Intervall [0, t] nicht eliminiert wird.
In (3.27) bezeichnet $ARE(t) = A_e(\infty) - A_e(t)$ die Menge im Körper, die noch zu eliminieren ist ("amount remaining to be eliminated"). Die *Dichtefunktion* der Verteilung (kurz: *Dichte*) ist definitionsgemäß:

$$f(t) = d\bar{F}/dt = \frac{dA_e/dt}{A_e(\infty)}. \qquad (3.28)$$

Nur unter der Voraussetzung, daß Gl. (2.5) Gültigkeit besitzt, folgt aus (2.5), (3.25) und (3.28) (vgl. Abschn. 3.2.5.1.):

$$f(t) = \frac{CL}{A_e(\infty)} C(t) = \frac{C(t)}{AUC} \qquad (3.29)$$

Zur Unterscheidung der Verweilzeitverteilungen verschiedener Systeme bzw. Applikationsarten (die eine unterschiedliche pharmakokinetische Interpretation erfordern) hat sich folgende Terminologie bewährt:

Dispositionsverweilzeit
Die Verweilzeitverteilung nach impulsförmiger Inputfunktion wird – analog zur Dispositionskurve als Impulsantwort des Systems – als *Dispositionsverweilzeitverteilung* (F_D) bezeichnet. Nach Bolusinjektion der Dosis D ergibt sich für die Überlebensfunktion (s. Gl. 3.27)

$$\bar{F}_D = A_D/A_D(0), \qquad (3.30)$$

da $ARE(t) = A_D(t)$ ist (die noch zu eliminierende Menge ist gleich der Menge im Körper, die dem Dispositionsprozeß unterliegt).
Nach Gl. (3.29) ist die Dichte $f_D(t) = C_D(t)/AUC$ durch die Dispositionskurve gegeben, wenn Gl. (2.5) gilt. Dispositionsverweilzeitdichten sind in der Regel umgekehrt J-förmig. Die Dichtefunktion $f_D(t)$ unterscheidet sich von der Einheitsimpulsantwort $h_D(t)$ (3.6) durch einen konstanten Faktor $f_D(t) = CL\, h_D(t)$.

3.2. Verweilzeit in pharmakokinetischen Systemen

Körperverweilzeit

Der Begriff *"Körperverweilzeitverteilung"* wurde willkürlich gewählt, um die Verweilzeit im Körper nach nichtimpulsförmiger Inputfunktion von der Dispositionsverweilzeit abzugrenzen (wobei F_D natürlich auch eine Verweilzeit im *Körper* charakterisiert). Diese Verweilzeit wird mit dem Index B ("body") gekennzeichnet (F_B). Die Dichten f_B und die entsprechenden $C_B(t)$-Kurven sind in der Regel unimodal und linkssteil. Beispiele sind die Verweilzeitverteilung nach Kurzzeitinfusion und extravaskulärer Applikation; außer vom Dispositions- hängt $F_B(t)$ noch vom Invasionsprozeß ab (vgl. Abschn. 2.2.2. und Kap. 6.). Bei oraler Applikation ist $ARE(t) = A_{na}(t) + A_d(t)$.

Transitzeit

In der Pharmakokinetik verwendet man den Begriff *"Transitzeit"* für die Zeit des Durchgangs der Moleküle durch Subsysteme. Experimentell kann z. B. die Transitzeit eines isoliert-perfundierten Organs bestimmt werden, wenn nach impulsförmigem Input (arterielle Seite) der Mengenverlauf am venösen Ausgang ($A_{out}(t)$) gemessen wird (s. Gl. 3.2 mit A_{out} anstelle von A_e). Die Transitzeitverteilung für das *i*-te Subsystem wird mit dem Index *i* gekennzeichnet (F_i). Dieses Konzept bezieht sich immer auf eine *einmalige* Passage des Systems ("Single-pass-System").
Die Subsysteme können *nichteliminierende (distributive)* oder *eliminierende* Organe sein; definitionsgemäß handelt es sich bei $A_{out}(t)$ aber um die nichteliminierten (transitierten) Moleküle, d. h., die Transitzeit ist die Aufenthaltsdauer der nichteliminierten Moleküle im System.

3.2.2.
Maßzahlen

Die wichtigsten Maßzahlen der Verweilzeitverteilung sind die *mittlere Verweilzeit*

$$MRT = E(T) = \int_0^\infty tf(t)\,dt = \int_0^\infty \bar{F}(t)\,dt \tag{3.31}$$

als Erwartungswert der Verweilzeit und die *Varianz*,

$$VRT = Var(T) = E[T - E(T)]^2, \tag{3.32}$$

d. h., man erhält mit (3.31):

$$VRT = \int_0^\infty t^2 f(t)\,dt - MRT^2 = \int_0^\infty t\bar{F}(t)\,dt - MRT^2. \tag{3.33}$$

Als Streuungsmaß der Verweilzeitverteilung ist in der Pharmakokinetik die *relative Dispersion* (Quadrat des Variationskoeffizienten) von besonderer Bedeutung:

$$CV^2 = VRT/MRT^2. \tag{3.34}$$

Entsprechend der o. g. Terminologie sprechen wir, je nach Verteilungstyp, von mittlerer Dispersionsverweilzeit (*MDRT*), mittlerer Körperverweilzeit (*MBRT*) und mittlerer Transitzeit (*MTT*); die relativen Dispersionen werden durch Indizes (D, B und i) gekennzeichnet (z. B. CV_D^2).
Allgemein werden die Größen

$$m_k = \int_0^\infty t^k f(t)\, dt \qquad k = 0, 1, 2, \ldots \tag{3.35}$$

k-te *Momente* der Verteilung genannt.
Analog erhält man aus der Laplace-Transformierten $\hat{f}(s)$:

$$m_k = (-1)^k \lim_{s \to 0} \frac{d^k \hat{f}(s)}{ds^k}. \tag{3.36}$$

Die Gleichungen (3.31) und (3.33) schreiben wir damit in folgender Form:

$$MRT = m_1, \qquad VRT = m_2 - m_1^2. \tag{3.37}$$

Höhere Momente spielen bei der Berechnung pharmakokinetischer Parameter keine Rolle und m_0 ist definitionsgemäß 1.
Bei der Datenanalyse (Mengen oder Konzentrationsverläufe) gehen wir von der Annahme aus, daß die beobachteten Kurven Schätzungen der wirklichen Verteilungsfunktion $F(t)$ [bzw. der Dichte $f(t)$] liefern. Oft wird keine parametrische Dichte angepaßt, sondern $C(t)$ spielt die Rolle einer empirischen Dichtefunktion.

3.2.3.
Auswaschkurven

Gelingt es, die Arzneimittelmenge im Körper zu messen [z. B. bei kleinen Labortieren (vgl. Abschn. 12.4.3.)], ist die Schätzung der pharmakokinetischen Parameter *MDRT* und *VDRT* besonders einfach; aus (3.30), (3.31) und (3.33) folgt:

$$MDRT = D^{-1} \int_0^\infty A_D(t)\, dt \tag{3.38}$$

3.2. Verweilzeit in pharmakokinetischen Systemen

$$VDRT = D^{-1} \int_0^\infty tA_D(t)\, dt - MDRT^2 \tag{3.39}$$

dabei ist D die injizierte Dosis und A_D die Menge im Körper.
Bei extravasaler Applikation kann $MBRT$ (und $VBRT$) nur dann aus dem Mengenverlauf berechnet werden, wenn die Bioverfügbarkeit der Substanz 100% beträgt. In diesem Fall gilt z. B. bei oraler Applikation $A_e(\infty) = D$ und $ARE(t) = A_{na}(t) + A_d(t)$ (s. Gl. 3.27).

3.2.4. Kumulative Urinausscheidung

Wird ein Pharmakon nur renal eliminiert, oder ist die renale Eliminationsfraktion $f_e = A_{e,R}(t)/A_e(t)$ konstant, können die Maßzahlen aus dem Zeitverlauf der kumulativen Urinausscheidung $A_{e,R}(t)$ geschätzt werden:

$$MRT = \frac{1}{A_{e,R}(\infty)} \int_0^\infty [A_{e,R}(\infty) - A_{e,R}(t)]\, dt = \frac{ABC}{A_{e,R}(\infty)} \tag{3.40}$$

$$VRT = \frac{1}{A_{e,R}(\infty)} \int_0^\infty t[A_{e,R}(\infty) - A_{e,R}(t)]\, dt - MRT^2. \tag{3.41}$$

vgl. (3.25) und $A_e(t) = f_e A_{e,R}(t)$.
ABC ist abgeleitet von "area between the curves" (Abb. 3/2). Diese Formeln liefern je nach Applikationsroute die Kennzahlen der Dispositions- oder Körperverweildauer. Abgesehen von den technischen Problemen einer quasi-kontinuierlichen Urinsammlung hat diese Methode deshalb eine große Bedeutung, weil Gl. (2.5) nicht vorausgesetzt wird [die Dichte (3.29) muß nicht existieren].

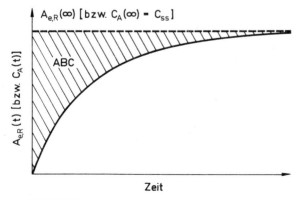

Abbildung 3/2
Zeitverlauf der kumulativen Urinausscheidung $[A_{e,R}(t)]$ bzw. der Plasmakonzentration nach Dauerinfusion [Akkumulationskurve, $C_A(t)$]

3.2.5.
Konzentrations-Zeit-Kurven

Die mittlere Verweilzeit wurde ursprünglich in der Pharmakokinetik auf der Basis der Plasma- bzw. Blutkonzentration des Arzneimittels definiert (Yamaoka et al. 1978; Nuesch 1984); d. h., es wird vorausgesetzt, daß die normierte Konzentrations-Zeit-Kurve eine Dichtefunktion darstellt (s. Gl. 3.29). Diese Voraussetzung ist nur erfüllt, wenn das Clearancekonzept anwendbar, d. h. die Eliminationsrate proportional der Plasmakonzentration ist. Dieses Konzept ist wiederum an a-priori-Annahmen über die Struktur des Systems gebunden; die dadurch bedingte Einschränkung der Gültigkeit des kompartmentunabhängigen Konzeptes der Verweilzeit im Körper (DiStefano 1982) wird besonders im Rahmen der allgemeinen Kompartmenttheorie deutlich (s. Abschn. 5.2.1.).

3.2.5.1.
Clearancekonzept

Wenn das Clearancekonzept (2.5) anwendbar ist, erhalten wir aus (3.29), (3.31) und (3.32) die folgenden Formeln zur Schätzung der Maßzahlen aus Konzentrations-Zeit-Kurven:

$$MRT = AUC^{-1} \int_0^\infty tC(t)\,dt \qquad (3.42)$$

$$VRT = AUC^{-1} \int_0^\infty t^2 C(t)\,dt - MRT^2. \qquad (3.43)$$

Bezeichnet man die Momente der $C(t)$-Kurve mit M_k folgt:

$$AUC = M_0, \qquad AUMC = M_1 \qquad (3.44)$$

$$MRT = M_1/M_0, \qquad VRT = M_2/M_0 - (M_1/M_0)^2. \qquad (3.45)$$

Da sich alle Grundparameter aus den Momenten der Konzentrations-Zeit-Kurve berechnen lassen, wird das pharmakokinetische Verweilzeitkonzept oft auch als *Methode der statistischen Momente* bezeichnet.

Dispositionskurven

Die pharmakokinetischen Grundparameter $MDRT$ und CV_D^2 erhält man aus Gl. (3.42) [bzw. (3.43) und (3.34)], wenn die Dispositionskurve $C_D(t)$ zugrundegelegt wird. Von einer Dispositionskurve (Impulsantwort) spricht man, wenn die Injektionszeit vernachlässigbar klein im Vergleich zu $MDRT$ ist; anderenfalls handelt es sich um eine Kurzzeit-Infusion:

3.2. Verweilzeit in pharmakokinetischen Systemen

MDRT ergibt sich dann aus AUMC/AUC nach Subtraktion der mittleren Infusionszeit ($T/2$) (s. Gl. 2.42).

Akkumulationskurven
Interpretiert man die Dispositionskurve gemäß Gl. (3.29) als Dichtefunktion, dann repräsentiert die normierte Akkumulationskurve nach Dauerinfusion (s. Gl. 3.10) die Verweilzeitverteilung des Systems:

$$F(t) = C_A(t)/C_{ss} \tag{3.46}$$

und die mittlere Dispositionsverweildauer ergibt sich aus (s. Abb. 3/2):

$$MDRT = C_{ss}^{-1} \int_0^\infty [C_{ss} - C_A(t)] \, dt = ABC/C_{ss} \tag{3.47}$$

Die Formel für *VDRT* ist zu Gl. (3.41) analog. Im Prinzip kann die Schätzung der Parameter auch aus dem diskontinuierlichen Akkumulationsprofil nach periodischer Dosierung $f_{ss}(t) = F(t)$ (s. Gl. 3.22) erfolgen (Kurvenpunkte im Abstand τ).

3.2.5.2.
Verallgemeinerung des Clearancekonzeptes

Obwohl die kompartmentunabhängige Methode (Gl. 2.5 bzw. 3.42) in den meisten Fällen eine ausreichende Näherung darstellt, besteht streng genommen aufgrund der Zeitabhängigkeit der Verteilung im eliminierenden Organ (dA_e/dt ist $C_a(t)$ nicht direkt proportional) und der Verteilung im Sampling-Gewebe, z. B. des Armes [fehlende Proportionalität zwischen $C_v(t)$ und $C_a(t)$], nur eine indirekte Beziehung zwischen dA_e/dt und der Konzentration am Ort der Probennahme [z. B. $C_v(t)$]. Modelliert man die Zeitabhängigkeit der Beziehungen zwischen der Eliminationsrate und der gemessenen Konzentration durch die empirische Zeitfunktion $g_e(t)$, erhält man anstelle von (2.5) (Cutler 1987):

$$dA_e/dt = g_e * C \tag{3.48}$$

In (3.48) ist $\hat{g}_e(s) = \widehat{dA_e/dt}(s)/\hat{C}(s)$ die Übertragungsfunktion zwischen C und dA_e/dt. Aus Gl. (3.48) folgt:

$$MRT = \frac{AUMC}{AUC} + \frac{\int_0^\infty t g_e(t) \, dt}{\int_0^\infty g_e(t) \, dt}. \tag{3.49}$$

Eine Interpretation von $g_e(t)$ ist auf der Basis eines Strukturmodells möglich (s. Abschn. 4.2.3.).

Anmerkung: Im Gegensatz zu *MRT* kann die Maßzahl *CL* auch bei Gültigkeit von (3.48) mit der klassischen Formel $CL = A_e(\infty)/AUC$ berechnet werden, wenn $\hat{g}_e(s)$ ein konservatives System beschreibt ($\hat{g}_e(0) = \int_0^\infty g_e(t)\,dt = 1$); die Voraussetzung, daß die Elimination direkt aus dem Blutpool erfolgt [in dem auch $C(t)$ gemessen wird; s. Gl. 2.5], ist dann nicht notwendig.

3.2.6. Konsekutivprozesse

Im allgemeinen Fall eines nichtimpulsförmigen Inputs ist die Verweilzeit im Körper durch zwei aufeinanderfolgende (konsekutive) Prozesse determiniert: den Invasionsprozeß und den nachfolgenden Dispositionsprozeß. Da die entsprechenden zufälligen Lebensdauern T_{In} und T_D voneinander unabhängig sind, ist die Verteilungsfunktion der Summe $T_B = T_{IN} + T_D$ durch

$$F_B(t) = (F_{In} * F_D)(t) \tag{3.50}$$

gegeben (s. Anhang B). Die gleiche Beziehung gilt für die Verteilungsdichten (vgl. auch Gl. 3.13):

$$f_B(t) = (f_{In} * f_D)(t) \tag{3.51}$$

Für die Laplace-Transformierten ergibt sich aus Gl. (3.51) die einfache Relation (vgl. Abb. 4/1)

$$\hat{f}_B(s) = \hat{f}_{In}(s)\hat{f}_D(s), \tag{3.52}$$

und die folgenden Maßzahlen der Körperverweilzeitverteilung sind für Konsekutivprozesse additiv:

$$MBRT = MIT + MDRT \tag{3.53}$$

$$VBRT = VIT + VDRT \tag{3.54}$$

Dabei ist *MIT* die mittlere Invasions- oder Inputzeit.
Am einfachsten ist die Invasionszeitverteilung im Falle einer Kurzzeitinfusion mit konstanter Geschwindigkeit im Intervall [0, t_1]: dann handelt es sich um die sog. gleichmäßige Verteilung mit der Dichte $f_{In}(t) = t_1^{-1}$ ($0 \leq t \leq t_1$) und dem Erwar-

tungswert $E(T_{in}) = MIT = t_1/2$ (vgl. Gl. 2.42). Invasionszeitverteilungen nach extravaskulärer Applikation werden wir in Kapitel 6 behandeln.

3.3. Globales Dispositionsverhalten

Das globale Dispositionsverhalten wird in diesem Abschnitt mit einem empirisch-theoretischen Modell – ohne Anwendung eines detaillierten Strukturmodells – behandelt. Dabei spielt das Konzept eines zeitabhängigen Verteilungsvolumens (bzw. einer zeitabhängigen relativen Eliminationsrate) eine grundlegende Rolle.

3.3.1. Clearancerate

Eine Verallgemeinerung der klassischen Clearance-Definition 2.2 (Abschn. 2.1.2.) stellt das Konzept der zeitabhängigen Clearancerate dar:

$$CL(t) = R_{out}(t)/C(t), \qquad (3.55)$$

dabei ist R_{out} die Outputrate aus dem Sampling-Pool mit der Konzentration C. Beim globalen Konzept der Körperclearance (oder Plasmaclearance) ist $R_{out} = R_e = dA_e/dt$ die Eliminationsrate und C die Plasma- oder Blutkonzentration. Die Annahme, daß der Massenfluß $R_e(t)$ proportional $C(t)$ ist, führt zu einer konstanten Clearance CL. Für ein zeitinvariantes lineares System ist die Steadystate-Clearance, d. h. die Clearance im stationären Zustand ($R_{in} = R_e$ = const.) in jedem Fall konstant:

$$CL_{ss} = R_e/C_{ss} = R_{in}/C_{ss} \qquad (3.56)$$

(Wenn nicht extra angemerkt, wird in diesem Buch – wie allgemein in der Pharmakokinetik – die Clearancerate als konstant angenommen und der Index ss weggelassen.)
Setzt man $R_{out} = dA_e/dt$ in Gl. (3.55) ein und integriert von 0 nach ∞, ergibt sich

$$A_e(\infty) = D_{iv} = \int_0^\infty CL(t)\, C(t)\, dt \qquad (3.57)$$

Nur wenn $CL(t)$ konstant ist, erhalten wir daraus die Gl. (2.26):

$$CL = \frac{D_{iv}}{\int_0^\infty C(t)\, dt} = \frac{D_{iv}}{AUC}. \qquad (3.58)$$

DiStefano (1976) wies auf eine Verallgemeinerung dieser Beziehung hin:
Aus Gl. (3.57) und Gl. (3.58) folgt die Definition der *gewichteten mittleren Clearance* ($\overline{CL}$)

$$\overline{CL} = CL_{ss} = \frac{\int_0^\infty CL(t)\, C_D(t)\, dt}{AUC_D} \qquad (3.59)$$

als Maßzahl im Falle eines zeitabhängigen Eliminationsprozesses.
Deshalb kann die nach der klassischen Formel (Gl. 3.58) berechnete Clearance auch als gewichtete Clearance $\overline{CL}$ interpretiert werden, d. h. als eine Maßzahl, die mit der allgemeinen Definition der Clearancerate (3.55) vereinbar ist.

Anmerkung: Die Zeitabhängigkeit der Clearance ist die häufigste Ursache für eine Zeitabhängigkeit des pharmakokinetischen Systems. Sie wird in den meisten Fällen durch eine Pharmakonwirkung auf den eigenen Eliminationsprozeß hervorgerufen; Beispiele sind die Beeinflussung der Leberdurchblutung durch Lidocain, der diuretische Effekt von Theophyllin (s. Abschn. 8.1.2.) oder die Enzyminduktion (Phenobarbital) als langfristiger Vorgang.

3.3.2.
Dynamisches Verteilungsvolumen

Die Erweiterung der Definition des Verteilungsvolumens (Menge im Körper/Referenzkonzentration) auf alle Zeitpunkte des Dispositionsprozesses führt zu einem *zeitabhängigen Verteilungsvolumen*:

$$V(t) = A_D(t)/C_D(t). \qquad (3.60)$$

Die Zeitabhängigkeit von $V(t)$ läßt sich wie folgt interpretieren: $V(t)$ wächst, beginnend mit dem Initialverteilungsvolumen $V(0)$ an, bis asymptotisch das terminale Gleichgewichtsverteilungsvolumen V_z für $t > t_z$ erreicht wird (s. Abb. 3/6):

$$V_0 \leq V(t) \leq V_z. \qquad (3.61)$$

Diese "Expansion" des Verteilungsvolumens liefert eine anschauliche Beschreibung der Dynamik des Verteilungsprozesses, d. h. der verteilungsbedingten Konzentrationsabnahme am Ort der Messung.
Während die Maßzahlen V_0 und V_z den Anfangs- bzw. Endpunkt der $V(t)$-Trajektorie darstellen, ist der Zusammenhang zwischen V_{ss} und $V(t)$ nicht ohne weiteres ersichtlich; wie in Abschn. 3.2.4. gezeigt wird, ist das Verteilungsvolu-

3.3. Globales Dispositionsverhalten

men im stationären Zustand (Gl. 2.11) gleich dem gewichteten Mittel des dynamischen Verteilungsvolumens (s. Gl. 3.72):

$$V_{ss} = \bar{V} = \frac{\int_0^\infty V(t)\, C_D(t)\, dt}{AUC_D} \qquad (3.62)$$

Anmerkung: Trotz der formalen Ähnlichkeit zwischen den Gleichungen (3.59) und (3.62) besteht ein prinzipieller Unterschied: Während der Parameter CL sonst generell als zeitlich konstant angenommen wird [entsprechend der grundlegenden Bedeutung von Gl. (2.5)], ist $V(t)$ nur im Grenzfall einer augenblicklichen Verteilung im Körper nach Bolusinjektion konstant $[V(t) = V_0]$. In diesem Fall (Ein-Kompartment-Modell, Abschn. 5.3.2.) werden die Einflüsse der Verteilungsdynamik auf die Form der $C(t)$-Kurve vernachlässigt.

Initiale Verteilungsrate

Eine Maßzahl für die initiale Verteilungsdynamik (Geschwindigkeit der Verteilung) ist die "Expansionsgeschwindigkeit" von $V(t)$ zum Zeitpunkt $t = 0$, die unabhängig vom Eliminationsprozeß ist:

$$\lim_{t \to 0} dV(t)/dt = \dot{V}(0) = RV_0 \qquad (3.63)$$

(vgl. auch Gl. 3.91).
Es wurde schon von Niazi (1976) darauf hingewiesen, daß RV_0 ein empfindlicher Verteilungsparameter ist, der besonders gut mit den entsprechenden physikochemischen Eigenschaften des Pharmakons (z. B. Diffusionsfähigkeit, Grad der Gewebsbindung) korreliert. Für einige hydrophile Substanzen besteht eine lineare Beziehung zwischen RV_0 und dem Wasser-Diffusionskoeffizienten D_{FW} (Avram et al. 1986).

Spezifische Eliminationsrate

Eine Verallgemeinerung der klassischen Eliminationskonstanten stellt der durch Gl. (2.12) definierte zeitabhängige Eliminationskoeffizient oder die spezifische Eliminationsrate $k(t)$ dar. Für Dispositionssysteme erhalten wir nach Einsetzen von (3.65) und (3.60) in Gl. (2.13):

$$k_D(t) = CL(t)/V(t). \qquad (3.64)$$

Setzen wir voraus, daß die Clearance zeitlich konstant ist (s. obige Anmerkung), hängt der Zeitverlauf von $k_D(t)$ nur von der Verteilungsdynamik ab:

$$k_D(t) = CL/V(t), \qquad (3.65)$$

d. h., bei konstanter Clearance ist die Zeitabhängigkeit der spezifischen Eliminationsrate bei Dispositionsprozessen eine Folge der Verteilung im Körper. Aus Dispositionskurven [$C_D(t)$] kann $k_D(t)$ nach Gl. (2.13) und (2.5) durch folgende Formel berechnet werden (Abb. 3/3):

$$k_D(t) = \frac{C_D(t)}{AUC_D - \int_0^t C_D(t')\,dt'} \quad (3.66)$$

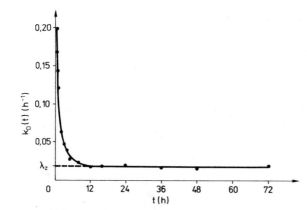

Abbildung 3/3
Spezifische Eliminationsrate von Digoxin beim Menschen [berechnet mit Hilfe von Gl. (3.66) aus den $C(t)$-Daten von Kramer et al. (1979)]
λ_z = terminale Abklingkonstante (Triexponentialfunktion)
(Weiss 1986)

3.3.3. Nichtparametrische Klassen von Verweilzeitverteilungen

Ein Vergleich der allgemeinen Definition von $k(t)$ (s. Gl. 2.12) mit Gl. (3.28) zeigt den folgenden Zusammenhang mit der Verweilzeitverteilung:

$$k(t) = f(t)/\bar{F}(t). \quad (3.67)$$

Diese Funktion ist in der Wahrscheinlichkeitstheorie als *Intensitätsfunktion* bekannt; wenn $F(t)$ eine Lebensdauerverteilung ist, wird $k(t)$ als *Ausfallrate* bezeichnet (z. B. Barlow und Proschan 1978).
Das Produkt $k(t)\,dt$ läßt sich als *Wahrscheinlichkeit* interpretieren, *daß ein Molekül, das sich zum Zeitpunkt t noch im Körper befindet, im darauffolgenden Intervall t, t + dt eliminiert werden wird.*
Der Zeitverlauf von $k(t)$ ist ein geeignetes Klassifizierungsmerkmal für Verweilzeitverteilungen von Pharmaka; die spezifische Eliminationsrate kann entweder monoton wachsend, monoton fallend oder nichtmonoton verlaufen.

3.3. Globales Dispositionsverhalten

Definition 3.2.
Eine Verweilzeitverteilung gehört zur DFR-(IFR-) Klasse, bzw. heißt DFR-(IFR-) Verteilung wenn $k(t)$ monoton fallend (wachsend) ist.

(Diese Nomenklatur ist von "decreasing (increasing) failure rate" abgeleitet.) Daraus ergibt sich folgender Zusammenhang mit den verschiedenen Typen von Konzentrations-Zeit-Kurven (Weiss 1986, 1987):

Satz 3.2.: Sind Dispositionskurven log-konvex [d. h. $\ln C_D(t)$ ist eine konvexe Funktion], so ist die Verweilzeitverteilung F_D vom Typ DFR. Die Verweilzeitverteilung F_B log-konkaver Konzentrations-Zeit-Kurven [$\ln C_B(t)$ ist konkav] ist vom Typ IFR.

Anmerkung: Für die Beziehung zu den $C(t)$-Kurven ist das CL-Konzept (2.5) bzw. Gl. (3.29) Voraussetzung. Der Zeitverlauf der spezifischen Eliminationsrate $k(t)$ (als primäres Klassifizierungsmerkmal) kann jedoch auch modellunabhängig aus der kumulativen Urinausscheidung ermittelt werden.
Die beiden dualen Klassen DFR und IFR umfassen nicht alle möglichen Typen

Abbildung 3/4
Klassifizierung der Verweilzeitverteilung (DFR- und IFR-Klasse) entsprechend dem Zeitverlauf der spezifischen Eliminationsrate und der beobachteten $C(t)$-Kurve

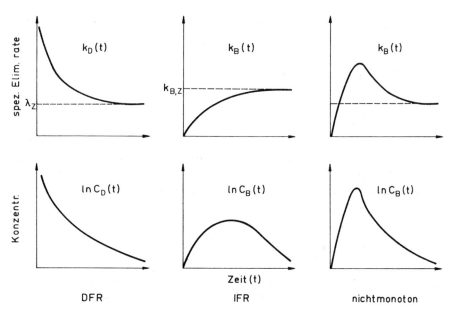

von Verweilzeitverteilungen im Körper: Während monoton fallende Dispositionskurven immer log-konvex und die entsprechende Dispositionsverweilzeitverteilungen deshalb immer vom Typ DFR sind, sind unimodale $C_B(t)$-Kurven nach extravasaler Applikation nicht immer log-konkav. Der allgemeine Fall ist hier der eines nichtmonotonen, unimodalen $k_B(t)$-Verlaufes, verbunden mit unimodalen $C_B(t)$-Kurven, die durch eine verteilungsbedingte "Nase" charakterisiert sind (Abb. 3/4).

Auf die IFR-Verteilungen und $C_B(t)$-Kurven wird in Kapitel 6 ausführlich eingegangen; im folgenden untersuchen wir weitere allgemeine Eigenschaften des Dispositionssystems.

3.3.4.
Verweildauer und Akkumulation

der Zusammenhang zwischen dem *Ausmaß der Akkumulation* des Pharmakons im Körper nach Dauerinfusion und der Dispositionsverweilzeit läßt sich folgendermaßen erklären: Wenn im stationären Zustand ein Massenstrom von R_{in} Masseeinheiten je Zeiteinheit ins System gelangt und jede Masseeinheit (Molekül) MDRT Zeiteinheiten im System verweilt (bis es eliminiert wird), dann enthält das System R_{in}MDRT Masseeinheiten.

Dieses Ergebnis folgt unmittelbar aus der Überlebensfunktion (3.30), da zum Zeitpunkt t nach konstanter Inputrate für die Menge im Körper gilt:

$$A(t) = R_{in} \int_0^t \bar{F}(u)\, du \qquad (3.68)$$

und damit ergibt sich die Arzneimittelmenge im Steady-state (s. Gl. 3.31):

$$A_{ss} = R_{in} \int_0^\infty F(u)\, du = R_{in} MDRT. \qquad (3.69)$$

Diese Beziehung gilt auch im Falle einer variablen Inputrate, wenn A_{ss} und R_{in} durch ihre zeitlichen Mittelwerte A_{ss} und R_{in} ersetzt werden; bei einem periodischen Dosierungsschema ist $R_{in} = FD/\tau$, und aus Gl. (3.69) erhält man (Weiss 1981):

$$\frac{A_{ss}}{FD} = \frac{MDRT}{\tau} \qquad (3.70)$$

Das Verhältnis der Steady-state-Menge im Körper zum biologisch verfügbaren Anteil der im Intervall τ applizierten Erhaltungsdosis ist gleich dem Verhältnis

3.4. Systeme mit log-konvexen Dispositionskurven

der mittleren Dispositionsverweildauer zur Applikationsperiode; d. h., nur wenn das Intervall kleiner als die mittlere Verweildauer ist, kommt es zur Mengenkumulation im Körper.
Aus (2.19) und (3.69) ergibt sich unter Beachtung von (2.11) der Zusammenhang zwischen der mittleren Dispositionsverweildauer und dem Steady-state-Volumen:

$$MDRT = V_{ss}/CL. \qquad (3.71)$$

Die mittlere Verweildauer wird durch die Gleichgewichtsverteilung (V_{ss}) und die Eliminationskapazität (CL) determiniert.
Wird das dynamische Verteilungsvolumen des Dispositionsprozesses als zufällige Variable und Funktion der Verweilzeit T_D interpretiert, kann man leicht zeigen [s. Anhang B, Gl. (B 11)], daß

$$V_{ss} = E[V(T_D)] \qquad (3.72)$$

der Erwartungswert von V ist. Aus Gl. (3.72) erhält man Gl. (3.62), wenn der Erwartungswert mit der Dichte (3.29) berechnet wird.

3.4. Systeme mit log-konvexen Dispositionskurven

Die Erfahrung zeigt, daß monoton fallende Dispositionskurven in halblogarithmischer Auftragung konvex sind. In diesem Abschnitt untersuchen wir Implikationen der Log-Konvexität in Bezug auf die Dynamik der Verteilungsprozesse im Körper sowie die Eigenschaften der Dispositionszeitverteilung.

3.4.1. Definition des passiven Systems

Der Einfluß des Verteilungsprozesses im Körper auf die $C(t)$-Kurve nach Impulsinput des Pharmakons läßt sich physikalisch anschaulich interpretieren, wenn man folgendes Gedankenexperiment durchführt: Betrachten wir anstelle des intakten, *offenen* Systems S ein *abgeschlossenes* System S* ohne Elimination ($CL = 0$), so wird die Impulsantwort dieses Systems ausschließlich von der Verteilung des Pharmakons im Körper abhängen. Sind nur passive Transportprozesse wirksam, kommt es nach initialer Massenkonzentration im Volumen V_0 (theoretisch im Raumpunkt der Applikation) entsprechend dem 2. Hauptsatz der Thermodynamik zu einer allmählichen Einstellung eines Gleichgewichtszustandes, wobei sich die räumliche Konzentrationsverteilung im System in monotoner Weise ausgleicht (Abb. 3/5). Da es sich um ein Multi-Phasen-System han-

Abbildung 3/5
Konzentrations-Zeit-Kurven des offenen und abgeschlossenen Systems mit den korrespondierenden Zeitverläufen des dynamischen Verteilungsvolumens

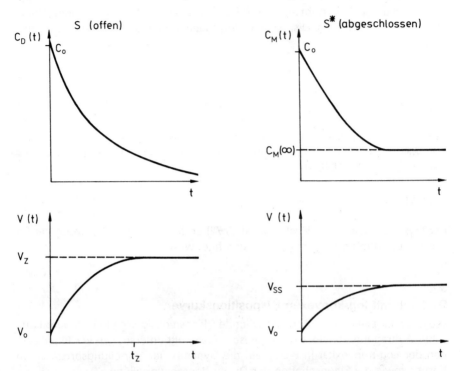

delt, verteilt sich das Pharmakon im Gleichgewichtszustand so auf die einzelnen Phasen (Geweberegionen), daß das chemische Potential gleich wird; d. h., im Gleichgewichtszustand ist die räumliche Verteilung des chemischen Potentials homogen. Veranschaulicht man diesen Vorgang mit dem Konzept des dynamischen Verteilungsvolumens, ist die monotone Abnahme der Konzentration in der Bezugsphase "Blut" (Inputregion) als Folge des Verteilungsprozesses dem monotonen Anwachsen von $V(t)$ bis zum Gleichgewichtsverteilungsvolumen äquivalent, denn in diesem Fall ist die Menge im Körper konstant $[A(t) = D_{iv}]$ und deshalb

$$V(t) = D_{iv} / C_M(t), \qquad (3.73)$$

wobei mit $C_M(t)$ die Impulsantwort des abgeschlossenen Systems bezeichnet wird. Aus diesen Überlegungen folgt die Definition des passiven Systems:

3.4. Systeme mit log-konvexen Dispositionskurven

Definition 3.3.
Ein *passives Dispositionssystem* ist durch eine monoton fallende Impulsantwort des entsprechenden (hypothetischen) abgeschlossenen Systems charakterisiert ($C_M(t)$ fällt, ausgehend von der Initialkonzentration D_{iv}/V_0, monoton ab bis asymptotisch die Gleichgewichtskonzentration $C_M(\infty) = D_{iv}/V(\infty)$ erreicht wird).

Mit Hilfe des Konzeptes des passiven Systems können globale pharmakokinetische Erscheinungen auf thermodynamische Gesetzmäßigkeiten zurückgeführt werden; unter Anwendung des Rezirkulationsmodells (s. Abschn. 4.1.2.) läßt sich folgender Satz beweisen (Weiss 1985 a):

Satz 3.3.: Passive Systeme haben eine Dispositionsverweilzeitverteilung vom DFR-Typ und damit
a) ein monoton wachsendes Verteilungsvolumen $V(t)$,
b) eine monoton fallende spezifische Eliminationsrate $k_D(t)$,
c) eine log-konvexe Auswaschkurve $A_D(t)$.
Bezüglich der Dispositionskurve $C_D(t)$ konnte — basierend auf a-priori-Annahmen über den Eliminationsprozeß (s. Gl. 2.5) — bisher nur die Aussage bewiesen werden, daß $C_D(t)$ monoton fallend ist; die Log-Konvexität der Dispositionskurven passiver Systeme ist eine Vermutung.

Anmerkung: Dispositionskurven, die in ihrem Verlauf einen Anstieg (sekundären Gipfel) zeigen, sind mit passiven Systemen bzw. DFR-Verteilungen unvereinbar; d. h., solche Phänomene können nicht durch passive Verteilungsprozesse im Körper erklärt werden (z. B. nicht durch einen "Umverteilungsprozeß").

3.4.2.
Implikationen der Log-Konvexität

Die a-posteriori-Evidenz der Log-Konvexität von Dispositionskurven ist eine geeignete Basis für Verallgemeinerungen in der Theorie linearer pharmakokinetischer Systeme, die bisher im wesentlichen auf der a-priori-Annahme spezieller Kurvenmodelle (z. B. Summe von Exponentialfunktionen) beruhte. Die Grundlage dafür ist der Satz 3.2.: In linearen Systemen für die Gl. (2.5) gilt, implizieren log-konvexe Dispositionskurven DFR-Verweilzeitverteilungen. Ein Vergleich mit Satz 3.3. zeigt, daß Systeme mit log-konvexen Dispositionskurven die gleichen Eigenschaften haben wie passive Systeme. Von besonderem Interesse ist das symptotische Verhalten:

Terminale Kurvenphase
Das dynamische Verteilungsvolumen $V(t)$ wächst monoton bis für $t > t_Z$ das

Gleichgewichtsverteilungsvolumen V_Z erreicht wird. Dem entspricht die Entwicklung eines stationären Zustandes der Verteilung im offenen System. Mit $\lim_{t \to \infty} C_D(t) = C_Z \exp(-\lambda_Z t)$ können wir für ausreichend große Zeiten t_Z schreiben:

$$C_D(t) \approx C_Z\, e^{-\lambda_Z t}, \qquad A_D(t) \approx A_Z\, e^{-\lambda_Z t}, \qquad t > t_Z \tag{3.74}$$

und damit

$$V(t) = A_D(t)/C_D(t) \approx V_Z = \text{const.} \qquad t > t_Z, \tag{3.75}$$

d. h., die Blutkonzentration und die Menge im Körper fallen in der Phase der Gleichgewichtsverteilung mit der gleichen Abklingkonstanten λ_Z ab. Dabei ist die Abnahme der spezifischen Eliminationsgeschwindigkeit

$$k_D(t) \searrow k_{D,Z} = \lambda_Z = V_Z/CL \tag{3.76}$$

die Folge der Zunahme des Verteilungsvolumens $V(t) \nearrow V_Z$. In der terminalen Phase ist der Verteilungsprozeß beendet und die spezifische Eliminationsrate erreicht einen konstanten Wert.

Die Aussage, daß *jede log-konvexe Dispositionskurve eine terminale exponentielle Phase hat*, ist von zentraler Bedeutung in der Pharmakokinetik, denn daraus folgt 1., daß V_Z ein modellunabhängiger Parameter ist, und 2. erhält die Extrapolation der Kurve $t \to \infty$ mit einer Exponentialfunktion (ein generelles Vorgehen bei der Datenauswertung) eine theoretische Basis (s. Abschn. 12.2.2.).

Da das Abklingen der terminalen Kurvenphase nur vom Eliminationsprozeß verursacht wird, spricht man auch von der *"Eliminationsphase"*. Da es sich nicht um einen stationären Zustand des Systems handelt ($V_Z \neq V_{ss}$), wurde in der pharmakokinetischen Literatur der Begriff *"Verteilungsvolumen im Pseudo-Gleichgewichtszustand"* geprägt. Die terminale Abklingkonstante erhält man direkt aus dem $k_D(t)$-Profil (s. Abb. 3/3) oder (ohne Integration der $C_D(t)$-Kurve) aus dem Akkumulationsprofil [$C_A(t)$] bzw. der kumulativen Urinausscheidung $A_{eR}(t)$:

$$\lambda_Z \approx \frac{C_D(t)/AUC}{1 - C_A(t)/C_{ss}} = \frac{C_D(t)/AUC}{1 - A_{eR}(t)/A_{eR}} \quad \text{für} \quad t > t_Z. \tag{3.77}$$

Der Parameter V_Z ist dann gleich CL/λ_Z.

Relative Dispersion

Nur bei einer monoexponentiellen Kurve, d. h. bei exponentiell verteilten Dispositionsverweilzeiten, stimmt die Form der Gesamtkurve überall mit der Form

3.4. Systeme mit log-konvexen Dispositionskurven

ihres terminalen Abschnittes überein. Im allgemeinen fallen jedoch Dispositionskurven steiler ab als ihre terminalen Kurvenabschnitte $C_Z\,e^{-\lambda_Z t}$. Wie oben erklärt, wird dieser steilere Abfall durch den Verteilungsprozeß $V(t) \to V_Z$ verursacht: Bei monoexponentiellen Dispositionskurven ist $V(t) = V_0 = V_Z =$ const. und $k_D(t) = k_e$ ist die *"Eliminationskonstante"*. Allgemein kann man die spezifische Form der $C_D(t)$-Kurve als verteilungsbedingte Abweichung von der monoexponentiellen Kurve (Vernachlässigung der Verteilungsdynamik) auffassen; mit anderen Worten, die Dispositionskurve wird sich von der monoexponentiellen Kurve um so mehr unterscheiden, je mehr die Dispositionszeitverteilung von der Exponentialverteilung abweicht.
Eine geeignete Maßzahl für diese Abweichung, d. h. für den Einfluß der Verteilung auf die Form der Dispositionskurve, ist die relative Dispersion; für log-konvexe Kurven gilt

$$CV_D^2 \geq 1. \tag{3.78}$$

Für monoexponentielle Dispositionskurven ist $CV_D^2 = 1$, und je größer $CV_D^2 - 1$ ist, um so mehr ist die log $C_D(t)$-Kurve gekrümmt. Die Rolle von CV_D^2 als Maß für die Abweichung von DFR-Verteilungen von der Exponentialverteilung wird durch folgende Gleichung deutlich (Brown 1983; Weiss 1985a):

$$\sup_t |F_D(t) - \exp(-t/MDRT)| = \frac{CV_D^2 - 1}{CV_D^2 + 1}. \tag{3.79}$$

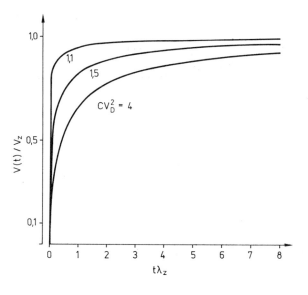

Abbildung 3/6 Zusammenhang zwischen Verteilungsdynamik und relativer Dispersion (CV_D^2) für gammaverteilte Dispositionsverweilzeiten. V_Z = terminales Gleichgewichts-Verteilungsvolumen, λ_Z = terminale Abklingkonstante (Weiss 1986)

In diesem Sinne spielt CV_D^2 die Rolle eines Formparameters der Dispositionskurve: $CV_D^2 = 1$ impliziert eine augenblickliche Einstellung der Gleichgewichtsverteilung im gesamten Körper, und eine Vergrößerung von CV_D^2 spiegelt den wachsenden Einfluß von Nichtgleichgewichtsbedingungen wieder. (Im Kontext der Kompartmentmodelle entspricht das dem Übergang vom Ein-Kompartment- zum Multi-Kompartment-Verhalten.)
Die in Abbildung 3/6 simulierten $V(t)$-Kurven illustrieren den Zusammenhang zwischen CV_D^2 und der Verteilungsdynamik.

3.4.3.
Schranken und Approximationen

Für Systeme mit log-konvexen Dispositionskurven können Schranken für die Auswaschkurve (bzw. für bestimmte Auswaschzeiten) und Akkumulationskurven (bzw. Aufsättigungszeiten) auf der Basis der pharmakokinetischen Grundparameter $MDRT$ und CV_D^2 (oder λ_Z) abgeleitet werden. Grundlage dafür sind Schranken für die kumulative Dispositionszeitverteilung:

$$\exp[-(t/MDRT + 0{,}5(CV_D^2 - 1))] \leq \bar{F}_D(t) \leq \begin{cases} \exp(-t/MDRT) & t < MDRT \\ MDRT/(et) & t \geq MDRT \end{cases} \quad (3.80)$$

[Die untere Schranke wurde von Brown (1983) und die obere Schranke von Barlow und Proschan (1965) angegeben.]
Ist die terminale Abklingkonstante λ_Z bekannt, können folgende Schranken angewendet werden (Barlow und Proschan 1965):

$$\left.\begin{array}{r}\lambda_Z MDRT + \exp(-\lambda_Z t) - 1 \\ 0\end{array}\right\} \leq \bar{F}_D(t) \leq \begin{cases} \exp(-\lambda_Z t) & t < t_0 \\ \dfrac{\lambda_Z MDRT \exp(-\lambda_Z t)}{1 - \exp(-\lambda_Z t)} & t \geq t_0 \end{cases} \quad (3.81)$$

dabei ist $t_0 = -\ln(1 - \lambda_Z MDRT)/\lambda_Z$.
In (3.80) und (3.81) ist $MDRT$ ein Skalenparameter, d. h. die Schranken können als Funktion der dimensionslosen Größe $t' = t/MDRT$ geschrieben werden.

3.4.3.1.
Auswaschkurve

Die Abschätzung der Arzneistoffmenge $A_D(t)$, die sich zum Zeitpunkt t noch im Körper befindet, ist von praktischem Interesse, da $A_D(t)$ in der klinischen Pharmakokinetik nicht direkt meßbar ist (auch im Tierversuch ist der experimentelle

3.4. Systeme mit log-konvexen Dispositionskurven

Aufwand dafür u. U. beträchtlich). Die Schranken (3.80) und (3.81) gestatten eine approximative Voraussage der Auswaschkurve (s. Gl. 3.30). Für $CV_D^2 = 1$ bzw. $\lambda_Z MDRT = 1$ hängt die normierte Auswaschkurve (in diesem Fall identisch mit der Dispositionskurve, $[A_D(t)/D = C_D(t)/AUC]$ nur von $MDRT$ ab; die wachsende Unsicherheit der Voraussage mit zunehmendem Wert von CV_D^2 bzw. von $(\lambda_Z MDRT)^{-1} = V_Z/V_{ss}$ spiegelt den Einfluß des Verteilungsprozesses auf die Dispositionskinetik wieder. Offensichtlich spielt dabei das Verhältnis V_Z/V_{ss} als Maß für die Verteilungseigenschaften des Pharmakons die gleiche Rolle, wie der Parameter CV_D^2. Für gammaverteilte Verweilzeiten (s. Abschn. 3.5.2.) ist $CV_D^2 = V_Z/V_{ss}$, und CV_D^2 bestimmt die Form der Dispositionskurve vollständig.
Während beim Ein-Kompartment-Modell zum Zeitpunkt $t = MDRT$ genau 63,2% der Dosis eliminiert sind ($t_{63,2\%} = MDRT$), gilt im allgemeinen Fall nach Gl. (3.80) die Ungleichung $MDRT(1 - CV_D^2)/2 \leq t_{63,2\%} \leq MDRT$. Die folgenden Schranken für Auswaschzeiten sind von Bedeutung für die Voraussage von Auswaschintervallen in der klinischen Pharmakokinetik oder der Abschätzungen von Restmengen von Arzneimitteln im Körper in der Toxikologie (Weiss 1988a):
Die obere Schranke für die Auswaschzeit $t_{90\%}$ (90% der Dosis eliminiert)

$$t_{90\%} \leq 3{,}7 MDRT \tag{3.82}$$

kann verbessert werden, wenn zusätzlich CV_D^2 oder λ_Z bekannt ist [s. Tab. 1 in Weiss (1984c)]. Für die Restmenge im Körper zum Zeitpunkt $t = 5MDRT$ gilt z. B.

$$0{,}6\% \leq A_D(5MDRT) \quad (\%) \leq 2{,}4\%$$

für $CV_D^2 = 1{,}2$ und

$$0{,}5\% \leq A_D(5MDRT) \quad (\%) \leq 3{,}0\%$$

für $CV_D^2 = 1{,}8$.
Eine Auswaschzeit von $5MDRT$ ist demnach in der Regel bei der Planung zeitlich aufeinanderfolgender Untersuchungen am gleichen Individuum ausreichend.
Abbildung 3/7 zeigt als Beispiel die mit $MDRT$ und λ_Z (Gl. 3.81) vorausgesagten Schranken der Auswaschkurve von Digoxin.

Abbildung 3/7
Schranken der Auswaschkurve für Digoxin beim Menschen, vorausgesagt aus den Parametern $MDRT$ und λ_Z (s. Gl. 3.81). Die Parameter und berechneten $A_D(t)$-Werte (●) basieren auf den experimentellen Daten von Kramer et al. (1979)

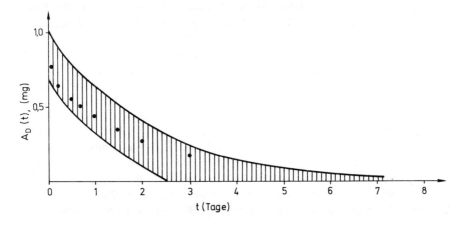

3.4.3.2.
Akkumulationskurven

Aus (3.80) und (3.81) erhält man mit $f_{ss}(t) = \bar{F}_D(t) = 1 - F_D(t)$ Schranken für das normierte Akkumulationsprofil nach Dauerinfusion bzw. nach wiederholter Applikation.
Ein wichtiger Parameter für die Therapieplanung ist die *Aufsättigungszeit*, z. B. die Zeit, in der 90% des Steady-state-Wertes erreicht werden. Die Aufsättigungszeit ist identisch mit der oben angegebenen Auswaschzeit nach Bolusinjektion; eine obere Schranke für $t_{90\%}$ ist durch Gl. (3.82) gegeben. Die allein aus der mittleren Verweildauer $MDRT$ vorausgesagte Aufsättigungszeit $t_{90\%}$ beträgt z. B. für Digoxin weniger als 5,6 Tage. Verwertet man die Zusatzinformation, die durch λ_Z gegeben ist (Gl. 3.81), erhält man $t_{90\%} = 4,5$ Tage; d. h. die Verbesserung der Voraussage ist hier praktisch nicht signifikant.
Aus diesen Ergebnissen folgt, daß $MDRT$ nicht nur das Ausmaß der Akkumulation bestimmt (s. Gl. 3.70), sondern auch die wichtigste Determinante für die Geschwindigkeit der Akkumulation (Aufsättigungszeit) darstellt.

Anmerkung: Alle Abschätzungen der Aufsättigungszeit (oder Auswaschzeit), die auf der Basis von Halbwertszeiten vorgenommen werden, haben nur Näherungscharakter, da dabei (implizit oder explizit) ein Ein-Kompartment-Modell (monoexponentielle Dispositionskurve) vorausgesetzt wird. Die mittlere Verweildauer in den obigen Formeln, z. B. in Gl. (3.82), kann nur dann näherungsweise durch die terminale Halbwertszeit ersetzt werden, wenn *MDRT* im wesentlichen durch $t_{1/2,z}$ determiniert wird (Weiss 1984 c).

3.4.3.3.
AUC-Schätzung

Nach Gl. (3.29) ist der relative Fehler von AUC_D, der durch das "Abschneiden" der Kurve am letzten Meßpunkt verursacht wird (Verzicht auf Extrapolation),

d. h. $\Delta AUC(t)/AUC = \left(AUC - \int_0^\infty C(u)\,du \right) \Big/ AUC$, gleich $\bar{F}_D(t)$. Dieser Fehler wird kleiner als 10%, wenn der Zeitpunkt der letzten Probennahme größer als 3,7 *MDRT* gewählt wird (s. Gl. 3.82). Da Meßzeiten in dieser Größenordnung meist nicht realisierbar sind, kann in der Regel auf die Kurvenextrapolation nicht verzichtet werden (vgl. Abschn. 12.2.2.).

3.5. Parametrische Verweilzeitverteilungen (Dispositionskurvenmodelle)

Es stellt sich die Frage, welche parametrischen Familien aus der nichtparametrischen Klasse der DFR-Verteilung sich als Modelle für Dispositionszeitverteilungen von Pharmaka eignen; d. h., welche der parametrischen Dichtfunktionen $f_D(t)$ sich gut an die beobachteten $C_D(t)$-Kurven anpassen lassen.
Die Bedingung der terminalen Gleichgewichtsverteilung $[V(t) \to V_Z]$ schränkt die Auswahl ein, da die Ausfallrate der Lebensdauerverteilung die Bedingung

$$\lim_{t \to \infty} k_D(t) = \lambda_Z \qquad (3.83)$$

erfüllen muß.

3.5.1.
Hyperexponentialverteilung

Die wichtigste parametrische Familie pharmakokinetischer Verweilzeitverteilungen ist die Hyperexponentialverteilung, deren Dichtefunktion eine Summe von Exponentialfunktionen darstellt.

3.5.1.1.
Dispositionskurven

Die meisten Modelle der Pharmakokinetik basieren auf dem Multiexponential-Paradigma, d. h. der Beschreibung von Dispositionskurven durch die Funktion

$$C_D(t) = \sum_{i=1}^{n} B_i e^{-\lambda_i t} \qquad (3.84)$$

als Konsequenz der klassischen Kompartmenttheorie (Multi-Kompartment-Modelle; s. Abschn. 5.2.).
Es besteht folgender Zusammenhang zwischen den Parametern der Dispositionskurve (3.84) und den Maßzahlen der Verweilzeitverteilung bzw. den pharmakokinetischen Grundparametern:

$$AUC_D = \sum_{i=1}^{n} B_i / \lambda_i \qquad (3.85)$$

$$MDRT = \frac{\sum_{i=1}^{n} B_i / \lambda_i^2}{AUC_D} \qquad (3.86)$$

$$VDRT = \frac{\sum_{i=1}^{n} 2 B_i / \lambda_i^3}{AUC_D} - MDRT^2. \qquad (3.87)$$

Für den initialen und terminalen Wert der spezifischen Eliminationsrate gilt:

$$k_D(0) = \left(\sum_{i=1}^{n} B_i \right) \Big/ AUC_D \qquad (3.88)$$

$$k_D(\infty) = \lambda_Z = \min(\lambda_1, \lambda_2, ..., \lambda_n) \qquad (3.89)$$

(Es ist üblich, die Abklingkonstanten λ_i der Größe nach zu ordnen, so daß $\lambda_Z = \lambda_n$ ist.)
Nach Integration von (3.84) erhält man aus (2.5) die Auswaschkurve

$$A_D(t) = \frac{D_{iv} \sum_{i=1}^{n} (B_i e^{-\lambda_i t} / \lambda_i)}{AUC_D} \qquad (3.90)$$

und nach Einsetzen von (3.90) und (3.84) in (3.60) die $V(t)$-Kurve.

3.5. Parametrische Verweilzeitverteilungen

Das dynamische Verteilungsvolumen wächst monoton von

$$V_0 = D_{iv} \bigg/ \sum_{i=1}^{n} B_i \qquad (3.91)$$

bis $V_z = CL/\lambda_z$ an. Die initiale Verteilungsrate $dV/dt(0)$ (s. Gl. 3.63) ergibt sich nach Differenzierung von $V(t)$ (Niazi 1976):

$$RV_0 = D_{iv} \left[\left(\sum_{i=1}^{n} B_i \lambda_i \right) \bigg/ \left(\sum_{i=1}^{n} B_i \right)^2 - AUC_D^{-1} \right]. \qquad (3.92)$$

3.5.1.2. Kurzzeit-Infusion

Wenn die gleiche Dosis D_{iv}, die als Bolus appliziert die Konzentrations-Zeit-Kurve (3.84) erzeugt, im Intervall [0, T] mit konstanter Geschwindigkeit infundiert wird, so steigt $C(t)$ für $t \leq T$ monoton an

$$C(t) = \sum_{i=1}^{n} \frac{B_i}{\lambda_i T}(1 - e^{-\lambda_i t}) \quad \text{für} \quad t \leq T \qquad (3.93)$$

und fällt für $t > T$ als multiexponentielle Kurve ab:

$$C(t) = \sum_{i=1}^{n} B_i \left(\frac{e^{\lambda_i T} - 1}{\lambda_i T} \right) e^{-\lambda_i t} \quad \text{für} \quad t > T. \qquad (3.94)$$

3.5.1.3. Akkumulationskurven

Die Konzentrations-Zeit-Kurve nach Dauerinfusion mit konstanter Infusionsrate R erhält man aus (3.10) und (3.84):

$$C_A(t) = \frac{R}{D_{iv}} \sum_{i=1}^{n} \frac{B_i}{\lambda_i}(1 - e^{-\lambda_i t}) \qquad (3.95)$$

dabei sind B_i und λ_i die Parameter der Dispositionskurve nach Applikation der Dosis D_{iv}.

3.5.2. Gammaverteilung

Die Annahme *gammaverteilter Dispositionszeiten*

$$C_D(t) = At^{-a} e^{-bt}, \quad 0 \leq a \leq 1, \quad b > 0, \quad t > 0 \qquad (3.96)$$

stellt aus theoretischer Sicht eine Alternative zur klassischen Hyperexponentialverteilung dar (Weiss 1983a; Wise 1985). Für den Erwartungswert und die relative Dispersion der Verweilzeit erhält man aus (3.96):

$$MDRT = (1 - a)/b \qquad (3.97)$$

und

$$CV_D^2 = 1/(1 - a). \qquad (3.98)$$

Ein entscheidender Vorteil gegenüber multiexponentiellen Dispositionskurven ist 1., daß hier nur drei freie Parameter zu bestimmen sind und 2., daß *b* als Skalenparameter und *a* als Formparameter der Kurve auftreten. In diesem Fall wird also die Form der Dispositionskurve allein – und damit eindeutig – durch die Maßzahl CV_D^2 bestimmt.

Da die Kurve (3.96) eine Unstetigkeitsstelle bei $t = 0$ hat (Abb. 3/8), kann hier kein Initialverteilungsvolumen definiert werden. Das entspricht der Tatsache, daß die Annahme einer augenblicklichen Initialverteilung unrealistisch ist; eine

Abbildung 3/8
Dichte *f(t)* und Ausfallrate (spezifische Eliminationsrate) *k(t)* der Gammaverteilung in Abhängigkeit vom Formparameter *a* (s. Gl. 3.96 und 6.18)

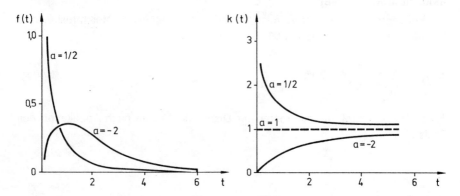

3.5. Parametrische Verweilzeitverteilungen

monoton fallende Dispositionskurve kann erst nach der initialen Mischungsperiode (etwa nach 3–5 min) beobachtet werden. Die terminale Kurvenphase wird durch den Parameter b charakterisiert:

$$k_D(\infty) = \lambda_Z = b \tag{3.99}$$

Für die Berechnung von AUC_D aus den Kurvenparametern

$$AUC_D = A\Gamma(1-a)/b^{1-a} \tag{3.100}$$

benötigt man die Gammafunktion

$$\Gamma(x) = \int_0^\infty t^{x-1} e^{-t} dt, \quad \Gamma(x) = (x-1)\Gamma(x-1), \tag{3.101}$$

die tabelliert vorliegt oder mit Hilfe konvergenter Reihen berechnet werden kann (z. B. Lösch 1966).
Obwohl die Interpretierbarkeit der Kurvenparameter a und b als Form- und Skalenparameter die Funktion (3.96) aus theoretischer Sicht besonders attraktiv erscheinen läßt, ist bisher noch nicht vollständig klar, ob Gammakurven hinsichtlich der Güte der Kurvenanpassung mit den konventionellen Multiexponentialkurven konkurrieren können (Norwich und Siu 1982; Tucker et al. 1984; Wise 1985; Piotrovskii 1987).
Eine theoretische Erklärung für die Anwendung der umgekehrt J-förmigen Gammaverteilung in der Pharmakokinetik liefert das Rezirkulationsmodell auf der Grundlage eines Konvektions-Diffusions-Prozesses (s. Abschn. 4.14.).

3.5.3. Exponentialverteilung

Die Exponentialverteilung ist der Grenzfall der Hyperexponential- und Gammaverteilung ($a = 0$); (3.84) und (3.86) reduzieren sich dann auf monoexponentielle Dispositionskurven:

$$C_D(t) = B e^{-\lambda t} \tag{3.102}$$

$$MDRT = 1/\lambda = 1/k_e = AUC/C(0) \tag{3.103}$$

$$CV_D^2 = 1 \tag{3.104}$$

Die spezifische Eliminationsrate $k_D(t) = k_e$ ist hier zeitlich konstant. Die Abhängigkeit der Dispositionskurve von der Verteilungsdynamik wird vollständig vernachlässigt; nur $B = C(0)$ hängt vom Verteilungsvolumen $V = V_0 = V_Z$ ab $(B = D_{iv}/V)$.

3.5.4.
Vollständig monotone Verteilungen

Die Klasse der *vollständig monotonen Verteilungen* (CM-Verteilungen, von "completely monoton") ist eine Teilmenge der DFR-Verteilungen.

Definition 3.4.
Eine Verweilzeitverteilung gehört genau dann zur *CM-Klasse*, wenn sie eine Mischung von Exponentialverteilungen ist, d. h., wenn

$$C_D(t) = \int_0^\infty e^{-\lambda t} s(\lambda) \, d\lambda \qquad (3.105)$$

gilt [dabei wurde Gl. (3.29) vorausgesetzt].
Die Hyperexponential- und die Gammaverteilung sind CM-Verteilungen. Für das diskrete Spektrum

$$s(\lambda) = \sum_{i=1}^{n} B_i \delta(\lambda - \lambda_i) \qquad (3.106)$$

ergibt sich aus Gl. (3.105) die multiexponentielle Dispositionskurve (3.84), während Gammakurven (3.96) durch ein kontinuierliches Spektrum charakterisiert sind. Die Frage nach der Gültigkeit des Multiexponential-Paradigmas läßt sich deshalb auf die Frage reduzieren, ob das λ-Spektrum kontinuierlich oder diskret ist.
Betrachten wir (3.105) als Dichtefunktion, ist $s(\lambda)$ die Mischungsverteilung und $(CV_D^2 - 1)$ kann als relative Dispersion der Mischungsverteilung interpretiert werden (Keilson 1979). Die Abweichung von der Exponentialverteilung ist hier der Größe $(CV_D^2 - 1)$ direkt proportional (Hall 1979):

$$\sup_t | A_D(t)/D - e^{-t/MDRT} | \leq 1{,}39 (CV_D^2 - 1) \qquad (3.107)$$

[Die analoge Beziehung (3.79) gilt für alle DFR-Verteilungen.]

3.6. Grundparameter des Dispositionssystems

Als *pharmakokinetische Grundparameter* bezeichnen wir Maßzahlen, die aufgrund ihrer "Modellunabhängigkeit" (Unabhängigkeit von empirischen Kurvenmodellen) und physiologischen Interpretierbarkeit für die Charakterisierung der Dispositionseigenschaften des Systems (Verteilung und Elimination) prädestiniert sind.

3.6.1. Eliminationsparameter

Während die Clearance als wichtigster Eliminationsparameter konstant ist, hängt die spezifische oder relative Eliminationsrate vom Verteilungszustand ab (s. Gl. 3.66); als Parameter interessieren nur der initiale Wert $(t \rightarrow 0)$

$$k_0 = k_D(0) = CL/V_0 \qquad (3.108)$$

und der terminale Wert $(t \rightarrow \infty)$

$$k_Z = k_D(\infty) = CL/V_Z. \qquad (3.109)$$

Dabei ist zu beachten, daß CL ein konzentrationsbezogener und k_D ein mengenbezogener Parameter ist.

3.6.2. Verteilungsparameter

Eine Kenngröße der Verteilungsdynamik ist neben der initialen Verteilungsrate RV_0 auch das Verhältnis V_Z/V_{ss}, während mit V_{ss} oder V_Z das Ausmaß der Verteilung bewertet wird. Die Form der Dispositionskurve läßt sich durch den Parameter CV_D^2 charakterisieren, der ein Maß für die Abweichung der Auswaschkurve von einer monoexponentiellen Kurve ist. Hinsichtlich der Verteilungsdynamik spielt CV_D^2 die gleiche Rolle wie RV_0 und V_Z/V_{ss}; dieser Zusammenhang der relativen Dispersion der Dispositionsverweilzeiten mit der Verteilung im Körper läßt sich physiologisch interpretieren: CV_D^2 wird durch Änderungen der Verteilung auf die Organe (Konvektion) und in den Organen (Diffusion) beeinflußt (s. Abschn. 4.2.2.).
Für die Verteilungsvolumina gilt die Ungleichung

$$V_0 \leq V_{ss} \leq V_Z \qquad (3.110)$$

während V_{ss} und V_Z modellunabhängige Parameter sind, ist die Bestimmung von

V_0 entweder an eine Extrapolation der Kurve $t \to 0$ gebunden, oder V_0 ist kein Parameter des Modells ($V_0 \to 0$ im Falle der Gammakurve).
Im Gegensatz zu V_Z ist V_{ss} primär durch Akkumulationskurven (im Steady-state) definiert:

$$V_{ss} = \lim_{t \to \infty} A_A(t)/C_A(t) \tag{3.111}$$

Auch V_0 kann aus Akkumulationskurven (Anfangsteil) bestimmt werden (z. B. Piotrovskii 1986):

$$V_0 = \lim_{t \to 0} R/(dC_A/dt) \tag{3.112}$$

dabei ist R die Infusionsrate.
Die unterschiedliche Rolle der Quotienten V_0/V_{ss} und V_{ss}/V_Z wird deutlich, wenn man sich klar macht, daß sie jeweils die Abweichung der Auswaschkurve von monoexponentiellen Kurven mit den Abklingkonstanten k_0 und k_Z bestimmen (Weiss 1986):

$$\sup_t |A_D(t)/D - e^{-k_0 t}| \leq 1 - V_0/V_{ss} \tag{3.113}$$

und

$$\sup_t |A_D(t)/D - e^{-k_Z t}| \leq 1 - V_{ss}/V_Z \tag{3.114}$$

3.6.3.
Verweilzeiten

Die mittlere Dispositionsverweilzeit kann als Kehrwert der mittleren spezifischen Eliminationsrate $k_{ss} = \overline{k_D}$ angesehen werden

$$1/MDRT = k_{ss} = V_{ss}/CL, \tag{3.115}$$

wobei k_{ss} entweder die spezifische Eliminationsrate im Steady-state (2.15) oder der Erwartungswert von $k_D(t)$ ist [analog der Interpretation von V_{ss} durch Gl. 3.73).
Fragt man nach der Verweilzeit im initialen Verteilungsraum (mit dem Volumen V_0) – der auch als zentrales Kompartment oder Blutpool bezeichnet wird – kann die *mittlere Verweilzeit im zentralen Kompartment* als

$$MRTC = 1/k_0 = V_0/CL \tag{3.116}$$

3.6. Grundparameter des Dispositionssystems

definiert werden (Lassen und Perl 1979; Benet 1985). Daraus folgt

$$MRTC = C_D(0)/AUC_D, \qquad (3.117)$$

d. h., dieser Parameter ist der Quotient aus der Initialkonzentration und der Fläche unter der Kurve. Bei der Definition von *MRTC* werden nicht mehr Annahmen über die Struktur des Systems gemacht als bei der Definition von V_D: das zentrale Kompartment (V_0) entspricht dem Kompartment der Probennahme ("sampling compartment"), das auch dem Clearancekonzept zugrunde liegt (s. Gl. 2.5). Veng-Pedersen und Gillespie (1984) führten zur Veranschaulichung der Verteilungskinetik im Gewebe (definiert als Verteilungsraum außerhalb des zentralen Kompartments) den Parameter *"mittlere Verweildauer im peripheren Gewebe"*

$$MRTP = MDRT - MRTC \qquad (3.118)$$

ein.
Das Verhältnis

$$\frac{MRTP}{MDRT} = 1 - V_0/V_{ss} \qquad (3.119)$$

ist dann ein globales Maß für die Gewebsverteilung des Pharmakons. Offenbar ist die Berechnung von *MRTP* und *MRTC* aber überflüssig, da die Verteilungsvolumina die gleiche Information liefern. Der Quotient (3.119) beträgt z. B. 0,93 für Digoxin und 0,21 für Pindolol (Wagner 1983).

4.
Strukturmodelle

In diesem Kapitel werden wir nur die für die Pharmakokinetik relevanten physiologischen Strukturmodelle behandeln. Entsprechend der essentiellen Rolle des konvektiven Transportes stellt die Kreislaufstruktur das grundlegende Merkmal dieser Modelle dar. Auf die allgemeine Kompartmenttheorie und ihre Anwendungen in der Pharmakokinetik gehen wir gesondert in Kapitel 5 ein.
Im Gegensatz zur "klassischen Pharmakokinetik" (Anwendung der klassischen Kompartmentmodelle) spricht man bei den Modellen mit Kreislaufstruktur auch von "physiologischer Pharmakokinetik".
Durch Reduktion des Systems auf ein Modell mit konzentrierten Parametern wird der Organismus als Netzwerk von Subsystemen (z. B. Organen) betrachtet. Die Zerlegung oder die Synthese des Systems läßt sich dabei auf die in Abb. 4/1 für die Transitzeitverteilungen gezeigten elementaren Operationen zurückführen.

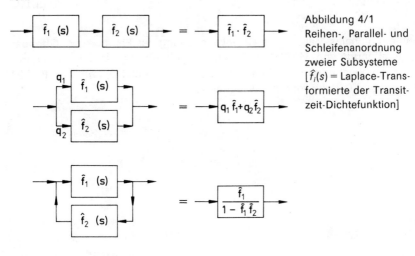

Abbildung 4/1
Reihen-, Parallel- und Schleifenanordnung zweier Subsysteme
[$\hat{f}_i(s)$ = Laplace-Transformierte der Transitzeit-Dichtefunktion]

4.1.
Rezirkulationsmodell

Das einfachste Modell ist ein Rezirkulationsmodell ohne innere Struktur; das Verhalten dieses Systems läßt sich analysieren, wenn wir neben dem intakten Dispositionssystem (geschlossener Kreislauf) das aufgeschnittene Kreislauf-

4.1. Rezirkulationsmodell

system betrachten. Uns interessiert dabei der Zusammenhang zwischen der *Dispositionszeitverteilung* und der *Kreislauftransitzeitverteilung* des Systems.

4.1.1. Offenes System

Nehmen wir an, das Kreislaufsystem (Gefäßsystem) sei an einer imaginären Fläche, durch die der gesamte Blutstrom (Cardiac-output, Q) fließt, aufgeschnitten (der Schnitt kann z. B. in der Pulmonalarterie oder dem rechten Vorhof erfolgen); das aufgeschnittene pharmakokinetische System S_C ist durch die einmalige Kreislaufpassage der Pharmakonmoleküle charakterisiert *(Single-pass-System)*. Das reale Dispositionssystem *(Rezirkulationssystem)* wird im folgenden mit dem Symbol S_D bezeichnet. Die Impulsantwort $C_C(t)$ des Systems S_C – die natürlich nur im Kontext dieses Gedankenexperiments von Bedeutung ist, da sie nicht gemessen werden kann – hat als Systemcharakteristik die gleiche Bedeutung wie $C_D(t)$ für das Rezirkulationssystem S_D (Abb. 4/2).

Abbildung 4/2
Impulsantworten der Rezirkulationssysteme (S_D = offenes Dispositionssystem, S_M^* = abgeschlossenes "Mischungssystem") und der korrespondierenden Single-pass-Systeme (S_C = aufgeschnittenes System S_D, S_C^* = aufgeschnittenes System S_M^*)

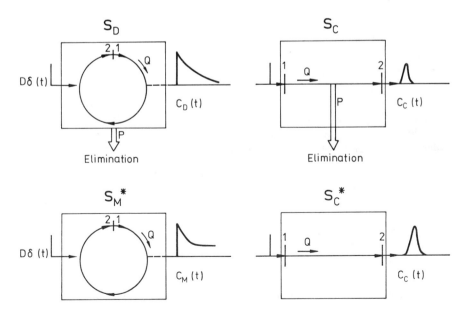

Die zufälligen Kreislauftransitzeiten der Moleküle T_C [Verteilung $F_C(t)$] werden durch die Dichtefunktion

$$f_C(t) = C_C(t)/AUC_C, \quad AUC_C = \int_0^\infty C_C(t)\,dt \qquad (4.1)$$

charakterisiert. Erwartungswert, Varianz und relative Dispersion symbolisieren wir durch MCTT ("mean circulatory transit time"), VCTT und CV_C^2. Die Kreislauftransitzeitverteilung F_C ist natürlich nur für die Moleküle definiert, die eine Kreislaufpassage vollenden (d. h. dabei nicht eliminiert werden); die Wahrscheinlichkeit, daß ein Molekül die Passage vollendet

$$q = 1 - p = \frac{AUC_C Q}{D}, \qquad (4.2.)$$

ist ein Maß für die "Durchlässigkeit" des Single-pass-Systems, $p\,(<1)$ ist die Wahrscheinlichkeit, daß ein Molekül während einer Kreislaufpassage eliminiert wird, Q ist der Gesamtblutfluß und D der Impulsinput zum Zeitpunkt $t = 0$.
Die zufällige Verweildauer im Dispositions- bzw. Rezirkulationssystem ist die Summe der Zirkulationszeiten

$$T_D = \sum_{i=1}^N T_{Ci}, \qquad (4.3)$$

wobei die Anzahl der Rezirkulationen (N) eine zufällige Variable mit der Wahrscheinlichkeitsverteilung $P[N \geq n] = q^n$ ist, und die T_{Ci} eine Menge unabhängiger Zufallsvariabler mit gleicher Verteilung bilden.
Rekurrente Prozesse, analog den aufeinanderfolgenden Rezirkulationen mit den Zirkulationszeiten T_{C1}, T_{C2}, ..., T_{CN}, sind in der Mathematik gut untersucht (Erneuerungstheorie, z. B. Feller 1966). Ausgehend von diesen Ergebnissen läßt sich der Zusammenhang zwischen Verweilzeitverteilung und Kreislauftransitzeitverteilung durch folgende Gleichung darstellen (Weiss 1985a):

$$F_D(t) = p \sum_{n=1}^\infty q^n F_C^{(n*)}(t), \quad q < 1; \qquad (4.4)$$

dabei bezeichnet $F^{(n*)}$ die n-fache Faltung von F mit sich selbst, d. h.

$$F^{(2*)} = F * F, \quad F^{(3*)} = F * F * F \qquad (4.5)$$

Die Gleichung für die Dichte hat die gleiche Form wie (4.4).

4.1. Rezirkulationsmodell

Folgende strukturelle Voraussetzung muß bei der Anwendung von (4.4) beachtet werden: der Applikationsort liegt unmittelbar *stromaufwärts* und der Ort der Probennahme (Beobachtung) *stromabwärts* der imaginären Schnittfläche, die das aufgeschnittene System determiniert.
Aus der konvergenten Reihe (4.4) ergibt sich nach Laplace-Transformation für die Dichtefunktionen (vgl. Abb. 4/1):

$$\hat{f}_D(s) = \frac{p}{q} \frac{q\hat{f}_C(s)}{1 - q\hat{f}_C(s)} \qquad (4.6)$$

Aus (4.4) bzw. (4.6) lassen sich leicht die folgenden Beziehungen zwischen den Erwartungswerten bzw. relativen Dispersionen der Verweilzeiten im Rezirkulations- und Single-pass-System ableiten:

$$MDRT = MCTT/p \qquad (4.7)$$

und

$$CV_D^2 = p(CV_C^2 - 1) + 1. \qquad (4.8)$$

Die Beziehung (4.7) wird anschaulicher, wenn man berücksichtigt, daß

$$\bar{N} = E(N) = 1/p \qquad (4.9)$$

die mittlere Anzahl der Kreisläufe der Moleküle bis zu ihrer Elimination darstellt: *die mittlere Dispositionsverweildauer ist die mittlere Zirkulationszeit ist das Produkt aus der mittleren Anzahl der Rezirkulationen.*
Das makroskopische Pendant der Eliminationswahrscheinlichkeit p ist durch Gl. (2.56) definierte Extraktionsquote E_C des Pharmakons bei einer Kreislaufpassage. Wenden wir auf dieses System die Clearancedefinition (2.58) an, erhalten wir

$$E_C = CL/Q. \qquad (4.10)$$

Dieser Definition liegt die Annahme zugrunde, daß die Konzentration vor dem Eliminationssystem gemessen wird; anstelle von (4.7) gilt dann: $MDRT/MCTT = (1 - E_C)/E_C$ (vgl. Abschn. 4.2.3).
Eine Zusammenstellung der mittleren Kreislauftransitzeiten $MCTT$ für 120 Pharmaka (zusammen mit E_C und $MDRT$) findet man bei Yamaoka et al. (1985a): $MCTT$ liegt zwischen 400 min für Chlorpromazin und etwa 2 min für Furosemid (meist ist $MCTT$ kleiner als 30 min); die Extremwerte der mittleren Anzahl der Rezirkulationen ($\bar{N}$) sind 970 (Warfarin) und 4 (Metropolol).

4.1.2.
Abgeschlossenes System

Um den Verteilungsprozeß isoliert untersuchen zu können, gehen wir – wie in Abschn. 3.4.1. – vom Dispositionssystem S_D als offenem System zum abgeschlossenen (nichteliminierenden) System S* über (s. Abb. 4/2): Die Impulsantwort $C_M(t)$ von S* ist dann allein durch den Verteilungsprozeß des Pharmakons im Körper determiniert. Zur Unterscheidung von der Dispositionskurve $C_D(t)$ bezeichnen wir $C_M(t)$ als *Mischungskurve* des Systems (vgl. Abb. 3/5).
Im Rahmen des Rezirkulationsmodells gilt dann $q = 1$ ($p = 0$), während die Kreislauftransitzeitverteilung unverändert bleibt. Der entsprechende Prozeß (Gl. 4.4 mit $q = 1$) ist in der Wahrscheinlichkeitstheorie als Erneuerungsprozeß bekannt. Das *Erneuerungstheorem* (z. B. Barlow und Proschan 1978) beschreibt das asymptotische Verhalten dieses Prozesses und liefert in unserem Fall den asymptotischen Wert der Mischungskurve

$$\lim_{t \to \infty} C_M(t) = \frac{D}{Q\,MCTT}, \qquad (4.11)$$

d. h., in einem passiven pharmakokinetischen System S* (vgl. Abschn. 3.4.1.) fällt die Mischungskurve $C_M(t)$ monoton ab, bis der durch Gl. (4.11) beschriebene stationäre Zustand (thermodynamisches Gleichgewicht) der Verteilung im abgeschlossenen System erreicht wird. Das Gleichgewichtsverteilungsvolumen

$$V_{ss} = \frac{D}{C_M(\infty)} = Q\,MCTT \qquad (4.12)$$

ist der asymptotische Wert des dynamischen Verteilungsvolumens $V(t) = D/C_M(t)$, dessen Anwachsen die Entwicklung in Richtung auf den Gleichgewichtszustand widerspiegelt.
Über die Verweil- bzw. Transitzeitverteilungen in den Systemen S_D und S_C sowie den Verlauf der Mischungskurve (Impulsantwort von S) kann folgende allgemeine Aussage gemacht werden (Weiss 1985a):

Satz 4.1. Eine Kreislauftransitzeitverteilung (F_C) vom DFR-Typ impliziert:
a) eine Dispositionsverweilzeitverteilung (F_D) vom DFR-Typ,
b) eine Mischungskurve $C_M(t)$, die monoton fällt bis der Gleichgewichtswert $C_M(\infty)$ erreicht wird.

Anmerkung: Wahrscheinlich gilt auch die Umkehrung der Aussage b); eine entsprechende Vermutung für rekurrente Prozesse (Brown 1981) konnte jedoch nicht bewiesen werden.

4.1. Rezirkulationsmodell

Gleichgewichtsverteilungsvolumen

Wir haben bisher zwei Gleichgewichtszustände des pharmakokinetischen Systems betrachtet: den Zustand der Gleichgewichtsverteilung im *abgeschlossenen* System und den stationären Zustand nach Dauerinfusion, bei dem ein Verteilungsgleichgewicht im *offenen* System erreicht wird; die beiden durch die Gleichungen (4.12) und (2.11) bzw. (2.23) definierten Verteilungsvolumina sind jedoch nicht identisch, sondern unterscheiden sich durch den Faktor $(1 - E)$: $V_{ss,offen} = (1 - E) V_{ss,abgeschl.}$. Dabei werden die totale Extraktionsquote des Systems E, ebenso wie CL, als zeitlich konstant betrachtet (beides sind Steady-state-Parameter). Die Beziehung (4.12) folgt auch unmittelbar aus dem *Transitzeit-Theorem*

Verteilungsvolumen = Fluß × mittlere Transitzeit, (4.13)

das für beliebige mehrphasige, konservative Gewebssysteme gilt, wenn der Transport der Partikel durch Konvektions-Diffusions-Prozesse erfolgt (Roberts et al. 1973).

4.1.3. Passive Systeme

Da eine monoton fallende Impulsantwort des abgeschlossenen Systems, als Ausdruck der Dominanz passiver Verteilungsprozesse im Körper, das Charakteristikum eines passiven pharmakokinetischen Systems ist (s. Definition 3.3, Abschn. 3.4.1.), können aus den Sätzen 4.1 und 3.2 die Zusammenhänge zwi-

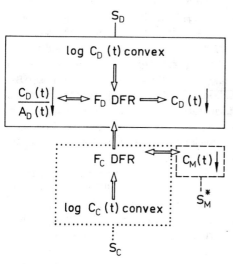

Abbildung 4/3
Implikationen der log-Konvexität,
S_D = Dispositionssystem, S_C =
Single-pass-System (offen),
S_M^* = abgeschlossenes System

schen der DFR-Eigenschaft der Verweil- bzw. Transitzeitverteilungen und der Passivität des Systems abgeleitet werden (Abb. 4/3). Danach stimmen die a-priori-Implikationen der Passivität des Systems [$V(t)$ monoton wachsend, DFR-Verweilzeitverteilung] mit den a-posteriori-Implikationen der Log-Konvexität der Dispositionskurve überein. Nur aus der Log-Konvexität der Single-pass-Kurve (DFR-Kreislauftransitzeitverteilung) folgt die Passivität des Systems.

Außerdem läßt sich die DFR-Eigenschaft von F_C aus der Log-Konvexität der Impulsantworten der einzelnen parallel angeordneten Organe des Systemkreislaufes bzw. aus dem Zwei-Kompartment-Organmodell (s. Abschn. 4.3.2.) ableiten, wenn der Einfluß der Lunge auf die Kreislauftransitzeitverteilung vernachlässigt wird (Weiss 1985a). Diese Bedingung ist jedoch durch die für das Gesamtkonzept grundlegende Annahme der Vernachlässigung der initialen Mischungsphase [Maximum von $C_D(t)$ bzw. $C_M(t)$ bei $t = 0$] bereits erfüllt.

4.1.4.
Parametrische Kreislauftransitzeitverteilung

Die Kreislauftransitzeit ist genau dann hyperexponential verteilt, wenn die Dispositionszeit hyperexponential verteilt ist, d. h. multiexponentielle Dispositionskurven implizieren multiexponentielle Single-pass-Kurven $C_C(t)$ und umgekehrt (Cutler 1981):

$$C_C(t) = \sum_{i=1}^{n} B_{C,j} e^{-\lambda_{C,i} t}. \tag{4.14}$$

Für Biexponentialkurven ($n = 2$) läßt sich die Beziehung zwischen den Konstanten $B_{C,i}$, $\lambda_{C,i}$ und B_i, λ_i (s. Gl. 3.84) explizit angeben; Cutler (1979) zeigte an einigen Beispielen von Pharmaka mit unterschiedlichem Verteilungsverhalten (z. B. Hexobarbital und Digoxin), daß bei $C_C(t)$ in diesem Fall stets ein schnell abklingender Term auftritt, der 80–90% der Kurve (bzw. der transportierten Menge) umfaßt, während der Rest langsamer abklingt. Cutlers Interpretation dieser Beobachtung, daß der erste, schnell abklingende Term für den Pharmakoanteil steht, der sich in der extrazellulären Flüssigkeit verteilt, und daß der langsam abfallende Term die Verteilung im intrazellulären Raum (Passage der Zellmembran) wiederspiegelt, kommt jedoch nur in Betracht, wenn die Zellpermeabilität ein wesentlicher Einflußfaktor ist (vgl. Abschn. 4.2.).

Da die Kreislauftransitzeitverteilung der Moleküle von Konvektions- und Diffusions-Prozessen abhängt, erscheint es physikalisch sinnvoll, im Rahmen des nichtstrukturierten Systems dafür die First-passage-Dichte allgemeiner Diffusionsprozesse (Barndorff-Nielsen et al. 1978) als empirisches Modell zu wählen. Man bezeichnet die entsprechende Verteilung als *verallgemeinerte inverse Gauß-Verteilung*:

4.1. Rezirkulationsmodell

$$f_C(t) = \frac{\eta^{-\lambda}}{2K_\lambda(\omega)} t^{\lambda-1} e^{-\frac{1}{2}\omega(\eta t^{-1} + \eta^{-1}t)} \tag{4.15}$$

dabei ist $-1 < \lambda < 0$, $\omega > 0$ und K_λ ist die modifizierte Bessel-Funktion 3. Art mit dem Index λ.
Für $E \ll 1$ – diese Bedingung ist für die meisten Pharmaka erfüllt – erhält man mit (4.15) aus (4.4) bzw. (4.6) angenähert gammaverteilte Dispositionsverweilzeiten, d. h. Dispositionskurven, die in guter Näherung durch Gl. (3.96) beschrieben werden (Weiss 1984a). Diese Approximation gilt für $t > t_0 > m$, wobei t_0 größer als der Modalwert m der Dichte $f_C(t)$ ist.
Dem Spezialfall $\lambda = 1/2$ in Gl. (4.15) (Prozeß einer Brownschen Bewegung) entspricht $a = 1/2$ in Gl. (3.96), d. h. eine relative Dispersion der gammaverteilten Verweilzeit von $CV_D^2 = 2$. Das Modell, das der Transitzeitverteilung in diesem Fall zugrunde liegt, ist das sog. Irrfahrtmodell. Die Single-pass-Kurve $C_C(t)/AUC_C$ entspricht dann der Dichtefunktion der inversen Gauß-Verteilung:

$$f_C(t) = \frac{\alpha(\alpha t)^{-3/2}}{\beta(2\pi)^{1/2}} \exp[-(1-\alpha t)^2/(2\beta^2 \alpha t)] \tag{4.16}$$

mit $\alpha = 1/MCTT$ und $\beta = CV_C$. Diese Funktion wurde bereits von Sheppard (1971) zur Modellierung von Indikatorverdünnungskurven verwendet. [Die Dichte (4.16) kann auch mit einem Konvektions-Diffusions-Modell (s. Gl. 4.47) abgeleitet werden; $\beta^2 = CV_C^2$ ist dann dem Koeffizienten der konvektiven Dispersion proportional, vgl. auch Abschn. 7.1.1.].
Aus (4.16) erhält man analog zu (4.4) die Dispositionskurve (Homer u. Small 1977; Weiss 1982a):

$$C_D(t) = \frac{D}{Q} \sum_{i=1}^{\infty} q^i f_C(\alpha/i, \beta^2/i, t). \tag{4.17}$$

Dieses Kurvenmodell hat den großen Vorteil, daß alle Parameter (E_C, $MCTT$, CV_C^2) physiologisch interpretierbar sind. [Im Unterschied zu (4.4) liegt der Ableitung von (4.17) die Annahme zugrunde, daß die Messung am Ausgang des Single-pass-Systems, d. h. unmittelbar stromaufwärts der Injektionsstelle erfolgt, vgl. Abschn. 4.2.3.]

4.1.5.
Initialverteilung

Bisher haben wir explizit (z. B. bei der Definition von V_0) oder implizit (z. B. bei der Definition des passiven Systems) angenommen, daß der Anfangszustand des Systems ($t = 0$) durch die Verteilung der Bolusdosis im Initialverteilungsvolumen V_0 charakterisiert ist, und die Dispositionskurve am Anfang, ausgehend vom Anfangswert $C(0) = D/V_0$, monoton abfällt [dabei ist auch $V_0 \to 0$ möglich, s. Gl. (3.96)]. Das gleiche Konzept liegt auch der Modellierung der Impulsantwort des aufgeschnittenen Kreislaufsystems durch multiexponentielle Kurven (s. Gl. 4.14) zugrunde (im Blutpool erfolgt die Mischung im Augenblick der Applikation); realistischer ist – wie oben erläutert – eine unimodale Single-pass-Kurve (z. B. Gl. 4.15).

Für das intakte Rezirkulationssystem gilt, daß die Single-pass-Kurve den Anfangsteil der Dispositionskurve bestimmt, solange der Einfluß der nachfolgenden Rezirkulationen vernachlässigbar ist: Das Maximum der Dispositionskurve ist in erster Näherung durch das Maximum der Single-pass-Kurve bestimmt. Vorausgesetzt wird dabei – wie bei der Ableitung von Gl. (4.17) –, daß die Probennahme nach der Kreislaufpassage erfolgt. Abbildung 4/4 macht diesen Zu-

Abbildung 4/4
Simulierter Zeitverlauf der Digoxin-Blutkonzentration im rechten Vorhof (s. Gl. 4.17) und Antwort des korrespondierenden aufgeschnittenen Systems (– – –).
$Q = 5$ l/min, $Q/CL = 30$, $MDRT = 45$ h, $CV_D^2 = 1{,}8$ und $D_{iv} = 0{,}75$ mg (Weiss 1983d)

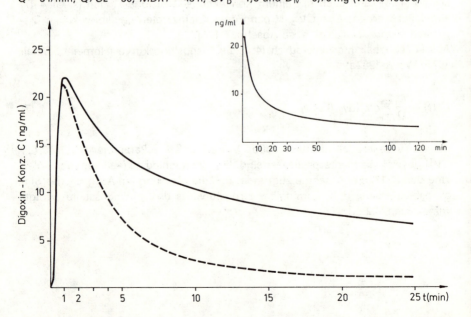

sammenhang am Beispiel von $C_D(t)$- und $C_C(t)$-Kurven, die für Digoxin simuliert wurden, deutlich. Eine damit vereinbarte Definition des Initialverteilungsvolumens

$$V_0 = D_{iv}/C_{C,max} \tag{4.18}$$

basiert auf dem Maximalwert der Single-pass-Kurve. Simulationsrechnungen zeigen, daß V_0 kleiner wird, wenn CV_D^2 wächst, was die Abhängigkeit des Parameters V_0 von der Verteilungsdynamik widerspiegelt (Weiss 1983d).

4.2. Multi-Organ-Rezirkulationssystem

Ein Strukturmodell des Kreislaufsystems, d. h. ein Netzwerkmodell, dessen Elemente (Subsysteme) die Organe bzw. Gewebssysteme des Körpers darstellen, liefert Aussagen über die Abhängigkeit der Dispositionsparameter von den physiologischen Parametern des Systems und den pharmakokinetischen Kenngrößen der Subsysteme.

4.2.1. Subsysteme

Pharmakokinetische Parameter der Subsysteme sind, wie bei den bisher behandelten Single-pass-Systemen, die mittlere Transitzeit ($\bar{t}_i$), die relative Dispersion der Transitzeitverteilung (CV_i^2) und die Extraktionsquote (E_i); dabei steht der Index i für das i-te Organ (im folgenden vereinfacht für Subsysteme).
Die meisten Organe sind konservative Subsysteme ($E_i = 0$), für die der (modellunabhängige) Zusammenhang zwischen $\bar{t}_i$ der Organperfusion Q_i und dem Gleichgewichtsverteilungsvolumen des Organs $V_{d,i}$ durch das Transitzeittheorem (4.13) gegeben ist:

$$\bar{t}_i = V_{d,i}/Q_i \tag{4.19}$$

Das Steady-state-Verteilungsvolumen $V_{d,i}$ ist nur von den anatomischen Gewebsvolumina $V_{i,j}$ und den Gleichgewichts-Gewebe-Blut-Verteilungskoeffizienten dieser Phasen $K_{i,j}$ (s. Gl. 2.43) abhängig (Roberts et al. 1973):

$$V_{d,i} = \sum_{j=1}^{n} K_{i,j} V_{i,j}. \tag{4.20}$$

Im Gegensatz dazu ist die relative Dispersion CV_i^2,

$$CV_i^2 = \sigma_i^2/\bar{t}_i^2 \tag{4.21}$$

(σ_i^2 ist die Varianz der Transitzeit), als Kenngröße der Verteilungsdynamik im Organ, abhängig von einem detaillierten Modell des Stofftransportes im Organ: für exponentiell verteilte Transitzeiten ist $CV_i^2 = 1$ (Ein-Kompartment-Organmodell), während ein wachsender Wert von $CV_i^2 > 1$ die Verzögerung der Gleichgewichtsverteilung im Organ (z. B. Einfluß der Membranpermeabilität) wiederspiegelt (s. Abschn. 4.3.).
Schreibt man für die mittlere Transitzeit die folgende Form

$$\bar{t}_i^{-1} = \bar{t}_{d,i}^{-1} + \bar{t}_{el,i}^{-1}, \qquad (4.22)$$

erhält man die mittlere *Verteilungs-Transitzeit* $\bar{t}_{d,i}$ und die mittlere *Eliminationszeit* $\bar{t}_{el,i}$ des Organs als Komponenten von $\bar{t}_i$ (Weiss 1982a). Nur für $\bar{t}_{d,i}$ gilt dann das Transitzeittheorem (4.19). Aus dem Extraktionsquotienten E_i des Organs (s. Gl. 2.56) folgt

$$\bar{t}_{el,i} = \bar{t}_i / E_i \qquad (4.23)$$

und

$$\bar{t}_{d,i} = t_i / F_i. \qquad (4.24)$$

Im Vergleich zur mittleren Transitzeit des eliminierenden Systems $\bar{t}_i$ bzw. der korrigierten Transitzeit des entsprechenden konservativen Systems $\bar{t}_{d,i}$, läßt sich $\bar{t}_{el,i}$ als die mittlere Verweilzeit der Moleküle in einem hypothetischen Rezirkulationssystem interpretieren (Subsysteme mit geschlossener Schleife).
Der Parameter $F_i = 1 - E_i$ in Gl. (4.24) ist die "Durchlässigkeit" (s. Gl. 2.57) oder Single-pass-Verfügbarkeit.
Der Parameter F_i kann aus den Flächen unter den Konzentrations-Zeit-Kurven am Eingang und Ausgang des i-ten Organs ermittelt werden:

$$F_i = \frac{AUC_{out}}{AUC_{in}}. \qquad (4.25)$$

Für die Ableitung der Parameter nutzen wir die Übertragungsfunktion der Subsysteme

$$\hat{h}_i(s) = \hat{C}_{out}(s) / \hat{C}_{in}(s), \qquad (4.26)$$

und analog zu Gl. (3.37) erhalten wir:

$$F_i = \lim_{s \to 0} \hat{h}_i(s) \qquad (4.27)$$

$$\bar{t_i} = \lim_{s \to 0} - d/ds[\ln \hat{h}_i(s)] \tag{4.28}$$

$$\sigma_i^2 = \lim_{s \to 0} d^2/ds^2[\ln \hat{h}_i(s)] \tag{4.29}$$

Anmerkung: Für konservative Subsysteme [$\hat{h}_i(0) = 1$] sind die Transportfunktion $h_i(t)$ und die Dichte $f_i(t)$ identisch.

4.2.2. Dispositionssystem

Die Struktur des Kreislauftransportsystems wird dadurch vereinfacht, daß alle Organe bzw. Gewebssysteme des Systemkreislaufes als zueinander parallel angeordnet angenommen werden (Abb. 4/5). Diese parallelen Kanäle von der arteriellen zur venösen Seite werden mit dem Index i ($i = 1,2,3,...,n$) bezeichnet, d. h. $\hat{h}_i(s)$ sind die Übertragungsfunktionen und Q_i die Blutflüsse dieser Organe. Der Pulmonalkreislauf (das Subsystem rechte Herzkammer–Lunge–linke Herzkammer) bildet den Rückflußkanal mit der Transportfunktion h_{pul} und dem Blutfluß Q; dabei wird angenommen, daß Q der Gesamtblutfluß (Cardiac-output) ist (Weiss und Förster 1979).

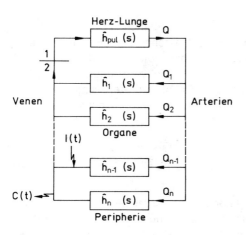

Abbildung 4/5
Multiorgan-Rezirkulationssystem.
Q_i = Blutfluß, $\hat{h}_i(s)$ = Übertragungsfunktion des i-ten Subsystems

Wir beginnen mit der Analyse des aufgeschnittenen Systems: Da der Pulmonal- und Systemkreislauf konsekutive Subsysteme bilden, ist die Transportfunktion des Single-pass-Systems:

$$\hat{h}_C(s) = \hat{h}_{pul}(s) \, \hat{h}_{sys}(s). \tag{4.30}$$

Für $\hat{h}_{sys}(s)$ folgt aufgrund der Parallelstruktur:

$$\hat{h}_{sys}(s) = \sum_{i=1}^{n} q_i \hat{h}_i(s) \tag{4.31}$$

mit den relativen Blutflüssen $q_i = Q_i/Q$.
Aus (4.30) und (4.31) erhält man dann auf der Grundlage der durch die Gleichungen (4.27) bis (4.29) beschriebenen Zusammenhänge zwischen Transportfunktion und den Parametern der Transitzeitverteilung (Weiss 1982a):

$$F_C = F_{pul} \sum_{i=1}^{n} q_i F_i \tag{4.32}$$

$$MCTT = \bar{t}_{pul} + \bar{t}_{sys} \tag{4.33}$$

$$\bar{t}_{sys} = \sum_{i=1}^{n} q_i \bar{t}_i \qquad q_i = Q_i F_i \bigg/ \sum_{i=1}^{n} Q_i F_i \tag{4.34}$$

$$VCTT = \sigma_{pul}^2 + \sigma_{sys}^2 \tag{4.35}$$

$$\sigma_{sys}^2 = \sum_{i=1}^{n} q_i (\sigma_i^2 + \bar{t}_i^2) - \bar{t}_{sys}^2 \tag{4.36}$$

Dabei ist $F_C = 1 - E_C$ die Durchlässigkeit des aufgeschnittenen Kreislaufsystems, d. h. Gl. (4.32) beschreibt den Zusammenhang zwischen den Organextraktionsquoten E_i und der globalen Single-pass-Extraktionsquote E_C (s. Gl. 4.10).
Der Einfluß des Pulmonalkreislaufes auf die Transitzeitverteilung kann im allgemeinen vernachlässigt werden ($\bar{t}_{pul} \ll \bar{t}_{sys}$). Damit reduziert sich (4.33) auf $MCTT = \bar{t}_{sys}$, und für die relative Dispersion kann man vereinfacht schreiben:

$$CV_C^2 = \frac{\sum_{i=1}^{n} q_i (\bar{t}_i - MCTT)^2}{MCTT^2} + \frac{\sum_{i=1}^{n} q_i \sigma_i^2}{MCTT^2} \tag{4.37}$$

Während $MCTT$ das gewichtete Mittel der Organtransitzeiten ist, hängt CV_C^2 außer von den Varianzen der Organtransitzeitverteilungen noch von der Heterogenität der Verteilung der mittleren Organtransitzeiten ab [erster Term in Gl. (4.37)]; mit anderen Worten, die relative Dispersion der Kreislaufzeit ist sowohl von der Verteilung des Pharmakons *auf* die einzelnen Organe als auch *innerhalb* der Organe abhängig. Eine Blutumverteilung (Änderung des Vektors **q**, s. Gl. 2.30) kann demnach die relative Dispersion beeinflussen (Abb. 4/6).
Durch den in Abschnitt 4.1. beschriebenen Übergang vom aufgeschnittenen

4.2. Multi-Organ-Rezirkulationssystem

Abbildung 4/6
Determinanten der relativen Dispersion der relativen Dispositionsverweilzeiten

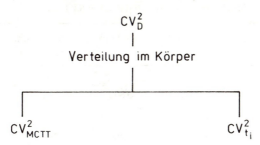

Verteilung auf die Organe

– Heterogenität der $\bar{t}_i$

– Umverteilung des Cardiac-outputs

Verteilung in den Organen

– Membranpermeabilität

(Gleichverteilung: $CV_{t_i}^2 = 1$)

zum intakten Kreislauf erhält man die mittlere Verweildauer im Körper (s. Gl. 4.7)

$$MDRT = MCTT / E_C \tag{4.38}$$

und die relative Dispersion CV_D^2 (s. Gl. 4.8) als Funktion der Parameter des strukturierten Systems F_i, Q_i, $V_{d,i}$ und σ_i^2.

Beispiel: Lidocain-Kinetik
Lidocain ist ein lipidlösliches Pharmakon, für das der Einfluß der Membranpermeabilität bei der Gewebsverteilung in erster Näherung vernachlässigt werden kann ($CV_i^2 = 1$, s. Abschn. 4.3.3.). Das Organ-Verteilungsvolumen $V_{d,i}$ ist nur vom Gewebsvolumen V_i und dem Verteilungskoeffizienten K_i abhängig:

$$V_{d,i} = K_i V_i . \tag{4.39}$$

Zur Berechnung der pharmakokinetischen Parameter des Dispositionssystems benötigt man die Parameter K_i, V_i, Q_i und E_i der Organe sowie den Gesamtblutfluß Q. Für die K_i verwenden wir die von Benowitz et al. (1974) angegebenen Werte, die an Affen gemessen wurden. Lidocain wird nur hepatisch eliminiert (alle anderen Organe sind konservative Subsysteme). Die Dispositionsparameter wurden für verschiedene simulierte Zustände des Kreislaufsystems (Schockzustand, körperliche Belastung, Hypoxie) berechnet. Alle Inputparameter und Ergebnisse sind in Tabelle 4/1 zusammengefaßt.

Tabelle 4/1
Hämodynamische Modellparameter und vorausgesagte Kenngrößen der Verweilzeitverteilung von Lidocain beim Menschen (Weiss 1983[b])

	Normal	Schock	körperliche Belastung	Hypoxie
Cardiac-output Q(ml/min)	5 600	3 800	9 679	9 248
Blutflüsse Q_i(ml/min)				
Gehirn	750	866	750	1 800
Leber	1 500	1 416	1 500	2 312
Muskel	1 200	316	4 781	905
Gut perfund. Organe (Herz, Niere)	1 600	935	1 904	2 157
Fettgewebe	250	119	250	200
Rest	200	123	200	200
$MCTT$(min)	21,5	34,6	11,4	12,4
CV_C^2	6,9	10,0	12,4	14,0
$MDRT$(min)	131,4	219,0	109,7	116,2
CV_D^2	2,0	3,2	2,1	2,8
E_C	0,17	0,24	0,10	0,14

Bei CV_D^2 wurde der Einfluß des Samplinggewebes eliminiert.

Die Modellvoraussage der mittleren Verweildauer von $MDRT = 131,4$ min stimmt gut mit dem aus Konzentrations-Zeit-Kurven am Menschen berechneten Wert von 132 min (Thomson et al. 1973) überein. Die Werte von $MDRT$ und $MCTT$ nehmen im Schockzustand zu und bei körperlicher Belastung ab. Die relative Dispersion CV_D^2 bleibt relativ konstant und wächst nur im Schockzustand. Die Abhängigkeit der totalen Extraktionsquote E_C von Q wird durch das Lebermodell (s. Gl. 2.70) erklärt (CL_{int} bleibt konstant).

4.2.3.
Ort der Probennahme

Die Lokalisierung von Input (Injektion) und Output (Probennahme) im Kreislaufsystem ist der Ausgangspunkt für die theoretische Analyse der beobachteten Konzentrations-Zeit-Kurven. Das Input-Output-Kompartment des Rezirkulationssystems wurde aus theoretischen Gründen an der imaginären Schnittstelle lokalisiert (Definition des Single-pass-Systems); die abgeleiteten Gleichungen sind a priori nicht auf die Messung an anderen Stellen des Systems (z. B. peripher-venöse Probennahme) übertragbar.

4.2. Multi-Organ-Rezirkulationssystem

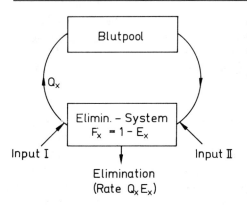

Abbildung 4/7
Ort des Inputs (z. B. Injektionsort) relativ zum Ort der Probennahme (Blutpool) bzw. dem Eliminationssystem mit der Clearance-Rate $Q_x E_x$ (s. Text)

Zur Diskussion dieses Problems nehmen wir zunächst an, das Eliminationssystem in Abb. 4/7 stelle das globale Kreislaufsystem (Durchlässigkeit F_C, Fluß Q) dar; dann gibt es zwei verschiedene Möglichkeiten des Inputs (bzw. des Outputs relativ zum Input):
1. Input nach dem Eliminationssystem, stromaufwärts vor dem Ort der Probennahme (Fall I),
2. Input vor dem Eliminationssystem, unmittelbar stromabwärts nach dem Ort der Probennahme (Fall II).

Der Fall I entspricht den Bedingungen, die der Ableitung der Gleichungen (4.7), (4.8) bzw. (4.4) zugrunde liegen. Wird an der Stelle II gemessen, ergibt sich für die *("scheinbare")* mittlere Dispositionsverweildauer:

$$MDRT_{II} = F_C MCTT / E_C. \qquad (4.40)$$

Ebenso wie *MDRT* bezieht sich die Definition der Clearance immer auf die Konzentration *vor* dem eliminierenden System; berechnet man diesen Parameter aus AUC_{II} ($CL_{II} = D/AUC_{II}$), erhält man eine "scheinbare" Clearance

$$CL_{II} = CL_I / F_C = QE_C / F_C, \qquad (4.41)$$

dabei ist CL_I die *"wahre"* Clearance des Systems. (Denn bei korrekter Ableitung müßte im Fall II D durch $F_C D$ ersetzt werden, da der Anteil DE_C bei der ersten Passage eliminiert wird.) Das gleiche Konzept läßt sich auch auf die Diskussion der Organclearance anwenden. Dazu nehmen wir an, das eliminierende System in Abb. 4/7 sei ein eliminierendes Organ, z. B. die Leber (Parameter F_H, Q_H) oder die Lunge (Parameter F_L, Q_L).

Clearance

Da das Gewebssystem zwischen der arteriellen Seite und dem peripher-venösen Ort der Probennahme im allgemeinen als konservativ angenommen werden kann, liefert die klassische Formel $CL = D/AUC$ die wahre Clearance, wenn die Elimination (nach i. v. Injektion) nur in der Leber und/oder Niere erfolgt (Fall I). Wenn dagegen die Lunge als eliminierendes Organ in Erscheinung tritt, liegt der Fall II vor, da die arterielle oder venöse Probennahme hier nach dem Organ erfolgt; dann gilt:

$$CL = F_L D_{iv}/AUC. \tag{4.42}$$

Die scheinbare Clearance (4.41) kann den Wert des pulmonalen Blutflusses (bzw. des Cardiac-outputs) übersteigen. Eine äquivalente Situation (Fall II) besteht auch bei intraportaler (bzw. oraler) Applikation hinsichtlich des hepatischen First-pass-Effektes. Diese Problematik wird ausführlich in Abschn. 6.5.2.1. diskutiert. [Bei einem nichteliminierenden Sampling-Gewebssystem ist $AUC_a = AUC_v$, s. Gl. (2.28) und die Anmerkung auf S. 68.]

Mittlere Verweildauer
Die Grundlage für die Berücksichtigung des Ortes der Probennahme bei der Berechnung der mittleren Verweildauer aus den Momenten der Konzentrations-Zeit-Kurve ist Gl. (3.49). Nimmt man an, daß die eliminierenden Organe mit arteriellem Blut perfundiert werden und die Messung im peripher-venösen Blut erfolgt, kann der Korrekturterm in Gl. (3.49) als Differenz der mittleren Transitzeiten zwischen dem arteriellen Pool und dem Eliminationsort ($\bar{t}_{ae}$) bzw. dem Ort der Probennahme ($\bar{t}_{av}$) interpretiert werden:

$$MRT = \frac{AUMC}{AUC} + \bar{t}_{ae} - \bar{t}_{av}. \tag{4.43}$$

Während die Abhängigkeit von $\bar{t}_{ae}$ meist vernachlässigbar ist, kann der Einfluß von $\bar{t}_{av}$ besonders bei Pharmaka mit geringer mittlerer Verweildauer erheblich sein. Die *Transitzeit durch das Sampling-Gewebe* ergibt sich aus den Momenten der arteriellen und venösen Konzentrations-Zeit-Kurven:

$$\bar{t}_{av} = \frac{AUMC_v}{AUC_v} - \frac{AUMC_a}{AUC_a}. \tag{4.44}$$

In Untersuchungen an Kaninchen und Hunden wurde nachgewiesen, daß $\bar{t}_{av}$ bei einer Reihe von Pharmaka (Propranolol, Griseofulvin, Furosemid, Procainamid) in der Größenordnung von 20 bis 120% der mittleren Dispositionsverweildauer ($MDRT$) liegt (Chiou et al. 1981; Chiou et al. 1982).
Die Nichtbeachtung arterio-venöser Konzentrationsdifferenzen kann auch zu Fehlern bei der Berechnung der renalen Clearance führen, wenn diese nur aus Segmenten der Kurve berechnet wird $\left(CL_R = \Delta A_{e,R}^{t_1 - t_2} \bigg/ \int_{t_1}^{t_2} C \, dt \right).$

Falls – wie in der Regel beim Menschen – nur venöse Blutproben zur Verfügung stehen, ist man auf eine indirekte Abschätzung von $\bar{t}_{av}$ mit Hilfe von Gl. (4.19) angewiesen:

$$\bar{t}_{av} = K_M / \bar{Q}_M, \qquad (4.45)$$

dabei ist K_M der Muskel/Blut-Verteilungskoeffizient und $\bar{Q}_M$ der Blutfluß je Volumeneinheit des Muskelgewebes, d. h. eines Mikrozirkulationsgebietes mit Abfluß in die periphere Vene. [Umgekehrt kann K_M unter Anwendung der Gleichungen (4.44) und (4.45) experimentell ermittelt werden.]
Für Digoxin ergibt sich z. B. $\bar{t}_{av} = 4$ h, und die konventionell bestimmte mittlere Verweilzeit ($MDRT = 45$ h) ist dadurch mit einem Fehler von etwa 10% behaftet; bei anderen Pharmaka, wie Propranolol, liegen diese potentiellen Fehler wahrscheinlich wesentlich höher (Weiss 1984b).
Als Konsequenz der Gl. (4.43) muß auch der Formel zur Berechnung von V_{ss} aus Kurvenmomenten bei peripher-venöser Probennahme ein Korrekturterm hinzugefügt werden:

$$V_{ss} = \frac{D_{iv} AUMC_v}{AUC_v^2} - \frac{\bar{t}_{av}}{AUC_v}. \qquad (4.46)$$

(Wie oben wurde $\bar{t}_{ae} \approx 0$ angenommen.)
Auch die Verweilzeitdichte (4.6) bzw. die dazu analoge Übertragungsfunktion des Rezirkulationssystems läßt sich relativ einfach auf beliebige Punkte der Probennahme im System erweitern (Weiss 1983b).

4.3.
Organmodelle

Die Modellierung der Verteilung in konservativen Subsystemen (distributiven Organen) erfolgt in diesem Abschnitt mit dem Ziel einer physiologischen Interpretation der relativen Dispersion der Organtransitzeiten (CV_i^2). Die mittlere Organtransitzeit ergibt sich als Quotient aus Verteilungsvolumen und Blutfluß (s. Gl. 4.13) und ist damit unabhängig von einem spezifischen Strukturmodell; die Voraussage höherer Momente (z. B. der Varianz der Transitzeitverteilung) erfordert dagegen ein Modell der Transportprozesse im Organ, das Aussagen über die Dynamik der Verteilung der Moleküle im Organ ermöglicht. (Die Situation ist vergleichbar mit der Abhängigkeit von CV_D^2 von der Verteilungsdynamik im Gesamtorganismus, s. Abschn. 3.4.2.)
Entscheidend für die Verteilung im Organ sind die Prozesse im Mikrozirkulationsgebiet, d. h. der Materialaustausch im Bereich der Kapillaren. Neben dem konvektiven Transport durch den Blutfluß in den Kapillargefäßen betrifft das die

extravaskuläre Diffusion der Moleküle (Gewebeverteilung) nach Passage der Endothelmembran. Entsprechende Modelle sind nicht nur für die Pharmakokinetik von Interesse, in der Physiologie werden damit z. B. Probleme des Nährstofftransportes und des Gasaustausches behandelt (z. B. Jacquez 1984).

4.3.1. Konvektions-Diffusions-Modell mit Zylindergeometrie

Das *Gesetz der Massenerhaltung* führt bei Vernachlässigung der Elimination des Stoffes zu folgendem räumlichen Konvektions-Diffusions-Problem (s. Gl. 2.32):

$$\frac{\partial C}{\partial t} = -\nabla J$$

$$J = vC - D\nabla C,$$

(4.47)

dabei ist
J = Vektor *des Massenflusses*,
v = *Konvektionsgeschwindigkeit*,
D = *Diffusionskoeffizient*.

Roberts et al. (1973) leiteten ausgehend von Gl. (4.47) das Transitzeittheorem (4.13) für beliebige mehrphasige konservative Systeme ab.
In Zylinderkoordinaten erhält Gl. (4.47) folgende Form:

$$\frac{\partial C}{\partial t} = D \frac{1}{r} \frac{\partial}{\partial r}\left(r \frac{\partial C}{\partial r}\right) - v_z \frac{\partial C}{\partial z}.$$

(4.48)

Die Analyse der Dynamik des Systems erfordert ein konkretes *geometrisches Modell*. Das *Kroghsche Gewebszylinder-Modell* wird in diesem Zusammenhang am häufigsten angewendet; es besteht aus parallel angeordneten Gewebszylindern mit jeweils einem Kapillarzylinder in der Mitte (Abb. 4/8). Zwischen Blut und Gewebe liegt die Kapillarmembran mit der Permeabilitätskonstanten P (vgl. Gl. 2.35).
Eine wichtige Maßzahl für die Beurteilung des Modellverhaltens ist das Verhält-

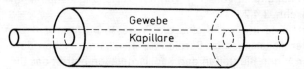

Abbildung 4/8
Kroghsches Gewebszylinder-Modell

4.3. Organmodelle

nis der Konvektions- zur Diffusionsgeschwindigkeit, die sog. *Peclet-Zahl*

$$Pe = Lv/D_B, \tag{4.49}$$

wobei L die Länge der Kapillare und v die Blutflußgeschwindigkeit ist. Die räumliche Konzentrationsverteilung als vollständige Lösung der Gl. (4.47) ist in der Pharmakokinetik nicht von Interesse; Lenhoff und Lightfoot (1984) haben gezeigt, daß das Modell für spezifische Anwendungsbereiche vereinfacht werden kann, was u. a. eine explizite Angabe der relativen Dispersion CV_i^2 ermöglicht.
Entscheidend für den Gültigkeitsbereich verschiedener Modellvereinfachungen ist das Verhältnis der *Zeitkonstanten* für die *axiale Diffusion*, $\tau_D = L^2/D_B$, und die *Membranpassage*, $\tau_P = V_B/(PS)$, (V_B und S sind das Kapillarvolumen bzw. die Membranfläche) zur *mittleren Transitzeit* $\bar{t}$.

Modell I
Für die Pharmakokinetik ist der Grenzfall $\tau_D/\bar{t} \ll 1$ typisch, d. h., die axiale Diffusion ist sehr schnell im Vergleich zur Verweilzeit der Moleküle im System. Das wichtigste Charakteristikum dieses vereinfachten Modells ist die Kapillarmembran ($\tau_P/\bar{t} \gtrsim 1$); sie kann als Trennfläche zwischen einem Gewebs- und einem Blutkompartment betrachtet werden. Deshalb wird dieser Fall auch als *Zwei-Kompartment-Kroghmodell* bezeichnet (s. Abschn. 4.3.2.).

Modell II
Eine weitere Vereinfachung ist für $\tau_P/\bar{t} \ll 1$ möglich; da dann alle Diffusionsprozesse sehr schnell verlaufen, findet sofort eine vollständige Mischung statt (Ein-Kompartment-Modell, Abschn. 4.3.3.).

Modelle III und IV
Der Grenzfall $\tau_D/\bar{t} \gg 1$ (Modell III) wurde zuerst von Sangren und Sheppard (1953) und der Fall $\tau_P/\bar{t} \ll 1$ (bei beliebigem $\tau_D/\bar{t}$) (Modell IV) von Perl und Chinard (1968) untersucht; diese Modelle spielen nur in der Indikatorverdünnungstheorie (Organverteilung physiologischer Markersubstanzen) eine Rolle. (Angepaßt an die Verhältnisse in der Leber bildet das Modell IV die Grundlage des hepatischen Dispersionsmodells, s. Abschn. 7.1.1.)

Tabelle 4/2
Gültigkeitsbereiche der Modellvereinfachungen, s. Text
(Lenhoff und Lightfoot 1984)

$\tau_P/\bar{t}$ \ $\tau_D/\bar{t}$	$\ll 1$	≈ 1	$\gg 1$
$\ll 1$	I, II, IV	IV ($CV^2 < 1$)	III, IV
≈ 1	I ($CV^2 > 1$)		IV
$\gg 1$	I ($CV^2 > 1$)		IV

In Tabelle 4/2 wurden die Gültigkeitsbereiche der einzelnen Näherungen und die Schranken für die relative Dispersion der Transitzeit zusammengestellt. Die relative Dispersion für das pharmakokinetisch relevante Modell II ergibt sich aus:

$$CV^2 = 1 + \frac{2Q(KV_T)^2}{PS(V_B + KV_T)^2} \qquad (4.50)$$

dabei ist Q der Kapillarblutfluß, V_T das Gewebsvolumen und K der Gewebe-Blut-Verteilungskoeffizient.

Abbildung 4/9 zeigt den Verlauf von CV^2 in Abhängigkeit von der Peclet-Zahl für die Modelle I bis IV, im Vergleich zur relativen Dispersion des vollständigen Modells. Diese Darstellung spiegelt die in Tabelle 4/2 vorausgesagten Anwendungsbereiche der Modelle wieder; ein vollständiges Bild kann man sich jedoch nur durch einen Vergleich der Impulsantworten (Transitzeitverteilungen) machen (s. Lenhoff und Lightfoot 1984).

Abbildung 4/9
Relative Dispersion der Organ-Transitzeit (CV^2) als Funktion der Pecletzahl [Pe ~ (Kapillar-Bluttransitzeit)$^{-1}$] für verschiedene Gewebszylinder-Modelle.
Vollständiges Modell (———); vereinfachte Modelle: I (– – –), II (······), III (- - - - -) und IV (·–·–·–) (nach Lenhoff und Lightfoot 1984)

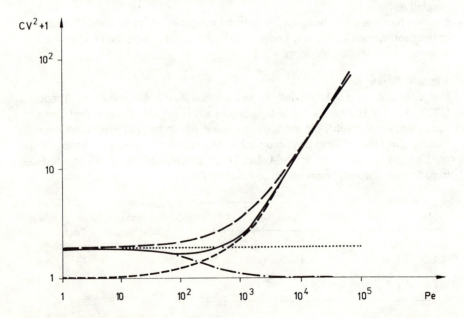

$$V_{T,i}\, dC_{T,i}/dt = P'_i(C_{B,i} - C_{T,i}/K_i) \tag{4.53}$$

$$V_{B,i}\, dC_{B,i}/dt = Q_i(C_B - C_{B,i}) + P'_i(C_{T,i}/K_i - C_{B,i}) - f_{u,B}\, CL_{int,i}\, C_{B,i}, \tag{4.54}$$

dabei wurde die Elimination des Stoffes im Organ durch den letzten Term in Gl. (4.54) berücksichtigt. (CL_{int} ist die intrinsische Clearance, s. Gl. 2.67.) Aus (4.53) und (4.54) erhalten wir die Übertragungsfunktion des Organs:

$$\hat{h}_i(s) = \frac{Q_i}{V_{B,i}}\, \frac{s + A_i}{(s + a_i)(s + b_i)}, \tag{4.55}$$

dabei ist

$$a_i, b_i = (A_i + B_i)/2 \pm [(A_i + B_i)^2/4 + P'_i/(V_{T,i}V_{B,i}K_i) - A_iB_i]^{1/2},$$

$$A_i = P'_i/(K_iV_{T,i}), \quad B_i = (Q_i + P'_i + f_{u,B}\, CL_{int,i})/V_{B,i}.$$

Aus Gl. (4.55) und den Gleichungen (4.27) bis (4.29) ergibt sich (Weiss 1982a):

$$\bar{t}_i = \frac{V_{B,i} + K_iV_{T,i}}{Q_i + f_B\, CL_{int,i}} \tag{4.56}$$

$$CV_i^2 = 1 + \frac{2Q_i(K_iV_{T,i})^2}{P'_i(V_{B,i} + K_iV_{T,i})^2 F_i} \tag{4.57}$$

$$F_i = Q_i/(Q_i + f_{u,B}\, CL_{int,i}) \tag{4.58}$$

Für *konservative Organe* ($F_i = 1$ bzw. $Cl_{int} = 0$) entspricht Gl. (4.56) dem Transitzeittheorem ($V_{d,i} = V_{B,i} + K_iV_{T,i}$) und Gl. (4.57) der Voraussage des Krogh-Modells (s. Gl. 4.50). Das Eliminationsverhalten wurde in diesem Fall durch das einfache Gleichgewichtsmodell (vollständige Mischung) beschrieben; aus Gl. (4.58) ergibt sich die Organclearance:

$$CL_i = E_iQ_i = F_i f_{u,B}\, CL_{int,i}. \tag{4.59}$$

4.3.3.
Ein-Kompartment-Organmodell

Für gut lipidlösliche Pharmaka, d. h. Substanzen mit hoher Membranpermeabilität ($P'_i \gg 2Q$), reduziert sich das Zwei-Kompartment- auf das Ein-Kompartment-Modell,

$$CV_i^2 = 1, \tag{4.60}$$

4.3. Organmodelle

Die in Abbildung 4/9 gezeigte charakteristische nichtmonotone Abhängigkeit der relativen Dispersion vom Diffusionskoeffizienten ($D_B \sim 1/Pe$) stimmt mit der Voraussage des Irrfahrtmodells der Kapillartransitzeit von Homer und Weathersby (1980) überein.

Da Pharmaka meist eine ausreichend große Membranpermeabilität aufweisen, betrachten wir im folgenden nur die Modelle I und II. Trotz der starken Vereinfachung approximiert Modell I das vollständige Modell bezüglich CV^2 relativ gut (geringe Abweichungen im Bereich $10^2 < Pe < 10^3$, s. Abb. 4/9). Die Transitzeitverteilungen der Modelle I und II gehören zur DFR-Klasse (die Bluttransitzeit V_B/Q spielt die Rolle einer Verzögerungszeit).

4.3.2.
Zwei-Kompartment-Organmodell

Severns und Adams (1982) führten unter den Anwendungsbedingungen von Modell I bei der Lösung der Gleichungen des Kroghschen Zylindermodells eine räumliche Mittelung der Konzentrationsverteilung im Gewebe und Blut aus und gelangten damit zum Zwei-Kompartment-Organmodell. In diesem Fall kann der Membrantransport angenähert als *Prozeß 1. Ordnung* angesehen werden (vgl. Gl. 2.34):

$$J = P'(\bar{C}_B - \bar{C}_T), \qquad (4.51)$$

dabei sind $\bar{C}_B$ und $\bar{C}_T$ die räumlichen Mittelwerte der Konzentrationen im Blut und im Gewebe; der *Permeabilitätskoeffizient* P' bezieht sich auf das gesamte Organ und ergibt sich aus den physikalischen Parametern des Krogh-Modells:

$$P' = PSGN, \qquad (4.52)$$

wobei G ein Geometriefaktor und N die Anzahl der Kapillaren ist. Ausgehend von Gl. (4.51) erhält man die Transportgleichungen für das i-te Organ (Abb. 4/10).

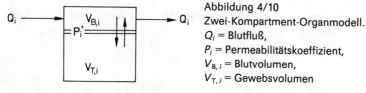

Abbildung 4/10
Zwei-Kompartment-Organmodell.
Q_i = Blutfluß,
P_i = Permeabilitätskoeffizient,
$V_{B,i}$ = Blutvolumen,
$V_{T,i}$ = Gewebsvolumen

mit exponentiell verteilten Organtransitzeiten. In diesem Fall ist der Materialtransport flußbegrenzt. Als Subsystem in globalen Dispositionsmodellen ist diese Näherung – im Sinne eines Minimalmodells – oft ausreichend (s. Abschn. 4.4.).

4.3.4. Empirische Transitzeitverteilungen

Da einerseits das Krogh-Modell nur eine grobe Näherung für das komplizierte Kapillarnetzwerk im Mikrozirkulationsbereich ist und andererseits die Transitzeitdichten oft unimodal anstatt umgekehrt J-förmig sind (keine sofortige Mischung), wurden für die Analyse von Single-pass-Kurven isolierter Organe neben speziellen stochastischen Modellen (z. B. Jones und Nicholas 1981) auch empirische Verteilungen, wie die Hyperexponential-, Gamma- und inverse Gauß-Verteilung (s. Gl. 4.16) angewendet. Letztere eignet sich als Modell der Lebertransitzeitverteilung (Roberts und Rowland 1986a, s. Abschn. 7.1.). Auch mit multiexponentiellen Funktionen lassen sich Single-pass-Kurven beschreiben; für die Extrapolation der Kurven ($t \to \infty$) ist die Annahme eines kontinuierlichen λ-Spektrums (s. Gl. 3.105) vorteilhaft (Bass et al. 1984).

4.4. Simulationsmodelle

Schreibt man die Differentialgleichungen (4.53) und (4.54) für jedes Organ bzw. jede kinetisch relevante Gewebsregion auf, erhält man ein System von linearen Differentialgleichungen, das numerisch mit Hilfe eines Computers für bestimmte Anfangsbedingungen gelöst werden kann; man spricht von Modellsimulation und meint damit die Simulation von Daten (in diesem Fall z. B. von Dispositionskurven) mit mathematischen Modellen. Simulationsmethoden dienen vorwiegend dazu, bei komplexen Modellen die Dynamik des Verhaltens zu untersuchen. Ausgangspunkt ist ein a-priori-Modell des Systems: außer der Struktur müssen die Modellparameter (anatomisch/physiologische Parameter, wie Q_i oder V_i und physikochemische Parameter, wie K_i oder P_i) bekannt sein.

Die meisten bisher in der Pharmakokinetik angewandten physiologischen Strukturmodelle sind Simulationsmodelle ("physiologische Pharmakokinetik"); seit den Pionierarbeiten von Bischoff und Dedrick (1968) sowie Bischoff et al. (1971) wurde damit die Pharmakokinetik vieler Pharmaka in verschiedenen Spezies modelliert (Übersicht bis 1982 bei Gerlowski und Jain 1983). Von den nach 1982 erschienenen Arbeiten seien folgende besonders interessante Beispiele genannt:

– Extrapolation vom Tier auf den Menschen, für Diazepam (Igari et al. 1983) und Chinidin (Harashima et al. 1986),

- Pharmakokinetik in der Schwangerschaft, für Morphin (Gabrielsson und Paalzow 1983) und Theophyllin (Gabrielsson et al. 1984) an Ratten,
- Korrelation biochemischer (in-vitro-) Parameter mit physiologischen (in-vivo-) Daten, für Ethoxybenzamid (Lin et al. 1982a),
- Berücksichtigung der Nichtlinearität von Gewebsbindung und hepatischer Elimination, für Valproinsäure in Kaninchen (Ichimura et al. 1985),
- Einfluß körperlicher Belastung auf die Toxikokinetik nach Inhalation von 2-Butoxyethanol (Johanson 1986).

Außer der Dispositionskurve können mit diesem Verfahren Gewebskonzentrations-Zeit-Kurven simuliert werden. Simulationsmodelle werden vorwiegend zur Interpretation tierexperimenteller Daten angewendet; dann ist eine Identifizierung des Modells möglich, da zusätzlich zur Blutkonzentration die Pharmakonkonzentration in den Subsystemen (Gewebskonzentration) gemessen werden kann.

Folgende strukturelle Vereinfachungen sind für Simulationsmodelle der physiologischen Pharmakokinetik charakteristisch:

a) Der gesamte intravaskuläre Raum wird zu einem homogenen Blutpool zusammengefaßt (Vernachlässigung der initialen Verteilungsphase im Kreislaufsystem).

b) Die Subsysteme (Organe, Gewebssysteme) werden durch Ein-Kompartment-Modelle beschrieben (Vernachlässigung der Verteilungsdynamik bzw. des Membraneinflusses).

Die Vereinfachung (a) entspricht der bisherigen Annahme einer schnellen intravaskulären Mischung (Blutzirkulationszeit $\ll MDRT$); falls die Lunge ein eliminierendes Organ ist, muß sie als Subsystem berücksichtigt werden (venöser und arterieller Pool). Obwohl die Näherung (b) nach den bisherigen Erfahrungen meist ausreichend ist, wird sie gewöhnlich nur deshalb angewendet, weil Informationen über die Membranpermeabilität fehlen (Bischoff 1986). Die in-vivo-Verteilungskoeffizienten können u. U. aus in-vitro-Bindungsdaten vorausgesagt werden (z. B. Lin et al. 1982b).

5.
Kompartmentmodelle

Die Strukturmodelle der linearen Kompartmenttheorie zeichnen sich dadurch aus, daß die Elemente bzw. Subobjekte des Systems *homogene Kompartments* sind. Die Homogenität bezieht sich dabei auf die kinetische Variable. Atkins (1969) definiert Kompartments als "Substanzmengen, deren Kinetik der Transformation oder des Transportes einheitlich und unterscheidbar ist". Betrachtet man Kompartments als SISO-Subsysteme, so sind deren Transitzeiten exponentiell verteilt. Diese Einschränkung unterscheidet Kompartmentmodelle von den physiologischen Strukturmodellen, die in Kapitel 4. besprochen wurden.

Dem Nachteil der Kompartmentmodelle, daß die kinetischen Eigenschaften der Subsysteme festliegen (a-priori-Annahmen), steht der Vorteil entgegen, daß damit ein Werkzeug zur Untersuchung des Verhaltens strukturell komplizierter Modelle verfügbar ist; man erhält ein System linearer Differentialgleichungen, das mit den Methoden der linearen Algebra behandelt werden kann. Die mathematischen Modelle und Problemstellungen entsprechen dabei weitgehend denen der allgemeinen Theorie linearer Systeme (z. B. Netzwerktheorie in der Elektrotechnik). Da die Zielstellung, ein möglichst isomorphes Modell des physiologischen Transportsystems (s. Abb. 4/4) zu entwickeln, mit den klassischen Ein- bis Drei-Kompartment-Modellen der Pharmakokinetik nicht realisierbar ist, haben diese Modelle (als Strukturmodelle) an Bedeutung verloren.

Ziel dieses Kapitels ist es, den Zusammenhang einiger allgemeiner Eigenschaften pharmakokinetischer Systeme mit der Topologie von Kompartmentmodellen zu erläutern und die Beziehung zum Verweilzeitkonzept herzustellen. Eine umfassende Darstellung der Kompartmenttheorie findet man außer in dem klassischen Werk von Rescigno und Segre (1966) z. B. in den Monografien von Anderson (1983) und Carson et al. (1983).

5.1.
Begriffe und Definitionen

Eindeutiger als die obigen Beschreibungen ist die stochastische Kompartment-Definition:

Definition 5.1.

Ein Kompartment ist ein Pool von Partikeln für die die Übergangswahrscheinlichkeit von ihrem gegenwärtigen Zustand in einen anderen identifizierbaren Zustand gleich ist (Rescigno und Segre 1966).

Unter Übergang versteht man dabei den Übergang in ein anderes Kompartment oder in die äußere Umgebung des Systems. Die Partikel in einem Kompartment sind nicht unterscheidbar (vollständige Mischung). Diese Definition ist nicht an eine räumliche Interpretation gebunden. Außer der Passage einer räumlichen Barriere kann der Übergang auch durch eine physikalische oder chemische Transformation des Moleküls erfolgen.

Die Nichtunterscheidbarkeit der Partikel in einem Kompartment impliziert, daß die restliche Verweildauer eines Partikels im Kompartment unabhängig von dessen gegenwärtigem Alter ist; diese Eigenschaft hat nur die *Exponentialverteilung*: Die Exponentialverteilung ist die einzige Verweildauerverteilung mit konstanter Ausfallrate d. h. konstanter spezifischer Eliminationsrate k; im Falle des Ein-Kompartment-Modells ist

$$dA/dt = -kA(t) + R_{in}(t) \tag{5.1}$$

Diese Differentialgleichung kann auch als Grundlage einer operativen Definition eines Kompartments dienen: Eine Variable $A(t)$, die Gl. (5.1) erfüllt, wird Kompartment genannt (Rescigno et al. 1983).

Bei einem System von Kompartments wird k durch die spezifische Übergangsrate k_{ij} (*Transferkonstante*) vom Kompartment j zum Kompartment i ersetzt, d. h., wenn $x_j(t)$ die Substanzmenge im Kompartment j zum Zeitpunkt t bezeichnet, dann ist der Massenfluß (Übergangsrate) von j nach i gleich $k_{ij}x_j$; der Materialtransport zwischen Kompartments erfolgt mit einer Rate (Partikel/Zeit), die der Menge im Ausgangskompartment proportional ist (Abb. 5/1).

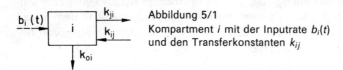

Abbildung 5/1
Kompartment i mit der Inputrate $b_i(t)$ und den Transferkonstanten k_{ij}

Die Anwendung des Prinzips der Massenerhaltung auf ein System von n Kompartments liefert folgendes Differentialgleichungssystem:

$$dx_i/dt = \sum_{j=1}^{n} k_{ij}x_j - k_{ii}x_i + b_i \quad \text{für} \quad i = 1,2,3,\ldots,n \tag{5.2}$$

x_i = Masse im Kompartment i,
k_{ij} = Bruchteil des Inhalts von Kompartment j, der je Zeiteinheit ins Kompartment i fließt,

5.1. Begriffe und Definitionen

$k_{ii} = \sum_{j=1}^{n} k_{ji} + k_{0i}$ Bruchteil des Inhaltes von Kompartment i, der je Zeiteinheit das Kompartment verläßt (der Index 0 bezeichnet die äußere Umgebung des offenen Systems),

$b_i(t)$ = Inputrate von außerhalb in das Kompartment i.

Die Koeffizienten k_{0i} sind die *Eliminationskonstanten* des Systems. [Bei einem abgeschlossenen Kompartmentsystem sind die $k_{0i} = 0$ ($i = 1,2,...,n$).]
Die Größe des i-ten Kompartments V_i ist eine Konstante und wird als Volumen des Kompartments bezeichnet, obwohl auch dieser Parameter im allgemeinen nicht als physikalisches Volumen interpretiert werden kann; V_i vermittelt nur den Zusammenhang zwischen der Menge und der Konzentration im Kompartment:

$$C_i(t) = x_i(t)/V_i. \tag{5.3}$$

Wichtige Klassen von Kompartmentstrukturen sind Modelle mit Kettenstruktur (*C-Struktur* von "catenary") und Modelle mit einem zentralen Kompartment (*M-Struktur* von "mammillary") bzw. eine Kombination davon (*CM-Struktur*) (Abb. 5/2). Bei der M-Struktur sind die peripheren Kompartments nur mit dem zentralen Kompartment (und nicht untereinander) verbunden, während bei der C-Struktur jedes Kompartment jeweils nur mit seinem direkten Vorgänger und

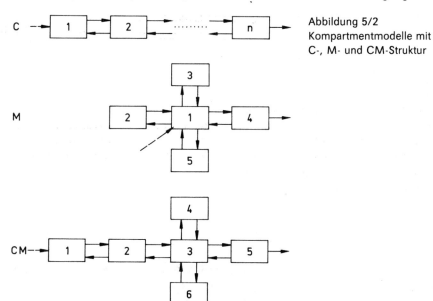

Abbildung 5/2
Kompartmentmodelle mit
C-, M- und CM-Struktur

Nachfolger verbunden ist. Topologische Eigenschaften von Kompartmentsystemen lassen sich mit Hilfe der Theorie der gerichteten Graphen untersuchen (z. B. Rescigno et al. 1983).

Das Problem der *strukturellen Identifizierbarkeit* des Modells besteht in der Frage, inwieweit bei vorgegebener Modellstruktur die Modellparameter k_{ij} aus den Meßwerten (z. B. Konzentration in spezifizierten Kompartments) eindeutig bestimmt werden können. Vorausgesetzt wird dabei eine fehlerfreie Messung; die Ermittlung der optimalen Parameterwerte aus den realen Meßwerten bei vorliegender Identifizierbarkeit ist dann ein Problem der Parameterschätzung (vgl. Abschn. 12.2.).

5.2.
n-Kompartmentsystem

In Matrixschreibweise erhält das Modell (5.2) eine kompakte Form:

$$\mathbf{x}(t) = \mathbf{K}\mathbf{x}(t) + \mathbf{b}(t) \quad t \geq 0 \tag{5.4}$$

$$\mathbf{x}(0) = \mathbf{x}_0.$$

Die (n,n)-Matrix der spezifischen Transfer-Raten wird *Kompartmentmatrix* genannt

$$\mathbf{K} = \begin{bmatrix} -k_{11} & k_{12} & k_{13} \ldots & k_{1n} \\ k_{21} & -k_{22} & k_{23} \ldots & k_{2n} \\ \ldots & \ldots & \ldots & \ldots \\ k_{n1} & k_{n2} & k_{n3} \ldots & -k_{nn} \end{bmatrix} \tag{5.5}$$

und hat zwei charakteristische Eigenschaften: Alle k_{ij} sind nichtnegativ, die Diagonalelemente $-k_{ii}$ sind nichtpositiv, und die Spaltensummen $(-k_{0i})$ sind nichtpositiv. In der Theorie dynamischer Systeme ist $\mathbf{K}$ die Systemmatrix, der $(n,1)$-Vektor $\mathbf{x}(t)$ der Mengen in den Kompartments ist der Zustandsvektor (Zustand des Systems zur Zeit t) und der $(n,1)$-Vektor $\mathbf{b}(t)$ der Vektor der Eingangsgrößen (Inputs) (z. B. Unbehauen 1970).
Die allgemeine Lösung von Gl. (5.4) ist

$$\mathbf{x}(t) = \exp(\mathbf{K}t)\mathbf{x}_0 + \int_0^t \exp[\mathbf{K}(t-u)]\mathbf{b}(u)\,du, \tag{5.6}$$

dabei ist $\mathbf{x}_0$ der $(n,1)$-Vektor der Anfangsbedingungen. Wenn $\mathbf{K}$ diagonalisierbar ist, können die Eigenwerte $(\lambda_1, \lambda_2, \ldots, \lambda_n)$ von $\mathbf{K}$ durch Lösen der charakteristischen Gleichung $\det(\mathbf{K} - \mathbf{I}) = 0$ berechnet werden. Die entsprechende (n,n)-Ma-

5.2. n-Kompartmentsystem

trix der Eigenvektoren $A = (a_1, a_2, \ldots, a_n)^T$ ist die Lösung von $Ka_i = \lambda_i a_i$; damit erhält man

$$\exp(Kt) = A \exp(\lambda t) A^{-1} \qquad (5.7)$$

wobei $\exp(\lambda t)$ eine (n,n)-Diagonalmatrix mit den Elementen $\exp(\lambda_i t)$ ist. Dieses Verfahren – das jedoch nur angewendet werden kann, wenn die Eigenwerte verschieden sind – liefert die Lösung der homogenen Gleichung [$b = 0$ in (5.4)]:

$$x(t) = \sum_{i=1}^{n} \gamma_i a_i e^{\lambda_i t} \qquad (5.8)$$

Die Skalare γ_i werden aus den Anfangsbedingungen ermittelt; sie bilden die Elemente des Vektors

$$[\gamma_1 \gamma_2 \ldots \gamma_n]^T = A^{-1} x_0. \qquad (5.9)$$

Explizit lassen sich diese Funktionen (Abhängigkeit von den k_{ij}) leicht für Zwei- und Drei-Kompartmentmodelle angeben (s. Abschn. 5.3.).
Für den in der Pharmakokinetik fundamentalen Fall der Applikation des Pharmakons in das Kompartment, in dem auch die Messung erfolgt, gilt folgender Satz (Hearon 1979):

Satz 5.1.: Wenn Input- und Outputkompartment gleich sind und die Kompartmentmatrix K durch eine positiv definite Diagonalmatrix symmetrisierbar ist, dann ist die Impulsantwort des Systems:

$$h_D(t) = \sum_{i=1}^{n} B_i e^{-\lambda_i t}, \qquad (5.10)$$

$B_i > 0$ und $\lambda_i > 0$ $(i = 1, 2, \ldots, n)$.

Ist der Inputvektor zeitlich konstant (z. B. Dauerinfusion), kann man die Lösung von Gl. (5.4) als

$$x(t) = \exp(Kt) x_0 - K^{-1} b \qquad (5.11)$$

schreiben, vorausgesetzt, die Matrix ist invertierbar. Das System wird dann als asymptotisch stabil bezeichnet, wenn der Grenzwert

$$\lim_{t \to \infty} x(t) = x_{eq} = -K^{-1} b \qquad (5.12)$$

existiert. Der Vektor $\mathbf{x}_{eq}$ ist ein Gleichgewichtszustand des Systems, der durch $\dot{\mathbf{x}}(t) = \mathbf{0}$ charakterisiert ist, d. h. $\mathbf{x}_{eq}$ ist durch Gl. (5.4) bestimmt:

$$\mathbf{0} = \mathbf{K}\mathbf{x}_{eq} + \mathbf{b}. \quad (5.13)$$

Aus der Invertierbarkeitsbedingung folgt, daß ein eindeutiger Gleichgewichtszustand $\mathbf{x}_{eq}$ existiert, wenn die Matrix $\mathbf{K}$ regulär, d. h. $\det \mathbf{K} \neq 0$ ist (s. Satz 5.2.).

5.2.1. Mittlere Verweildauer

Die negative inverse Kompartmentmatrix

$$\mathbf{T} = -\mathbf{K}^{-1} \quad (5.14)$$

wird als Verweildauermatrix bezeichnet, da das (i,j)-Element von $\mathbf{T}$ die *mittlere Verweildauer* t_{ij} eines Partikels im Kompartment i ist, wenn dieses zum Zeitpunkt Null im Kompartment j startete.
Von der mittleren Verweildauer im Kompartment i ist die *mittlere Transitzeit* τ_i durch das i-te Kompartment zu unterscheiden (Verweildauer ohne Rezirkulation in das Kompartment):

$$\tau_i = 1/k_{ii}. \quad (5.15)$$

Der Zusammenhang zwischen den Kenngrößen t_{ij} und t_{ii} kann mit dem Konzept der Erreichbarkeitswahrscheinlichkeit (Eisenfeld 1980) erklärt werden:

$$t_{ij} = t_{ii} r_{ij}, \quad (5.16)$$

hierbei ist r_{ij} die Wahrscheinlichkeit, daß ein Partikel aus dem Kompartment j in das Kompartment i gelangt, d. h. dieses Kompartment erreicht. Definitionsgemäß gilt $r_{ii} = 1$; dagegen ist $r_{ij} = 0$, wenn im Graph des Systems kein Weg von i nach j führt (i ist nicht erreichbar von j). Aus $r_{ij} \leq 1$ (es ist eine Wahrscheinlichkeit) folgt $t_{ij} \leq t_{ii}$. Wenn für ein Partikel keine Möglichkeit besteht, nach dem Verlassen des Kompartments i in dieses Kompartment zurückzukehren, ist $t_{ii} = \tau_i$ (sonst ist $t_{ii} \geq \tau_i$). Bezeichnet man die Wahrscheinlichkeit der Rückkehr nach i mit r_i ist leicht zu zeigen, daß

$$t_{ii} = \frac{\tau_i}{1 - r_i} = [k_{ii}(1 - r_i)]^{-1} \quad (5.17)$$

gilt (vgl. Gl. 4.7).

5.2. n-Kompartmentsystem

Die Anzahl der Passagen des Kompartments *i* (einschließlich der ersten) ist damit (Rescigno 1973):

$$t_{ii}/\tau_i = (1 - r_i)^{-1}. \tag{5.18}$$

Wenn der Impulsinput (Dosis *D*) nur in das *m*-te Kompartment erfolgt ($x_{m0} = D$), dann kann die mittlere Verweildauer im *i*-ten Kompartment berechnet werden (vgl. Gl. 3.31):

$$t_{im} = \int_0^\infty x_i(t)\,dt/D \tag{5.19}$$

In gleicher Weise können Ausdrücke für die *Varianz der Verweilzeit* in den Kompartments abgeleitet werden (Matis et al. 1983). Die (n,n)-Matrix **V** der Varianzen der Verweilzeiten t_{ij} hat die Elemente

$$V_{ij} = 2t_{ii}t_{ij} - t_{ij}^2. \tag{5.20}$$

Daraus folgt für die *relativen Dispersionen*:

$$V_{ij}/t_{ij}^2 = \begin{cases} = 1 & \text{für } i = j \\ \geq 1 & \text{für } i \neq j. \end{cases} \tag{5.21}$$

Mittlere Verweildauer im System
Die mittlere Verweildauer der Moleküle im *Gesamtsystem* ("body"), unter der Voraussetzung, daß der Input nur in das Kompartment *m* erfolgt, ist die Summe der Verweilzeiten in den einzelnen Kompartments des Systems (Hearon 1972):

$$MBRT = \sum_{i=1}^n t_{im}. \tag{5.22}$$

Ausgangspunkt dafür ist die Verweilzeitverteilung im System, die man aus der Gesamteliminationsrate

$$\frac{dA_e}{dt} = \sum_{i=1}^n \dot{x}_i(t) = \sum_{i=1}^n k_{0i}x_i(t) \tag{5.23}$$

erhält (vgl. Gl. 3.28):

$$F_B(t) = D^{-1}\int_0^\infty \sum_{i=1}^n [k_{0i}x_i(t)]\,dt. \tag{5.24}$$

Daraus folgt

$$MBRT = D^{-1} \sum_{i=1}^{n} \int_{0}^{\infty} x_i(t)\, dt. \tag{5.25}$$

Wird Gl. (5.19) in Gl. (5.25) eingesetzt, erhält man Gl. (5.22). Wenn die Elimination nur aus dem j-ten Kompartment erfolgt ($k_{0j} \neq 0$, $k_{0i} = 0$ für $i \neq j$), reduziert sich Gl. (5.25) auf

$$MBRT = \int_{0}^{\infty} t x_j(t)\, dt / \int_{0}^{\infty} x_j(t)\, dt. \tag{5.26}$$

Sind Input- und Outputkompartment identisch (z. B. Plasmakompartment bei i. v. Bolusinjektion), ist die mittlere Verweildauer im System die mittlere Dispositionsverweildauer *MDRT*. Die Varianz der Verweildauer im System erhält man analog zu (5.22) aus Gl. (5.20):

$$VBRT = 2 \sum_{j=1}^{n} \left(t_{jm} \sum_{i=1}^{n} t_{ij} \right) - \left(\sum_{i=1}^{n} t_{im} \right)^2. \tag{5.27}$$

Gl. (5.26) bzw. die ihr zugrunde liegende Bedingung, daß die Elimination nur aus dem Kompartment erfolgt, in dem gemessen wird, bildet die Basis für das sog. *kompartmentunabhängige Konzept* (vgl. Abschn. 3.2.5.); deshalb ist die Frage von Interesse, welche Konsequenzen eine zusätzliche Elimination aus anderen Kompartments des Systems, d. h. eine Verletzung der Voraussetzung für die Ableitung von Gl. (5.26) bzw. (3.29), hat. Nehmen wir an, die Applikation (Bolusinjektion) erfolgte ins Kompartment 1, dann ist die mittlere Verweildauer im System nach Gl. (5.22):

$$MDRT_1 = t_{11} + t_{21} + \ldots + t_{n1} \tag{5.28}$$

Bezeichnen wir die mittlere Verweildauer des kompartmentunabhängigen Konzeptes (Konzentrationsmessung in Kompartment 1) mit $MDRT_1^{nc}$, dann gilt

$$MDRT_1^{nc} = t_{11} + t_{21} r_{12} + t_{31} r_{13} + \ldots + t_{n1} r_{1n} \tag{5.29}$$

wobei die r_{1i} die Wahrscheinlichkeiten der Erreichbarkeit des Kompartments 1 von den Kompartments i ($i = 2,3,\ldots,n$) bezeichnet (s. Gl. 5.16). Ein Vergleich der Gleichungen (5.29) und (5.28) zeigt, daß

$$MDRT_1^{nc} \leq MDRT_1 \tag{5.30}$$

5.2. n-Kompartmentsystem

und $MDRT_1^{nc}$ nur dann die wahre mittlere Verweildauer darstellt (Gleichheitszeichen in Gl. 5.30), wenn

$$t_{12} = t_{13} = \ldots t_{1n} = t_{11} \tag{5.31}$$

d. h., wenn die Verweilzeit im Kompartment 1 bis zur Elimination unabhängig davon ist; in welches Kompartment die Moleküle injiziert wurden. Dieser Fall liegt genau dann vor, wenn die Elimination nur aus dem Meßkompartment 1 erfolgt. Auf die Bedeutung dieser strukturellen Voraussetzungen für die Anwendbarkeit des — auf die Blutkonzentration bezogenen — kompartmentunabhängigen Konzepts wurde besonders in der physiologischen Literatur mehrfach hingewiesen (DiStefano 1982; Cobelli and Toffolo 1984). Nur die Berechnung der Clearance ist unabhängig von diesen Voraussetzungen, d. h., es gilt

$$CL^{nc} = CL, \tag{5.32}$$

auch wenn bei Injektion ins Meßkompartment die Elimination zusätzlich aus anderen Kompartments erfolgt. [Aus den Gleichungen (5.30) und (5.32) ergibt sich aber: $V_{ss}^{nc} \leq V_{ss}$, vgl. dazu auch die Abschnitte 3.2.4.1. und 4.2.3.]

5.2.2. Implikationen von Struktureigenschaften

Wir bezeichnen ein System S, das aus n Kompartments besteht und dessen Struktur durch einen gerichteten Graphen (Knoten 1...n) charakterisiert ist, mit

$$S = \{1, 2, \ldots, n\} \tag{5.33}$$

Eine Teilmenge T von S (d. h. ein Subsystem) wird *"Falle"* ("trap") genannt, wenn kein Materialtransport von T nach S-T erfolgt (Abb. 5/3). Wir setzen voraus, daß S ein *offenes System* ist, d. h. für mindestens ein i ist $k_{0i} > 0$. (Alle intakten biologischen Systeme sind offen.)
Pharmakokinetische Systeme können aus physikalischen Gründen keine Fallen

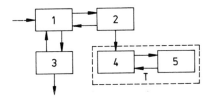

Abbildung 5/3
Kompartmentsystem mit abgeschlossenem Subsystem T

enthalten (Thron 1980); deshalb ist die Kompartmentmatrix **K** pharmakokinetischer Systeme im allgemeinen invertierbar:

Satz 5.2.: Die inverse Matrix K^{-1} eines offenen Systems S existiert genau dann, wenn S keine Fallen enthält (Thron 1972).

Ein offenes System für das K^{-1} existiert, nennt man auch *"vollständig offen"* oder *"auswaschbar"* (im folgenden wird mit S immer ein vollständig offenes System bezeichnet). Das Auswaschen erfolgt exponentiell, wenn in Gl. (5.1) die Bedingung $\lim_{t\to\infty}[R_{in}(t)/t] = 0$ erfüllt ist (Eisenfeld 1982). Umgekehrt ist die Matrix **K** eines *abgeschlossenen Systems* S* singulär, d. h., K^{-1} existiert nicht.

Über die kinetischen Eigenschaften von C- und M-Strukturen, bzw. CM-Strukturen (s. Abb. 5/2) lassen sich folgende allgemeine Aussagen machen:

Satz 5.3.: Die Impulsantwort ist in jedem Kompartment eines vollständig offenen Systems S mit CM-Struktur unimodal oder monoton (Thron 1982). Diese Aussage kann für M- bzw. C-Systeme verschärft werden:

Satz 5.4.: Die Dispositionskurve für ein n-Kompartmentmodell mit M-Struktur und Input in das zentrale Kompartment ist eine Summe von $m + 1$ ($m + 1 \leq n$) Exponentialtermen

$$x_1(t) \sim C_D(t) = \sum_{i=1}^{m+1} C_i e^{-\lambda_i t}, \quad C_i > 0, \tag{5.34}$$

wobei m die Anzahl der voneinander verschiedenen peripheren k_{ii}-Konstanten ($i = 2,3,...,n$) ist (Vaughan and Dennis 1979).

Aus $k_{ii} = k_{i0} + k_{i1}$ (für $i = 2,3,...,n$) folgt, daß die Bedingung für die Existenz von n verschiedenen Eigenwerten einer M-Kompartmentmatrix [d. h. $m + 1 = n$ in Gl. (5.34)] durch

$k_{1i} \neq k_{1j}$ für alle i,j; $i \neq j \neq 1$

$k_{1i}k_{i1} > 0$ für $i = 1,2,...,n$

ausgedrückt werden kann (Anderson 1983).
Nach Satz 5.4. ist die Dispositionsverweildauer eines M-Systems hyperexponentiell verteilt, und die Dispositionskurve ist log-konvex (DFR-Klasse).
Die Kompartmentmatrix eines C-Systems hat verschiedene Eigenwerte, wenn

5.2. n-Kompartmentsystem

die Bedingung

$$k_{i,i+1} \neq 0 \quad k_{i+1,i} \neq 0 \quad \text{für} \quad i = 1,2,\ldots,n$$

erfüllt ist. Eine Verschärfung von Satz 5.3. ist für C-Systeme ohne Rücktransport möglich:

Satz 5.5.: Die Impulsantwort ist in jedem i-ten Kompartment ($i = 2,3,\ldots,n$) eines unidirektionalen C-Systems ($k_{i+1,i} \neq 0$ und $k_{i,i+1} = 0$ für $i = 1,2,\ldots,n$) log-konkav und im Inputkompartment (Kompartment 1) monoton exponentiell fallend.

Der Beweis folgt unmittelbar aus den folgenden Sätzen für Lebensdauerverteilungen (Barlow und Proschan 1978):
- Eine Faltung von IFR-Verteilungen (s. Def. 3.2. Abschn. 3.3.3.) ist eine IFR-Verteilung.
- Ist F eine IFR-Verteilung, dann ist die Überlebenswahrscheinlichkeit $\bar{F}$ log-konkav.

Eine notwendige Struktureigenschaft für das Auftreten von *multimodalen Impulsantworten* (Oszillationen) in Kompartmentsystemen ist die Existenz von Zyklen im Graphen der Matrix **K**. Eine Menge von Kompartments $\{j_1, j_2 \ldots j_m\}$ bildet einen Zyklus, wenn die Übergangskoeffizienten $k_{j_{\nu+1}, j_\nu}$ vom Kompartment j_ν zum Kompartment $j_{\nu+1}$ ($\nu = 1,2,\ldots,m-1$) und vom Kompartment j_m nach j_1 von Null verschieden sind (dann ist ein Materialkreislauf durch die Kompartments möglich). Eine triviale Bedingung für die Existenz eines Zyklus ist $m \geq 3$.

Satz 5.6.: Eine notwendige Bedingung für das Auftreten einer multimodalen Impulsantwort (komplexe Eigenwerte von **K**) als Folge eines Zyklus ist (Thron 1972):

$$k_{j_1 j_2} k_{j_2 j_3} \ldots k_{j_m j_1} \neq k_{j_2 j_1} k_{j_3 j_2} \ldots k_{j_1 j_m} \tag{5.35}$$

Ein komplexer Eigenwert $\lambda = \mu + i\nu$ der Kompartmentsmatrix **K** führt zu einem oszillatorischen Term $e^{\mu t} \cos(\nu t - \alpha)$ in der Impulsantwort. Die Rolle komplexer Eigenwerte bei der Identifizierung von Zyklen in Kompartmentsystemen wird von Eisenfeld et al. (1984) behandelt. Auf die thermodynamische Bedeutung der "Schleifenbedingung" (s. Gl. 5.35) machte Hearon (1979) aufmerksam: Eine Zykluspassage führt in diesem Fall zu einer Änderung der Freien Energie des Systems. In passiven Systemen (s. Def. 3.2) muß dagegen das Gleichheitszeichen in Gl. (5.35) stehen, denn bei einem zyklischen Prozeß ändert sich hier nach dem Zweiten Hauptsatz der Zustand des Systems (Freie Energie) insgesamt nicht, wenn der Ausgangspunkt des Zyklus wieder erreicht wird. Daraus folgt, daß das Auftreten von mehrgipfligen Impulsantworten (bzw. komplexen Eigenwerten von **K**) an die Existenz aktiver Transportprozesse oder gekoppelter Reaktionen gebunden ist. In passiven Systemen sind solche Oszillationen ausgeschlossen (vgl. Abschn. 3.4.1.). Ein pharmakokinetisch relevanter Transportzyklus, der zu nichtmonotonen Dispositionskurven führen kann (Auftreten eines zweiten Maximums), ist der enterohepatische Kreislauf bei biliär ausgeschiedenen Arzneistoffen (s. Abschn. 7.3.).

5.3. Klassische Kompartmentmodelle

Betrachtet man die bisher in der pharmakokinetischen Literatur zur Beschreibung des Dispositionsverhaltens von Arzneimitteln angewendeten Kompartmentmodelle, so dominiert die M-Struktur, wobei meistens nur zwei, in wenigen Fällen auch drei Kompartments als ausreichend gelten. (Bei Modellen mit mehr als drei Kompartments bereitet die Parameterschätzung aus den verfügbaren Daten schon Schwierigkeiten.) Die Bezeichnung n-Kompartmentsystem bezieht sich im pharmakokinetischen Sprachgebrauch in der Regel immer auf das Dispositionssystem (intravasale Applikation). Bei extravasaler Applikation werden die entsprechenden Kompartments, die den Invasionsprozeß modellieren, vorgeschaltet (CM-Struktur). Am häufigsten ist dabei der einfachste Fall eines Ein-Kompartment-Modells verbunden mit einem Absorptionsprozeß 1. Ordnung (zwei Kompartments in Reihe).

5.3.1. Zwei-Kompartment-Modell

Das *zentrale Kompartment* des klassischen Zwei-Kompartment-Modells ist der Blutpool, in den die i. v. Bolusdosis injiziert wird und aus dem die Elimination (Eliminationskonstante k_e) erfolgt; es umfaßt außerdem Organe bzw. Gewebe, in denen sich das Verteilungsgleichgewicht schnell einstellt. Daraus folgt, daß das Volumen des zentralen Kompartments (V_1) dem durch $V_0 = D_{iv}/C(0)$ definierten Initialverteilungsvolumen des Systems äquivalent ist.

Das *periphere Kompartment* faßt die restlichen Organe und Gewebe des Körpers zusammen, in denen sich das Blut-Gewebe-Verteilungsgleichgewicht langsam einstellt. Das Volumen dieses Kompartments ist

$$V_2 = V_1 k_{21}/k_{12}. \tag{5.36}$$

Daraus ergibt sich das Steady-state-Verteilungsvolumen

$$V_{ss} = V_1 + V_2 = V_1(1 + k_{21}/k_{12}). \tag{5.37}$$

5.3. Klassische Kompartmentmodelle

Da die Elimination nur aus dem Kompartment 1 erfolgt (relative Eliminationsrate k_e), ist die Clearance

$$CL = k_e V_1. \tag{5.38}$$

Die mittlere Dispositionsverweilzeit erhält man durch Einsetzen von Gl. (5.37) und (5.38) in Gl. (2.23) (oder direkt aus Gl. 5.22):

$$MDRT = (1 + k_{21}/k_{12})/k_e, \tag{5.39}$$

und die Varianz ergibt sich analog aus Gl. (5.27):

$$VDRT = \left(\frac{k_{21} + k_{12}}{k_e k_{12}}\right)^2 + \frac{2 k_{21}}{k_e k_{12}}. \tag{5.40}$$

Aus Satz 5.4. folgt, daß die Dispositionskurve eine Biexponentialkurve ist:

$$C_D(t) = A e^{-\alpha t} + B e^{-\beta t} \tag{5.41}$$

wobei die Parameter der Funktion mit den Modellparametern in folgendem Zusammenhang stehen:

$$\alpha, \beta = \frac{1}{2}\left\{(k_{12} + k_{21} + k_e) \pm \left[(k_{12} + k_{21} + k_e)^2 - 4 k_{12} k_e\right]^{1/2}\right\}$$

$$A = \frac{D(\alpha - k_{12})}{V_1(\alpha - \beta)}, \quad B = \frac{D(k_{21} - \beta)}{V_1(\alpha - \beta)} \tag{5.42}$$

Der Mengenverlauf im peripheren Kompartment wird durch folgende log-konkave Funktion beschrieben:

$$A_2(t) = \frac{k_{21} D}{\alpha - \beta} (e^{-\beta t} - e^{-\alpha t}) \tag{5.43}$$

Das Initialverteilungsvolumen V_1 und das terminale Verteilungsvolumen V_Z sind für ein System mit der Dispositionskurve (s. Gl. 5.41) durch

$$V_1 = D/(A + B) \tag{5.44}$$

bzw.

$$V_Z = CL/\beta \tag{5.45}$$

gegeben. Die Verweilzeit im zentralen Kompartment ist dann (s. Gleichungen 3.116 und 3.117):

$$MRTC = V_1/CL = 1/k_e = AUC/C(0).\tag{5.46}$$

Diese Gleichungen können leicht auf den Fall des Drei-Kompartment-Modells (ein "flaches" und ein "tiefes" peripheres Kompartment) erweitert werden.

5.3.2. Ein-Kompartment-Modell

Das Ein-Kompartment-Modell impliziert eine augenblickliche Gleichgewichtsverteilung im Körper nach Bolusinjektion ($V_1 = V_{ss} = V_Z$), was zu einer *monoexponentiellen Dispositionskurve* führt:

$$C_D(t) = (D/V)\, e^{-k_e t},\tag{5.47}$$

d. h., die Verweilzeit ist exponentiell verteilt:

$$MDRT = 1/k_e \tag{5.48}$$

$$VDRT = 1/k_e^2.\tag{5.49}$$

Nimmt man an, daß nach oraler Applikation die Invasion ins Blutkompartment als Prozeß 1. Ordnung erfolgt (Absorptionskonstante k_a), ist die Konzentrations-Zeit-Kurve für ein durch Gl. (5.47) charakterisiertes Dispositionssystem durch die Funktion

$$C_B(t) = \frac{FDk_a}{V(k_a - k_e)} (e^{-k_e t} - e^{-k_a t})\tag{5.50}$$

gegeben, die in der pharmakokinetischen Literatur oft als *Bateman-Funktion* bezeichnet wird. (F ist die Bioverfügbarkeit, s. Gl. 2.7.) Dieser log-konkaven Kurve entspricht eine Verweilzeitverteilung, die zur IFR-Klasse gehört [$k_B(t)$ ist monoton wachsend]. Es muß aber ausdrücklich darauf hingewiesen werden, daß es falsch ist, eine gute Anpassung einer Bateman-Funktion an Konzentrations-Zeit-Kurven nach oraler Applikation a priori durch ein Ein-Kompartment-Modell zu interpretieren (das ist offenbar nur dann möglich, wenn gesichert ist, daß die Dispositionskurve monoexponentiell ist).

5.3.3.
Zwei-Kompartment-Modell mit Absorptionsprozeß 1. Ordnung

Aufgrund der großen praktischen Bedeutung biexponentialer Dispositionskurven (s. Gl. 5.41) soll hier noch die Gleichung für die entsprechende Konzentrations-Zeit-Kurve nach oraler Applikation (Drei-Kompartment-CM-Modell) angegeben werden (Abb. 5/4):

$$C_B(t) = k_a FD_{or} \left[\frac{A}{k_a - \alpha} (e^{-\alpha t} - e^{-k_a t}) + \frac{B}{k_a - \beta} (e^{-\beta t} - e^{-k_a t}) \right]. \qquad (5.51)$$

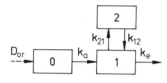

Abbildung 5/4
Zwei-Kompartment-Dispositionsmodell mit Absorptionsprozeß 1. Ordnung

Diese Schreibweise macht deutlich, daß hier die Faltung mit einer Biexponential- anstelle einer Monoexponentialfunktion (wie bei Gl. 5.50) erfolgte.
Die spezifische Eliminationsgeschwindigkeit $k_B(t)$ ist in diesem Fall – im Gegensatz zum Ein-Kompartment-Modell mit Absorption (s. Gl. 5.50) – im allgemeinen nichtmonoton. Bedingungen für die Log-Konkavität der Funktion (s. Gl. 5.51) werden im Abschnitt 6.1.3.2. diskutiert (log-konkave $C_B(t)$-Kurven lassen sich u. U. durch die Bateman-Funktion (s. Gl. 5.50) approximieren).
Für die mittlere Verweildauer im System gilt allgemein bei einem Absorptionsprozeß 1. Ordnung:

$$MBRT = 1/k_a + MDRT \qquad (5.52)$$

Beim Ein-Kompartment-Modell (s. Gl. 5.50) ist $MDRT = 1/k_e$, während für Gl. (5.51) folgende Beziehung gilt (s. Gl. 3.87):

$$MBRT = \frac{1}{k_a} + \frac{A/\alpha^2 + B/\beta^2}{A/\alpha + B/\beta} \qquad (5.53)$$

5.4.
Identifizierbarkeit

Unter dem Begriff *"Identifizierbarkeit"* faßt man die a-priori-Aussagen zur Bestimmbarkeit der Parameter des Kompartmentmodells durch ein geplantes Input-Output-Experiment zusammen.
Wenn die Übergangskonstanten nicht eindeutig bestimmt werden können, so

muß die Struktur des Modells oder das Experiment modifiziert werden. Deshalb ist die Identifizierbarkeitsanalyse einer der ersten Schritte bei der Entwicklung eines Kompartmentmodells. Um diese Frage von dem statistischen Problem der Parameterschätzung (s. Abschn. 12.2.) abzugrenzen, spricht man von struktureller Identifizierbarkeit.

Als ein System mit fester Struktur definieren wir ein System, dessen k_{ij} alle von Null verschieden sind. Dieses System heißt *input-(output-)verbindbar*, wenn von allen Kompartments (Zustandsvariablen) eine Verbindung (Pfad im Graph des Systems) zum Input (Output) besteht.

Satz 5.7.: Input- und Output-Verbindbarkeit sind notwendige Bedingungen für eine strukturelle Identifizierbarkeit (Cobelli et al. 1979).

Eine explizite Diskussion des Problems der strukturellen Identifizierbarkeit ist auf der Basis der Übertragungsfunktion des Modells möglich (Bellman und Astrom 1970). Dazu schreiben wir Gl. (5.4) in modifizierter Form (Konzept der Zustandsvariablen):

$$\dot{x}(t) = Kx(t) + Bu(t), \quad x(0) = 0$$
$$y(t) = Cx(t).$$
(5.54)

Hierbei bezeichnet $u(t) = [u_1(t)...u_q(t)]^T$ den $(q,1)$-Inputvektor; **B** ist eine (n,q)-Matrix, die die Inputverteilung charakterisiert (z. B. $B = [1\ 0...0]^T$, wenn der Input nur in Kompartment 1 erfolgt); die (p,n)-Matrix **C** bestimmt die Verbindung der Kompartments zum Output ($C_{ij} > 0$, wenn j-tes Kompartment die Outputfunktionskomponente y_i beeinflußt) und hat die Form

$$C_{ij} = \begin{cases} 1 \\ 0 \end{cases} \quad \text{mit} \quad C_{ij} = 1 \quad \text{für alle} \quad i = 1,2,...,p.$$

Die Input-Output-Relation ist dann (vgl. Gl. 3.12):

$$\hat{y}(s) = \hat{H}(s)\hat{u}(s)$$
(5.55)

wobei $\hat{H}(s)$ die *Übertragungsmatrix* darstellt [$H(t)$ ist die (p,q)-Matrix der Impulsantwort]; d. h., jedes Element $\hat{h}_{ij}(s)$ von $\hat{H}$ entspricht einem Experiment mit dem Inputkompartment j und dem Outputkompartment i. Zwischen Gl. (5.54) und **H** besteht folgender Zusammenhang:

$$\hat{H}(s) = C(sI - K)^{-1}B,$$
(5.56)

dabei ist **I** die Einheitsmatrix n-ter Ordnung.

5.4. Identifizierbarkeit

Die Elemente der Übertragungsmatrix ergeben sich nach Gl. (5.56) aus den Elementen der Kompartmentmatrix **K**; und das Problem der Identifizierung der **K**-Matrix reduziert sich auf ein klassisches Problem der nichtlinearen Algebra: Hat das System nichtlinearer Gleichungen eine eindeutige Lösung? Offensichtlich ist das System dann identifizierbar, wenn die Anzahl der Parameter, die durch $\hat{H}(s)$ ermittelt werden können, nicht kleiner als die Anzahl der unbekannten Systemparameter ist. Eine ausführliche Diskussion der strukturellen Identifizierbarkeit auf der Basis der *Steuerbarkeit* und *Beobachtbarkeit* von Kompartmentsystemen findet man in den Arbeiten von Cobelli (Cobelli und Romanin-Jacur 1976; Cobelli et al. 1979). Computerprogramme zur strukturellen Identifizierbarkeit (Manaka et al. 1981) und zur symbolischen Darstellung der Übertragungsmatrix (Bossi et al. 1980) stellen wichtige Hilfsmittel bei der Entwicklung von Kompartmentmodellen dar.

Systeme mit C- und M-Struktur sind eindeutig identifizierbar durch ein SISO-Experiment, wenn die Elimination nur aus einem Kompartment und die Messung im zentralen Kompartment (M-System) bzw. im ersten oder letzten Kompartment (C-System) erfolgt (Cobelli et al. 1983). Eine Analyse für den Fall der Elimination aus beliebigen Kompartments findet man für das C-System bei Chau (1985) und für das M-System bei Benet (1972). Benet zeigte, daß bei einem n-Kompartmentsystem mit M-Struktur maximal $2(n - 1) + 1$ Übergangskonstanten k_{ij} eindeutig bestimmt werden können, wenn der Konzentrations-Zeit-Verlauf nur in einem Kompartment beobachtet wird. Für die restlichen Konstanten können Schranken abgeleitet werden, wie Lamm und Chung (1983) für das Drei- und Vier-Kompartment-Modell gezeigt haben.

Beispiel 1: Drei-Kompartment-CM-Modell (s. Abb. 5/4)
Für das Standardmodell eines Zwei-Kompartment-Dispositionsverhaltens mit Absorption 1. Ordnung gilt bei Input in das Kompartment 1 (orale Applikation) und Output (peripher-venöse Probennahme) aus dem Kompartment 2:

$$\mathbf{K} = \begin{bmatrix} -k_{21} & 0 & 0 \\ k_{21} & -(k_{32}+k_{02}) & k_{23} \\ 0 & k_{32} & -k_{23} \end{bmatrix}, \quad \mathbf{B} = \begin{bmatrix} 1 \\ 0 \\ 0 \end{bmatrix}, \quad \mathbf{C} = [0\ 1\ 0] \qquad (5.57)$$

Für dieses SISO-System ist $\hat{H}(s)$ ein Skalar; der Zähler von $\hat{H}(s) = \hat{h}_{21}(s)$ liefert drei und der Nenner zwei Parameter. Damit ist das System strukturell identifizierbar (vier Parameter können bestimmt werden). Bei Input in das Kompartment 2 (i. v. Injektion) wäre das System nicht identifizierbar (vgl. Satz 5.7.).

Beispiel 2: Allgemeines Zwei-Kompartment-Modell (Abb. 5/5)
DiStefano (1980) analysierte das allgemeine Zwei-Kompartment-Modell (Elimina-

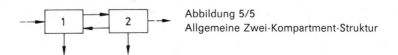

Abbildung 5/5
Allgemeine Zwei-Kompartment-Struktur

tion aus beiden Kompartments), bei dem vier verschiedene Input-Output-Experimente möglich sind (Übertragungsfunktionen $\hat{h}_{11}$, $\hat{h}_{12}$, $\hat{h}_{21}$ und $\hat{h}_{22}$ als Elemente der $\hat{H}$-Matrix). Aus $\hat{h}_{11}$ (oder $\hat{h}_{22}$) ist nur V_1 (V_2) eindeutig identifizierbar. Zur Identifizierung aller sechs unbekannten Parameter (k_{21}, k_{12}, k_{01}, k_{02}, V_1, V_2) sind drei Input-Output-Experimente notwendig ($\hat{h}_{11}$, $\hat{h}_{12}$, $\hat{h}_{22}$ oder drei andere Kombinationen). Das Modell wird durch ein Experiment ($\hat{h}_{11}$) identifizierbar, wenn aufgrund von a-priori-Erkenntnissen $k_{02} = 0$ (oder $k_{01} = 0$) gesetzt werden kann (k_{ij} und V_1 können dann bestimmt werden).
In pharmakokinetischen Systemen ist es im allgemeinen nicht möglich, alle Kompartments zu beobachten. Das gilt besonders für die klinische Pharmakokinetik, wo die Konzentrationsmessung nur in Körperflüssigkeiten möglich ist. Dadurch wird die Identifizierbarkeit der Modelle eingeschränkt. Das Experiment führt in Verbindung mit physiologischen und anatomischen Informationen zu einem Minimalmodell. Die Anzahl der Exponentialterme in der Konzentrations-Zeit-Kurve ist eine untere Schranke für die Anzahl der Kompartments des Systems. Eine ausführliche Diskussion des Problems der "versteckten Kompartments" findet man bei Fagarasan und DiStefano (1987).

5.5.
Stochastische Kompartmentmodelle

Ausgehend von der den biologischen Prozessen inhärenten Zufälligkeit, erfolgte die stochastische Verallgemeinerung bzw. Erweiterung deterministischer Kompartmentmodelle unter zwei verschiedenen Aspekten:
1. Bei Annahme deterministischer Übergangsparameter wird die Zufälligkeit über die Zustände des Systems eingeführt; damit läßt sich das durch Gl. (5.4) beschriebene System stochastisch als *Markov-Prozeß* interpretieren (s. Abschn. 5.5.1.).
2. Die Transportraten des Systems werden als stochastische Variable betrachtet (s. Abschn. 5.5.2.). Während das Modell bei den für die Pharmakokinetik typischen Teilchenzahlen keine neuen Informationen liefert und primär für eine stochastische Interpretation des Verweilzeitkonzeptes von Interesse erscheint, können mit dem Modell 2 die auch bei großen Molekülzahlen auftretenden Fluktuationen prinzipiell erklärt werden.

5.5.1. Markovsche Kette

Betrachtet man die Kompartments als Zustände des Systems (Menge von n Zuständen) und p_{ij} als die Wahrscheinlichkeit, daß sich ein Partikel nach dem Start im Kompartment j im Kompartment i befindet, dann bilden die Übergangswahrscheinlichkeiten p_{ij} die Elemente der *Übergangsmatrix* **P** (stochastische Matrix) einer *Markovschen Kette* mit stetiger Zeit. Ein Markov-Prozeß kann als ein Prozeß "ohne Gedächtnis" aufgefaßt werden; das Verhalten zur Zeit t hängt nur vom Zeitpunkt unmittelbar davor ab: Ein Partikel im Kompartment j wechselt ins Kompartment i ($i \neq j$) während des infinitesimalen Zeitintervalls dt mit der Wahrscheinlichkeit $k_{ij} dt$ und wird eliminiert mit der Wahrscheinlichkeit $k_{0j} dt$, wobei k_{ij} die Elemente der Kompartmentmatrix sind. Die daraus resultierende Differentialgleichung für die p_{ij} [Kolmogorovsche-(Eingangs-)Differentialgleichung] lautet in Matrixschreibweise (analog zu Gl. 5.4)

$$d\mathbf{P}/dt = \mathbf{KP}(t) \tag{5.58}$$

und **K** kann hier als *Intensitätsmatrix* von **P** betrachtet werden:

$$\mathbf{P}(t) = e^{\mathbf{K}t} \tag{5.59}$$

Da die Fluktuationen der Teilchenzahlen (N) in den Kompartments bei den in der Pharmakologie typischen Dosen verschwinden (der Variationskoeffizient liegt in der Größenordnung $N^{-1/2}$), bringt die Anwendung dieses Typs stochastischer Modelle in der Praxis im allgemeinen keine Vorteile, im Vergleich zu den deterministischen Kompartmentmodellen (z. B. McInnis et al. 1979). Problemstellungen, in denen Molekülzahlen $N \leq 100$ eine Rolle spielen (Rescigno und Matis 1981), sind hypothetisch. Das Modell ist jedoch im Hinblick auf eine stochastische Interpretation der Partikelverweilzeiten in den Kompartments von theoretischem Interesse (Eisenfeld 1980; Matis et al. 1983; Covell et al. 1984). Eine zusammenfassende Darstellung der stochastischen Interpretation pharmakokinetischer Parameter findet man bei Beal (1987).
Saffer et al. (1976) analysierten die Kinetik einer Markersubstanz zur Leberfunktionsdiagnostik mit dem Modell einer Markovschen Kette mit diskreter Zeit. Theoretisch ist auch dieses Vorgehen dem deterministischen Kompartmentmodell äquivalent (Eisenfeld 1979); möglicherweise bietet es Vorteile hinsichtlich der Parameterschätzung (numerische Methoden). Sheppard (1971) konnte zeigen, daß die Transitzeitverteilung durch ein C-Modell (als Markovsche Kette) schon ab $n = 3$ durch die inverse Gaußverteilung (vgl. Gl. 4.16) approximiert werden kann.

5.5.2.
Stochastische Variabilität der Systemparameter

Eine Vielzahl von Faktoren kann zu zufälligen Veränderungen der Systemparameter (Transferkonstanten des Kompartmentmodells) führen: Umwelteinflüsse, zeitliche Änderung physiologischer Zustände, interindividuelle Variabilität usw. Die Entwicklung von stochastischen Kompartmentmodellen, die zufällige Änderungen der Transferkonstanten berücksichtigen, erfolgte hauptsächlich unter zwei Aspekten:
- mit dem Ziel der Entwicklung der gemeinsamen Wahrscheinlichkeitsdichte der Zustandsvariablen (Soong 1971; Soong 1972; Tsokos und Tsokos 1976) und
- zur Schätzung der stochastischen Parameter aus Input-Output-Daten (Chuang und Lloys 1974; Soong and Dowdee 1974).

Voraussetzung für diesen Typ stochastischer Modelle ist die Annahme einer bestimmten Verteilung für die Modellparameter und eine Stichprobe von Meßkurven bzw. von Wiederholungen individueller Kurven. A priori wurden in den bisherigen Anwendungen z. B. die einzelnen Eigenwerte der Komparmentmatrix (λ_i) als gammaverteilt angenommen. Damit schätzten Campello und Cobelli (1978) die interindividuelle Varianz der pharmakokinetischen Parameter von Bilirubin bei Patienten im Normalzustand und bei Patienten in zwei verschiedenen pathologischen Zuständen. Die Erwartungswerte der k_{ij} stimmen mit den Ergebnissen des deterministischen Modells überein.

Ein einheitliches stochastisches Modell (mit Ein-Kompartment-Struktur), das beide Hauptursachen der Zufälligkeit (zufälliger Übergangsmechanismus und stochastische Transferparameter) kombiniert, entwickelten Matis und Tolley (1979). Dabei wurde sowohl eine bestimmte Verteilung für die Eliminationskonstante [Dichte $f(k_e)$] als auch für die initiale Partikelzahl im Kompartment angenommen. Unterliegt k_e einer Verteilung, dann ist die mittlere Dispositionskurve im allgemeinen keine Exponentialkurve; z. B. gilt bei einer interindividuellen Variabilität von k_e für die "mittlere" $C_D(t)$-Kurve (aus gepoolten Daten):

$$C_D(t) \geq C \exp[-E(k_e)t], \tag{5.60}$$

wobei $E(k_e)$ der Erwartungswert der interindividuellen Verteilung von k_e ist. Für den Fall gammaverteilter k_e, d. h.

$$f(k_e) = k^{a-1} e^{-k_e b}/[\Gamma(a)/b^a], \qquad k_e \geq 0; \quad a,b > 0, \tag{5.61}$$

erhält man z. B. die Mittelwertskurve

$$\bar{N}(t) = \bar{N}_0 (1 + t/b)^{-a}, \tag{5.62}$$

5.5. Stochastische Kompartmentmodelle

wobei $\bar{N}$ die Anzahl der Partikel im Kompartment und $\bar{N}_0$ der Mittelwert für $t = 0$ (zufällige Anfangsbedingungen) sind [$\bar{N} \sim A(t)$].
Eine Erweiterung auf zeitabhängige spezifische Eliminationsraten (Matis und Tolley 1980) entspricht im Prinzip dem im Abschn. 3.3.3. beschriebenen Konzept; die Beibehaltung des Ein-Kompartment-Modells — wie des Kompartmentbegriffes überhaupt — erscheint jedoch in diesem Zusammenhang fragwürdig (die Verweilzeiten sind nicht mehr exponentiell verteilt).

6.
Invasion und Bioverfügbarkeit

Die große Bedeutung des Invasionsprozesses ist durch die Tatsache begründet, daß Arzneimittel in der Praxis am häufigsten oral appliziert werden. Die rektale, intramuskuläre und subkutane Applikation – als weitere Routen mit nichtimpulsförmiger Invasionscharakteristik – spielen im Vergleich dazu eine untergeordnete Rolle. Die erhöhte Komplexität des pharmakokinetischen Systems (Einfluß des Invasionsprozesses) führt dazu, daß das Modell im allgemeinen nicht allein auf der Basis oraler $C(t)$-Daten identifiziert werden kann. Gewöhnlich wird deshalb das Dispositionsverhalten zusätzlich nach i. v. Bolusinjektionen analysiert (z. B. bei Bioverfügbarkeitsuntersuchungen).

6.1.
Verhaltensmodelle der Invasion

Da der Invasionsprozeß dem Dispositionsprozeß vorausgeht, kann die Körperverweilzeitverteilung nach extravaskulärer Applikation aus Verhaltensmodellen der zugrundeliegenden Konsekutivprozesse, d. h. der Invasions- und Dispositionszeitverteilung ermittelt werden. Meist steht man vor der Aufgabe, Aussagen über den Invasionsprozeß aus Konzentrations-Zeit-Kurven nach oraler und intravenöser Gabe zu machen. Wir behandeln im folgenden die Invasion am Beispiel der oralen Applikation; die entsprechenden Verhaltensmodelle lassen sich aber auch auf andere extravaskuläre Inputprozesse anwenden.

6.1.1.
Verweilzeit nach oraler Applikation

Das Gesetz der Massenerhaltung führt im Falle der oralen Applikation zu folgendem Schema konsekutiver Subsysteme:

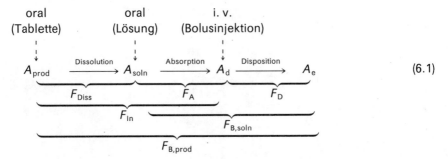

(6.1)

6.1. Verhaltensmodelle der Invasion

dabei bezeichnen A und F die Arzneimittel bzw. die kumulativen Verweilzeitverteilungen der Subsysteme:

F_{Diss} = Auflösungszeitverteilung (Tablette, $A_{prod} \to$ Lösung, A_{soln}),
F_A = Absorptionszeitverteilung (Lösung $\to$ absorbierte Menge, A_d),
F_D = Dispositionszeitverteilung ($A_d \to$ eliminierte Menge, A_e).
Die Invasionszeitverteilung F_{In} ist demnach (vgl. Abschn. 3.2.6.):

$$F_{In}(t) = F_{Diss} * F_A \tag{6.2}$$

Anmerkung: In Anlehnung an die Terminologie von Riegelman und Collier (1980) bezeichnen wir hier den Auflösungs- oder Liberationsprozeß vereinfacht als Dissolution. Bei Tabletten ist die Desintegration dann definitionsgemäß ein Bestandteil dieses Prozesses (s. Abschn. 6.2.).
Die Körperverweilzeitverteilung $F_{B,prod}$ bestimmt die nach oraler Applikation einer *festen Arzneiform* (z. B. Tablette oder Dragee) beobachteten $C_B(t)$-Kurven:

$$F_{B,prod} = F_{Diss} * F_A * F_D = F_{In} * F_D \tag{6.3}$$

Nach oraler Applikation einer *Lösung* ist $F_{In} = F_A$, da der Auflösungsprozeß entfällt:

$$F_{B,soln} = F_A * F_D \tag{6.4}$$

Aus (6.3) und (6.4) ergeben sich die Beziehungen zwischen den mittleren Verweildauern (s. Gl. 3.52); für eine feste Arzneiform

$$MBRT_{prod} = MDT + MAT + MDRT = MIT + MDRT \tag{6.5}$$

und für eine Lösung

$$MBRT_{soln} = MAT + MDRT. \tag{6.6}$$

Ebenso wie die mittleren Verweilzeiten sind auch die Varianzen der Konsekutivprozesse additiv (s. Gl. 3.54); woraus die folgende Gleichung für das Verhältnis der relativen Dispersionen nach oraler und i.v. Applikation folgt:

$$\frac{CV_B^2}{CV_D^2} = \frac{\gamma^2(CV_I^2/CV_D^2) + 1}{(1 + \gamma)^2}, \quad \gamma = MIT/MDRT \tag{6.7}$$

Die Maßzahlen $MBRT$ und CV_B^2 können z. B. unter Verwendung von (3.42) und (3.43) aus oralen Konzentrations-Zeit-Kurven berechnet werden. Bezeichnen wir die absorbierte Arzneimittelmenge mit $A_B(t)$ [= $ARE(t)$], ist nach Gl. (3.27) die Überlebenswahrscheinlichkeit $\bar{F}_B = A_B(t)/A_e(\infty)$ und die spezifische Eliminationsrate

$$k_B(t) = d\ln A_B/dt. \tag{6.8}$$

6.1.2.
Invasionszeitverteilung

Der Invasionsprozeß nach Applikation einer festen Arzneiform kann in zwei unabhängige Prozesse, *Dissolution* und *Absorption*, zerlegt werden, wobei einer von beiden oft der geschwindigkeitsbegrenzende Schritt ist. So wird die Invasionszeitverteilung einer festen Arzneiform im allgemeinen durch den Dissolutionsprozeß (s. Abschn. 6.2.) determiniert ($MAT \ll MDT$). (Dabei ist zu beachten, daß besonders in der englischsprachigen Literatur der gesamte Invasionsprozeß als "absorption" bezeichnet wird.)
Die beiden Komponenten, mittlere Dissolutionszeit und mittlere Absorptionszeit, können u. U. in vivo mit Hilfe geeigneter Modellexperimente (Applikation des Wirkstoffes als Tablette und als Lösung) aus den Gleichungen (6.5) und (6.6) bestimmt werden.

Absorptionsrate

Eine modellunabhängige Behandlung der Absorption ist mit einer zeitabhängigen *spezifischen Absorptionsrate* möglich (Weiss 1987):

$$k_A(t) = (-dA_{soln}/dt)/A_{soln}(t). \tag{6.9}$$

Dieses Konzept ist eine Verallgemeinerung der Absorptionskinetik 1. Ordnung ($k_A = const.$). Die Annahme einer Absorptionskonstanten (exponentiell verteilte Absorptionszeiten) stellt eine starke Vereinfachung dar: wie die Messungen von Nyberg et al. (1974) für Digoxin-Lösung zeigen, scheint eine DFR-Absorptionszeitverteilung [$k_A(t)$ monoton fallend] ein geeignetes approximatives Modell zu sein. Eine stufenförmige $k_A(t)$-Funktion (Segmente mit verschiedenen $k_A = const.$) wurde von Süverkrüp (1979, 1985) aufgrund der segmentiellen Struktur des Darmes (in bezug auf die Absorptionseffektivität) vorgeschlagen.

Invasionsrate
Die *spezifische Invasionsrate*

$$k_{In}(t) = (-dA_{na}/dt)/A_{na}(t) \tag{6.10}$$

mit $A_{na} = A_{prod} + A_{soln}$ ist analog zu (6.9) eine wichtige Charakteristik der Invasionszeitverteilung. So ist $k_{In}(t)$ für IFR-Invasionszeitverteilungen monoton wachsend (s. Definition 3.2, Abschn. 3.3.3.). Das kann z. B. der Fall sein, wenn bei der Tablettenauflösung als geschwindigkeitsbegrenzendem Schritt die Dissolutionszeit vom IFR-Typ ist (s. Abschn. 6.2.1.1.) oder wenn sowohl die Dissolution als auch die Absorption Prozesse 1. Ordnung sind. (Für $k_{Diss} \approx k_A$ ist $CV_{In}^2 \approx 0{,}5$, und die Abweichung von einem Invasionsprozeß 1. Ordnung ist besonders ausgeprägt.)

6.1.3. Systeme mit log-konkaven Konzentrations-Zeit-Kurven

Im Gegensatz zur i.v. Bolusapplikation (s. Abschn. 3.4.), können nach oraler Applikation zwei Typen des Verlaufs der spezifischen Eliminationsrate unterschieden werden (s. Abb. 3/4):
1. $k_B(t)$ ist nichtmonoton und $\ln C_B(t)$ ist durch eine verteilungsbedingte "Nase" charakterisiert.
2. $k_B(t)$ ist monoton wachsend und $\ln C_B(t)$ ist konkav.

Ausgehend von der Tatsache, daß viele orale Konzentrations-Zeit-Kurven nach halblogarithmischer Auftragung eine konkave Form aufweisen, untersuchen wir im folgenden allgemeine Eigenschaften dieser Systeme.

6.1.3.1. Implikationen der Log-Konkavität

Der folgende Satz faßt die Implikationen der Log-Konkavität zusammen (Weiss 1987):

Satz 6.1.: Wenn in einem linearen pharmakokinetischen System, für das Gl. (2.5) gilt, $\ln C_B(t)$ eine konkave Kurve ist, dann folgt daraus:
a) Die Körperverweilzeitverteilung $F_B(t)$ gehört zur IFR-Klasse (Satz 3.2.).
b) Die spezifische Eliminationsrate $k_B(t)$ wächst monoton bis der asymptotische Wert $k_{B,Z}$ erreicht wird; die $C_B(t)$-Kurve hat eine exponentielle terminale Phase, $C_B(t) \approx B_Z\, e^{-k_{B,Z} t}$ für $t > t_Z$.
c) Die relative Dispersion $CV_B^2 < 1$ ist ein Formparameter der Kurve.
d) $A_B(t)$ ist eine log-konkave Funktion.
Diese Aussagen sind nicht reversibel; man kann nur zeigen, daß $C_B(t)$ unimodal ist, wenn F_B zur IFR-Klasse gehört.

Beziehungen zwischen Verweilzeit- und Invasionszeitverteilung lassen sich für Systeme mit exponentiell verteilten Dispositionsverweilzeiten [$k_D(t) = k_e$ = const., s. Abschn. 3.5.3.] ableiten:
a) Wenn die Invasionszeitverteilung zur IFR-Klasse gehört bzw. $k_{In}(t)$ monoton

wachsend ist, dann gehört auch die Körperverweilzeitverteilung zur IFR-Klasse.

b) Für die monoton wachsende spezifische Eliminationsrate $k_B(t)$ gilt die Ungleichung:

$$k_B(t) \leq \min \{k_{In}(t), k_e\}. \tag{6.11}$$

Bei der Erzeugung log-konkaver $C_B(t)$-Kurven spielen offenbar IFR-Invasionszeitverteilungen eine bedeutende Rolle. Gl. (6.11) zeigt, daß entweder der Invasionsprozeß [$k_{In}(t)$] oder die intrinsische Eliminationskapazität (k_e) den geschwindigkeitsbegrenzenden Schritt darstellen und damit die terminale Kurvenphase bestimmen. Im Falle eines Absorptionsprozesses 1. Ordnung kann man für Gl. (6.11) schreiben:

$k_B(t) \leq \min \{k_a, k_e\}$; d. h., $k_{B,Z} = k_a < k_e$, wenn die Absorption der geschwindigkeitsbegrenzende Schritt ist. Dieser Fall wird in der Literatur als *"flip-flop"-Phänomen* bezeichnet (Abb. 6/1).

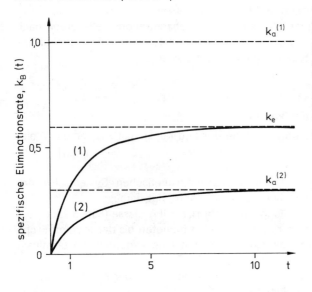

Abbildung 6/1
Ein-Kompartment-Modell (k_e) mit Absorptionsprozeß 1. Ordnung (k_a).
Verlauf der spezifischen Eliminationsrate für
(1) $k_a > k_e$ und (2) $k_a < k_e$ ("flip-flop"-Phänomen) (Weiss 1987)

6.1.3.2.
Bedingungen für die Log-Konkavität

Ausgehend von der Ungleichung $CV_B^2 < 1$ (s. Satz 6.1,c) und von Gl. (6.7), können notwendige Bedingungen für die Log-Konkavität von Konzentrations-Zeit-Kurven nach oraler Applikation abgeleitet werden: das Verhältnis $v = MIT/MDRT$ muß größer als eine untere Schranke sein, die mit CV_D^2 und (in geringerem Ausmaß) mit CV_{In}^2 wächst (Abb. 6/2). Mit anderen Worten, je grö-

6.1. Verhaltensmodelle der Invasion

ßer der Einfluß der Verteilung auf die Dispositionskurve ist (Maßzahl CV_D^2), desto größer muß der Quotient *MIT/MDRT* sein, wenn log-konkave Kurven entstehen sollen. Bei langsamer Invasion (z. B. Retardpräparate) sind die $C_B(t)$-Kurven meist log-konkav. Damit kann das Phänomen des *"Verschwindens von Exponentialtermen"* bei multiexponentiellen Dispositionskurven (s. Gl. 3.84) erklärt werden. Simulationsrechnungen zeigen, daß Abb. 6/2 ein brauchbares Kriterium der Log-Konkavität liefert (Weiss 1987).

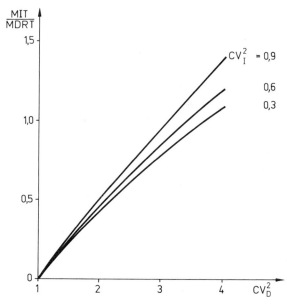

Abbildung 6/2
Untere Schranken für den Quotienten aus mittlerer Inputzeit (*MIT*) und mittlerer Dispositionszeit (*MDRT*) als Funktion von CV_D^2 als notwendige Bedingung für log-konkave Konzentrations-Zeit-Kurven (CV_D^2, CV_I^2 = relative Dispersionen der Dispositions- und Inputzeit)
(Weiss 1987)

6.1.3.3.
Parametrische Verweilzeitverteilungen

Die populärste parametrische Körperverweilzeitverteilung für Systeme mit log-konkaven $C_B(t)$-Kurven basiert auf der sog. *Bateman-Funktion*

$$C_B(t) = \frac{A}{\lambda_2 - \lambda_1} (e^{-\lambda_1 t} - e^{-\lambda_2 t}) \tag{6.12}$$

mit den Maßzahlen:

$$AUC_B = A/(\lambda_1 \lambda_2) \tag{6.13}$$

$$MBRT = 1/\lambda_1 + 1/\lambda_2 \tag{6.14}$$

$$CV_B^2 = \frac{1/\lambda_1^2 + 1/\lambda_2^2}{(1/\lambda_1 + 1/\lambda_2)^2} \qquad (6.15)$$

und dem asymptotischen Wert $k_{B,z} = \min\{\lambda_1, \lambda_2\}$ der spezifischen Eliminationskonstanten. Das Maximum der Kurve $(C_{B,\max})$ liegt bei

$$t_{\max} = \frac{\ln(\lambda_2/\lambda_1)}{\lambda_2 - \lambda_1}. \qquad (6.16)$$

Die notwendige Bedingung

$$1/2 < CV_B^2 < 1 \qquad (6.17)$$

schränkt den Anwendungsbereich der Bateman-Funktion ein. Nur bei monoexponentieller Disposition (Ein-Kompartment-Modell), kombiniert mit einer Absorption 1. Ordnung, sind die Parameter λ_1 und λ_2 identisch mit den Konstanten k_e und k_a (s. Gl. 5.50).
Eine Alternative zu (6.13) stellen die zuerst von van Rossum und van Ginneken (1980) angewendeten *unimodalen Gammakurven* dar (s. Abb. 3/8):

$$C_B(t) = A\, t^\kappa\, e^{-bt}, \quad \kappa > 0 \qquad (6.18)$$

Die Anzahl der Variablen ist hier geringer und außerdem können diese einfacher interpretiert werden (b als Skalen- und κ als Formparameter). Die Funktion (6.18) ist auch flexibler als (6.12), da im Gegensatz zu (6.17) hier keine einschränkenden Bedingungen existieren (außer $CV_B^2 < 1$).
Für die mittlere Verweildauer folgt aus der Dichte (6.18):

$$MBRT = (1 + \kappa)/b, \qquad (6.19)$$

und die relative Dispersion

$$CV_B^2 = 1/(1 + \kappa) \qquad (6.20)$$

bestimmt eindeutig die Form der $C_B(t)$-Kurve; so z. B. den Zeitpunkt des Kurvenmaximums

$$t_{\max}/MBRT = 1 - CV_B^2. \qquad (6.21)$$

Die Abhängigkeit der terminalen Halbwertszeit

$$t_{1/2,z} = \ln 2/b \qquad (6.22)$$

6.1. Verhaltensmodelle der Invasion

($k_{B,Z} = b$) vom Invasionsprozeß kann hier gut demonstriert werden: für $MIT/MDRT > (1 + CV_D^2/CV_{In}^2)^{1/2} - 1$ ist $t_{1/2,Z}$ eine monoton wachsende Funktion der mittleren Invasionszeit (Weiss 1983a). Im Gegensatz zum Sinngehalt des Begriffs "flip-flop"-Phänomen handelt es sich also bei der Beeinflussung der terminalen Kurvenphase durch die Invasion um einen kontinuierlichen Vorgang.

6.1.3.4.
Obere Schranken der Auswaschzeit

Die obere Schranke für die Auswaschzeit $t_{90\%}$ (90% der absorbierten Menge ist eliminiert)

$$t_{90\%} \leq 2{,}56\, MBRT \tag{6.23}$$

läßt sich in Abhängigkeit von CV_B^2 weiter reduzieren (s. Tab. 1 in Weiss 1987). Das gilt auch für die Abschätzung der Restmenge im Körper (bzw. des Fehlers beim "Abschneiden" der AUC-Kurve), die für $t \geq 3\, MBRT$ kleiner 6% der des resorbierten Dosisanteils ist (vgl. Abschn. 3.4.3.3.).

6.1.4.
Monoexponentielle Invasion und biexponentielle Disposition

Da sich Dispositionskurven meist gut mit einer Biexponentialfunktion (s. Gl. 5.41) beschreiben lassen, ist die Analyse der korrespondierenden oralen Konzentrations-Zeit-Kurven von besonderem Interesse. Bei einem Invasionsprozeß 1. Ordnung (Absorptionskonstante k_a), erhält man für $C_B(t)$ eine Summe von 3 Exponentialtermen (s. Gl. 5.51). Wenn der Quotient $MIT/MDRT$ (mit $MIT = 1/k_a$) einen bestimmten Schwellenwert überschreitet (s. Abb. 6/2), verschwindet ein Exponentialterm, d.h. $C_B(t)$ kann dann durch Gl. (6.12) approximiert werden. Abb. 6/3 illustriert dieses Phänomen. Nehmen wir an, ein Wirkstoff mit der mittleren Absorptionszeit $MAT = 0{,}33$ liege in zwei oralen Formulierungen von (Tablette A mit der mittleren Dissolutionszeit $MDT = 0{,}32$ und Tablette B mit $MDT = 0{,}91$). Die Dispositionsparameter seien $MDRT = 2$ und $CV_D^2 = 1{,}75$. Die Invasion wird durch zwei konsekutive Prozesse 1. Ordnung ($MDT = 1/k_{diss}$ und $MAT = 31/k_a$) modelliert ($MIT = MDT + MAT$) und $C_B(t)$ ist eine Summe von 4 Exponentialtermen. Bei Tablette A ist die verteilungsbedingte "Nase" der $C_B(t)$-Kurve noch erkennbar (vgl. auch Abb. 3.4). Bei Tablette B $CV_{In}^2 = 0{,}61$) überschreitet $y = MIT/MDRT = 0{,}62$ den in Abb. 6/2 angegebenen Schwellenwert und die $C_B(t)$-Kurve wird log-konkav (zwei Exponentialterme "verschwinden"). Daraus wird deutlich, daß die a-priori-Interpretation log-konkaver Kurven durch ein Ein-Konpartment-Modell im allgemeinen falsch ist (ein häufiger Fehler in der pharmakokinetischen Literatur).

Abbildung 6/3
Einfluß der Tablettenauflösung (mittlere Dissolutionszeit *MDT*) auf die Konzentrations-Zeit-Kurve eines Systems mit biexponentialer Dispositionskurve (*MDRT* = 2,0) und einer mittleren Absorptionszeit von *MAT* = 0,13
A: Kurve mit "Verteilungsnase"; B: log-konkave Kurve (nach Chan und Gibaldi 1985)

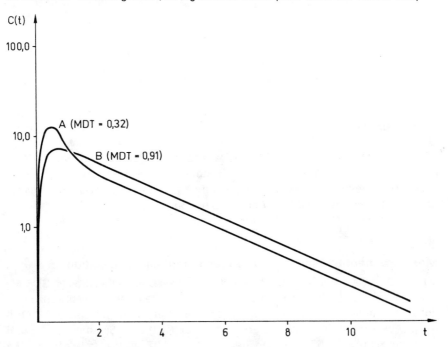

6.2. Dissolutionsprozeß

Im allgemeinen erfolgt der eigentliche Auflösungsprozeß einer festen Arzneiform erst nach dem *Desintegrationsprozeß*. Der Prozeß $A_{prod} \rightarrow A_{soln}$ kann deshalb noch um den Zwischenschritt $A_{Tabl} \rightarrow A_{Puder}$ erweitert werden. Die mittlere Dissolutionszeit einer Tablette (oder Kapsel) ist dann (Tanigawara et al. 1982):

$$MDT_{Tabl} = MDIT_{Tabl} + MDT_{Puder} \tag{6.24}$$

d. h., man erhält z. B. die in-vitro-Desintegrationszeit einer Tablette ($MDIT_{Tabl}$) aus den Auflösungskurven der Tablette (MDT_{Tabl}) und des Puders (MDT_{Puder}). Die Dissolutionszeitverteilung wird gewöhnlich aus in-vitro-Auflösungskurven der festen Arzneiform bestimmt. Der Zusammenhang zum Auflösungsverhalten in vivo wird im Abschn. 6.2.3. hergestellt.

6.2. Dissolutionsprozeß

Tabelle 6/1
Dissolutionsmodelle

Modelle	$A_{diss}(t)$	MDT	CV^2_{Diss}	Klasse
Kinetik 1. Ordnung	$= A_{diss}(\infty)(1 - e^{-kt})$	$1/k$	1	
Quadratwurzelmodell	$= Kt^{1/2}$	$A^2_{diss}(\infty)/3K^2$	0,8	IFR
Kubikwurzelmodell	$= A_{diss}(\infty) - [A^{1/3}_{diss}(\infty) - Kt]^3$	$A^{1/3}_{diss}(\infty)/4K$	0,6	IFR
Kinetik 0. Ordnung	$= Kt$ für $0 \leqq t \leqq A_{diss}(\infty)/K$	$A_{diss}(\infty)/2K$	1/3	IFR
Konsekutivprozesse 1. Ordnung	$= 1 + \dfrac{1}{k_1 - k_2}(k_2 e^{-k_1 t} - k_1 e^{-k_2 t})$	$\dfrac{1}{k_1} + \dfrac{1}{k_2}$	Gl. (6.15) < 1	IFR
Weibull-Verteilung	$= A_{diss}(\infty)[1 - e^{-(bt)^a}]$	Gl. (6.25)	Gl. (6.26) < 1 für $a > 1$ > 1 für $a < 1$	IFR DFR
Hyperexponentialverteilung	$= A_{diss}(\infty)\left[\sum_{i=1}^{n}(A_i/k_i)(1 - e^{-k_i t})\right]$	Gl. (3.86)	Gl. (3.87) > 1	DFR

6.2.1.
Dissolutionszeitverteilung

Bezeichnen wir die Arzneistoffmenge in der festen bzw. ungelösten Form mit A_{prod} und die aufgelöste Menge mit A_{diss}, so ist die spezifische Dissolutionsrate

$$k_{Diss}(t) = -d \ln A_{prod}/dt \tag{6.25}$$

und die Überlebensfunktion

$$\bar{F}_{Diss} = \frac{A_{prod}(t) - A_{prod}(\infty)}{A_{prod}(0) - A_{prod}(\infty)}, \tag{6.26}$$

wobei $A(0)$ und $A(\infty)$ die Mengen am Anfang bzw. Ende des Auflösungsprozesses bezeichnen. Aus der kumulativ gelösten Menge, $A_{diss}(t) = A_{prod}(0) - A_{prod}(t)$, erhält man direkt die Dissolutionszeitverteilung:

$$F_{Diss} = A_{diss}(t)/A_{diss}(\infty). \tag{6.27}$$

Die modellunabhängigen Maßzahlen MDT und CV^2_{Diss} können aus den Dissolutionsprofilen bestimmt werden, wenn (6.26) in die Gleichungen (3.31) bis (3.34) eingesetzt wird. MDT ist proportional der Fläche oberhalb der Auflösungskurve (ABC, s. Abb. 3/2). Die Kenngrößen MDT und CV^2_{Diss} sind aufgrund ihrer Unabhängigkeit von bestimmten empirischen Modellen der Freisetzungscharakteristik anderen Dissolutionsparametern (z. B. $t_{50\%}$) überlegen.
Zur Beschreibung von Auflösungsprofilen stehen eine Vielzahl empirischer Funktionen zur Verfügung (Tab. 6/1), wobei manche aus a-priori-Modellen der Tablettenauflösung resultieren (z. B. das Quadrat- und Kubikwurzelgesetz, s. Abschn. 6.2.3.). Dabei ist der Anwendungsbereich von Modellen mit konstanter Kurvenform ($CV^2_{Diss} = const.$) kleiner als der von Modellen mit variabler Kurvenform (z. B. der Weibull-Funktion).
Der erste Schritt bei der Auswahl parametrischer Familien von Dissolutionszeitverteilungen ist die Beantwortung der Frage, ob die $A_{prod}(t)$-Kurven log-konkav oder log-konvex sind (bzw. ob k_{Diss} monoton wachsend oder fallend ist), da dann die Dissolutionszeitverteilungen zur IFR- bzw. DFR-Klasse gehören.

6.2.1.1.
IFR-Dissolutionszeitverteilungen

Es wurde bereits darauf hingewiesen, daß aus theoretischen Gründen Dissolutionszeitverteilungen im Falle log-konkaver Plasmakonzentrations-Zeit-Kurven häufig zur IFR-Klasse gehören. Andererseits sind die meisten $A_{prod}(t)$-Kurven in halblogarithmischer Auftragung erfahrungsgemäß konkave Kurven (log-konkav)

6.2. Dissolutionsprozeß

bzw. Geraden (log-linear). So entsprechen den meisten empirischen Funktionen, die gewöhnlich an in-vitro-Dissolutionskurven angepaßt werden, parametrische Familien der IFR-Verteilungen. Abgesehen von dieser a-posteriori-Evidenz implizieren auch einige a-priori-Modelle des Dissolutionsprozesses die IFR-Eigenschaft (vgl. Abschn. 6.2.3.).

Tabelle 6/1 zeigt den Zusammenhang zwischen der Modellfunktion und den Maßzahlen MDT und CV^2_{Diss} für verschiedene Modelle der IFR-Klasse. Während für die Zeitgesetze 0. und 1. Ordnung sowie für das Quadrat- und Kubikwurzelgesetz die Momente 0. und 1. Ordnung [$A_{diss}(\infty)$ und MDT] ausreichend sind, um das Auflösungsprofil $A_{diss}(t)$ vollständig zu charakterisieren, ist bei der Weibull-Funktion zusätzlich die relative Dispersion CV^2_{Diss} erforderlich, um den Formparameter der Kurve bestimmen zu können. Aufgrund dieser Flexibilität ist die Weibull-Funktion besonders gut zur Anpassung an Dissolutionsprofile geeignet (Langenbucher 1972); sie beruht auf der in der Theorie der Lebensdauerverteilungen häufig verwendeten *Weibull-Verteilung*:

$$F_{Diss} = 1 - e^{-(bt)^a}, \quad b > 0 \tag{6.28}$$

mit $a > 1$ für log-konkave $\bar{F}_{Diss}$-Kurven und dem Erwartungswert

$$MDT = \Gamma(1/a + 1)/b, \tag{6.29}$$

sowie der relativen Dispersion

$$CV^2_{Diss} = \frac{\Gamma(2/a + 1)}{[\Gamma(1/a + 1)]^2} - 1. \tag{6.30}$$

Hierbei ist $\Gamma(x)$ die Gammafunktion (3.101). Die spezifische Dissolutionsrate

$$k_{Diss}(t) = a(bt)^{a-1} \tag{6.31}$$

ist für $a > 1$ wachsend (IFR-Verteilung) und für $a < 1$ fallend (DFR-Verteilung); $a = 1$ ist der Grenzfall der Exponentialverteilung. Der Parameter a ist ein Form- und b ein Skalenparameter der Dissolutionskurve.

Brockmeier (1981) wandte die Gammaverteilung an und interpretierte sie als Resultat konsekutiver Prozesse 1. Ordnung (C-Modell, s. Abschn. 5.1.), die mit verschiedenen Phasen des Auflösungsprozesses in Zusammenhang gebracht werden können. [Die Dichte f_{Diss} wird durch Gl. (3.96) beschrieben.]

6.2.1.2.
DFR-Dissolutionszeitverteilungen

Ist der Zeitverlauf der noch nicht gelösten Menge $[A_{prod}(t)]$ log-konvex, kommt von den o. g. Modellen nur die Weibull-Verteilung (6.28) mit $a < 1$ als Dissolutionsmodell in Frage. Eine große Bedeutung hat auch hier – wie bei der Dissolutionszeitverteilung (s. Abschn. 3.5.1.1.) – die Hyperexponentialverteilung, wobei meist zwei Exponentialterme ausreichend sind:

$$A_{prod}(t)/A_{prod}(0) = B_1 e^{-k_1 t} + B_2 e^{-k_2 t}. \tag{6.32}$$

Die Kurve besteht aus zwei Komponenten, die von zwei Fraktionen der Tablette (Bruchteile B_1 und B_2) mit unterschiedlicher Dissolutionskonstante ($k_1 > k_2$) herrühren, d. h. $\bar{F}_{Diss}$ ist die Summe zweier parallel ablaufender Prozesse mit den Überlebensfunktionen $\bar{F}_1$ und $\bar{F}_2$.
So fanden Nyberg et al. (1974) bei Digoxin-Tabletten Auflösungs-Halbwertszeiten von $t_{1/2,2} = 10$ min und $t_{1/2,2} = 3$ h für je etwa 50% des Tabletteninhalts. Leeson et al. (1985) beschrieben mit diesem Modell die Auflösung von Retardarzneiformen.

6.2.2.
Physikalische Modelle der Dissolution

In diesem Abschnitt soll die Möglichkeit der physikalischen Interpretation von Parametern der Dissolutionszeitverteilung an Hand einiger typischer Beispiele erläutert werden. Aufgrund der Vielzahl verschiedener fester Arzneiformen – die entsprechende spezifische Strukturmodelle erfordern – ist eine umfassende Darstellung in diesem Rahmen nicht möglich. (Die Zielstellung der Galenik kann sowohl eine schnelle als auch eine langsame Tablettenauflösung sein.)

6.2.2.1.
Elementarprozesse 1. Ordnung

Oft wird das System stark vereinfacht, so daß man statt von theoretischen besser von theoretisch-empirischen Modellen sprechen sollte. So führen konsekutive Prozesse 1. Ordnung zu log-konkaven $A_{prod}(t)$-Kurven; hier ist die Dissolutionszeit T_{Diss} (als zufällige Variable) die Summe der Dissolutionszeiten ($T_{Diss,i}$) der einzelnen, voneinander unabhängigen Konsekutivprozesse (vgl. Abschn. 3.2.6.). Die integrierten Formen der Bateman- und Gammafunktion sind dann das Resultat einer Kette von zwei bzw. n aufeinanderfolgenden Prozessen 1. Ordnung. Das Konsekutivmodell (z. B. Tablette → große Partikel (Aggregate) → kleine Partikel → Lösung) kann verbessert werden, wenn die Beschleunigung des initialen Dissolutionsprozesses durch die Desintegration empirisch

6.2. Dissolutionsprozeß

mit Hilfe einer in dieser Phase linear wachsenden Dissolutionsrate beschrieben wird (Leary und Ross 1983). Die IFR-Eigenschaft bleibt dabei erhalten. Nelson und Wang (1978) berechneten die Destintegrationszeitverteilung einer Tablette durch Dekonvolution aus den Dissolutionszeitverteilungen der Tablette (Weibull-Verteilung) und des Puders (Exponentialverteilung) ($F_{Diss, Tabl.}$ = $F_{Desint.}$ * $F_{Diss, Puder}$).

Log-konvexe Kurven, d. h. DFR-Dissolutionszeitverteilungen, können am einfachsten als Resultat parallel verlaufender, unabhängiger Auflösungsprozesse von Tablettenfraktionen mit unterschiedlichen Dissolutionseigenschaften erklärt werden. Die Dissolutionszeitverteilung ist dann eine Mischung der Verteilungen, die den Einzelprozessen zugrunde liegen (z. B. eine Mischung von Exponentialverteilungen bei Prozessen 1. Ordnung, s. Gl. 6.32).

6.2.2.2.
Diffusionsschichtmodell

Von den verschiedenen physikalischen Modellen des Auflösungsprozesses ist das sog. *Diffusionsschichtmodell* (Nernst 1904) das populärste; es wurde bisher auf verschiedene feste Arzneiformen (einschließlich Retardpräparate) angewendet.
Unter der Bedingung, daß ein von Null verschiedener Konzentrationsgradient nur in einer an der Partikeloberfläche anhaftenden Schicht (Flüssigkeitsfilm) der Dicke h vorhanden ist und die Sättigungskonzentration (C_s) dort linear bis zur Lösungsmittelkonzentration abfällt, kann der Konzentrationsgradient $(\partial C/\partial x)_s$ an der Oberfläche (S) durch $(C_s - C)/h$ ersetzt werden. Aus der Diffusionsgleichung (2.33) folgt dann:

$$\frac{dA_{prod}}{dt} = -\frac{DS}{h}(C_s - C). \tag{6.33}$$

Die Dicke des Flüssigkeitsfilmes (in dem die Geschwindigkeit der Moleküle gering ist) hängt nach der hydrodynamischen Theorie von Levich (1962) von der Strömungsgeschwindigkeit v des Lösungsmittels ($h \sim v^{-n}$, $n \approx 1/2$) und damit von der Rührintensität ab; das gilt nach (6.33) auch für die *Dissolutionskonstante*

$$k_d = D/h. \tag{6.34}$$

Die Abhängigkeit der Auflösungsgeschwindigkeit (bei Diffusionsbegrenzung) von der Flußgeschwindigkeit wird ausgenutzt, um die sog. intrinsische Dissolutionsrate eines Stoffes experimentell zu ermitteln (z. B. Nicklasson und Magnusson 1985). Gl. (6.33) beschreibt einen Prozeß 1. Ordnung (exponentiell verteilte Dissolutionszeiten). Wenn die Konzentration in der Lösung sehr klein im Verhältnis zur Sättigungskonzentration ist ($C \ll C_s$, sog. *"sink"-Bedingungen*), reduziert sich (6.33) auf

$$dA_{prod}/dt = -k_d S C_s, \qquad (6.35)$$

d. h. auf einen Auflösungsprozeß 0. Ordnung.
Im allgemeinen muß die Abnahme der Oberfläche beim Auflösungsprozeß [d. h. die Funktion $S = S(t)$] berücksichtigt werden. Eine relativ einfache Lösung erhält man für "sink"-Bedingungen und isotroper Auflösung; denn bei konstanter Dissolutionsrate je Oberflächeneinheit $\tilde{j}$ kann man schreiben:

$$dA_{prod}/dt = -\tilde{j}S. \qquad (6.36)$$

Die ebene Grenzfläche weicht voraussetzungsgemäß mit konstanter Geschwindigkeit zurück:

$$dx/dt = -\tilde{j}/\varrho, \qquad (6.37)$$

wobei x die Entfernung senkrecht zur Grenzfläche und ϱ die Dichte ist. Aus Gl. (6.36) und (6.37) ergibt sich für ein kugelförmiges Teilchen:

$$[A_{prod}(t)/A_{prod}(0)]^{1/3} = 1 - (\tilde{j}/r_0\varrho)t, \qquad (6.38)$$

dabei ist r_0 der Anfangsradius des Arzneistoffpartikels. Gleichungen für nichtkugelförmige Partikel (Kristalle) findet man bei Veng-Pedersen und Brown (1976). Dieses *Kubikwurzelgesetz* nach Hixson und Crowell wird auch auf die Tablettenauflösung in vivo unter der Voraussetzung angewendet, daß die Konzentration C aufgrund der Absorption stets weit unter der Sättigungskonzentration C_S liegt. Bei in-vitro-Tests sind nicht immer "sink"-Bedingungen erfüllt; eine Verallgemeinerung von Gl. (6.38) für diesen Fall beschreibt Rubinstein et al. (1986).

6.2.2.3.
Depotformen

Die meisten festen Arzneiformen sind Mehrkomponentensysteme und können nicht mit den obigen einfachen Modellen behandelt werden. Als Beispiel wählen wir die Matrixtablette (Depotarzneiform). Bei diesem Zwei-Komponenten-System erfolgt die Lösung aus einem Matrixdepot, d. h. der unlösliche Hilfsstoff bleibt nach der Arzneistoff-Freisetzung als Gerüst zurück. Die Eindringtiefe $d(t)$ (abhängig von der Porosität ε und der Zeit t) bestimmt die gelöste Menge; da analog zu Gl. (6.33) die je Flächeneinheit freigesetzte Menge gleich $DC_s/d(t)$ ist, erhält man

6.2. Dissolutionsprozeß

$$A_{prod}(0) - A_{prod}(t) = S_0[DC_s(A - C_s)t]^{1/2}, \tag{6.39}$$

hierbei ist A die Menge auflösbarer Substanz je Volumeneinheit der Arzneiform. Dieses Quadratwurzelgesetz wurde von Higuchi (1963) für den einfachen Fall einer ebenen und konstanten Fläche S_0 abgeleitet, es gilt außerdem — wie auch (6.38) — nur unter "sink"-Bedingungen. Der Einfluß der Tablettenform wurde von Cobby et al. (1974) untersucht. [Gl. (6.39) wurde unter der Bedingung $A/\varepsilon > C_s/2$ abgeleitet; ein ähnliches Quadratwurzelgesetz ergibt sich für Matrixtabletten mit geringem Arzneistoffgehalt, d. h. für $A/\varepsilon < C_s$ (Fessi et al. 1982).]

Christensen et al. (1980) modellierten die Freisetzung aus einer Depotform, bei der die Diffusionsbarriere aus einer Umhüllung besteht, als quasi-stationäre Diffusion durch den Tablettenmantel unter der Annahme einer Kugelgeometrie; das Ergebnis, eine Exponentialverteilung der Dissolutionszeiten (Auflösungsprozeß 1. Ordnung) wurde als Spezialfall der allgemeineren Weibull-Verteilung interpretiert ($a = 1$ in Gl. 6.28). Die vollständige Lösung der Diffusionsgleichung (2.32) für kugelförmige Partikel (Mikrokapseln, Liposomen) mit konstantem Radius r_0 lautet (Guy et al. 1982):

$$\frac{A_{diss}(t)}{A_{diss}(\infty)} = \frac{6}{\pi^2} \sum_{i=1}^{\infty} \frac{1}{i^2} \exp(-i^2 \pi Dt / r_0^2). \tag{6.40}$$

6.2.3.
Dissolution in vivo

Die Dissolutionsverteilung in vivo (d. h. F_{Diss} in Gl. 6.3) kann nur indirekt durch Dekonvolution bestimmt werden, wenn die Applikation einer Lösung ein geeignetes Referenzexperiment darstellt (s. Abschn. 6.3.). Die gastrointestinale Transitzeit muß dabei u. U. berücksichtigt werden. So beträgt die Magentransitzeit für tablettenförmige Objekte 15–200 min und die Transitgeschwindigkeit im Dünndarm etwa 5 cm/min (Kaus et al. 1984). Mit Hilfe von a-posteriori-Modellen läßt sich der Einfluß des Dissolutionsprozesses auf die Invasionscharakteristik nach oraler Applikation einer festen Arzneiform abschätzen.

6.2.3.1.
In-vitro/in-vivo-Korrelation der Dissolution

Die Hypothese von Brockmeier und Hattingberg (1982), daß die Form der Dissolutionsprofile sowohl bei Verwendung verschiedener experimenteller Lösemodelle (Dissolutionstester) als auch unter in-vivo-Bedingungen gleich bleibt, d. h., daß die Kurven bei einer Skalierung der Zeitachse zusammenfallen, konnte für viele feste Arzneiformen bestätigt werden. In bezug auf die Dissolutionszeitverteilung bedeutet das:

$$F_{Diss}(t_{in\text{-}vivo}) = F_{Diss}(t_{in\text{-}vitro}),$$
$$t_{in\text{-}vivo} = a + bt_{in\text{-}vitro}.$$
(6.41)

Daraus folgt:

$$MDT_{in\text{-}vivo} = a + b\,MDT_{in\text{-}vitro},$$
(6.42)

und

$$VDT_{in\text{-}vivo} = b^2 VDT_{in\text{-}vitro}.$$
(6.43)

Diese Gleichungen dienen in der Praxis zur Bestimmung der Skalierungsparameter a und b. Spätere Untersuchungen zeigten jedoch, daß der Idealfall einer linearen Transformation (6.41) nur selten vorliegt: Der Zusammenhang zwischen $t_{in\text{-}vivo}$ und $t_{in\text{-}vitro}$ ist im allgemeinen *nichtlinear*, wobei aber zwei charakteristische lineare Phasen (nach etwa 3–7 h folgt ein steiler Anstieg, Abb. 6/4) unterschieden werden können (Brockmeier et al. 1985). Dafür gibt es verschiedene Erklärungsmöglichkeiten, z. B. liegt die Transitzeit durch den Dünndarm in diesem Zeitintervall (unterschiedliche Diffusionsrate vom Ort der Dissolution zum Ort der Absorption entlang des Darmes). Infolgedessen sind die Dissolutionsprofile nur im Bereich der ersten linearen Phase (d. h. bis etwa 3–7 h) äquivalent bzw. die Dissolutionsverteilungen nach (6.41) transformierbar.

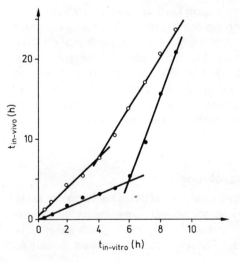

Abbildung 6/4
Beziehungen zwischen der In-vivo- und In-vitro-Zeitskalierung der Auflösungszeit von Theophyllin bei zwei Probanden (nach Brockmeier et al. 1985)

6.2.3.2.
Wechselwirkung zwischen Dissolution und Absorption

Der in Abschn. 6.1. angenommene Idealfall, daß Dissolution und Absorption zwei unabhängige Konsekutivprozesse sind, liegt nicht vor, wenn die Dissolution durch die Absorptionsgeschwindigkeit beeinflußt wird. Ein weiterer Einflußfaktor ist die gastrointestinale Transitzeit. A-priori-Modelle, die das Zusammenspiel von Auflösungsrate, Motilität des Magen-Darm-Kanals und Absorptionsrate beschreiben, können hier zur Voraussage des Invasionsverhaltens dienen, wie das Modell von Dressman und Fleisher (1986) zeigt. Ausgehend von Gl. (6.33), bei Annahme exponentiell verteilter intestinaler Transitzeiten und Absorptionszeiten, liefert das relativ einfache Modell korrekte Voraussagen der Bioverfügbarkeit schlecht löslicher Substanzen (Griseofulvin, Digoxin) als Funktion der Partikelgröße. Dabei ist die gastrointestinale Transitzeit der limitierende Faktor. Die Bioverfügbarkeit ist dann proportional dem Verhältnis aus der Verweilzeit des Wirkstoffes im Gastrointestinaltrakt zur Invasionszeit (determiniert durch Auflösungs- und Absorptionszeit).
Da die IFR-Eigenschaft bei einer linearen Transformation der Zeit (s. Gl. 6.41) erhalten bleibt, zieht eine IFR-Dissolutionszeitverteilung eine IFR-Invasionszeitverteilung nach sich, wenn die Absorption dissolutionslimitiert ist. So beobachtet man bei schlecht löslichen Arzneistoffen log-konkave Absorptionscharakteristiken (Zeitverlauf der noch nicht absorbierten Menge A_{na}), während sie für gut lösliche Stoffe (mit log-linearer Dissolutionskurve) und für wässrige Lösung log-konvex sind (Watari und Kaneniwa 1984). Dieser Befund unterstützt die Vermutung, daß bei absorptionslimitierter Invasion die Invasionszeitverteilung zur DFR-Klasse gehört oder durch eine nichtmonotone spezifische Invasionsrate charakterisiert ist (vgl. Abschn. 6.1.2.). (Physiologische Modelle des Absorptionsprozesses werden in Abschn. 6.4.1. behandelt.)
Murata et al. (1987) analysierten diskontinuierliche Absorptionsprofile mit einem Multifraktions-Absorptionsmodell, wobei verschiedene Fraktionen von Depotpräparaten nacheinander mit unterschiedlicher Geschwindigkeit (dissolutionslimitiert) absorbiert werden.

6.2.4.
Voraussage des Plasmakonzentrationsverlaufes

Wenn sowohl die Inputfunktion als auch Impulsantwort des Systems bekannt sind, ermöglicht die Faltungsoperation (3.11) die Voraussage der Outputfunktion. Außer dem Plasmakonzentrationsverlauf [$y = C_B(t)$, s. Gl. 3.13] kommt z. B. auch die Urinausscheidung, ein Gewebskonzentrationsverlauf oder der Zeitverlauf des pharmakologischen Effektes (nach einer linearisierenden Transformation, s. Abschn. 10.1.3.) als Systemantwort in Frage. Das Konzept der Voraus-

sage des Plasmakonzentrations- oder Effektverlaufes nach einer festen Arzneiform auf der Basis der in-vitro-Dissolutionsrate geht auf Smolen zurück (Übersicht bei Smolen '1982). Dabei muß beachtet werden, daß diese Methode nur dann anwendbar ist, wenn die in-vitro- und in-vivo-Konzentrationsprofile äquivalent sind. Außerdem ist sicherzustellen, daß das Referenzexperiment wirklich die zugehörige Impulsantwort liefert. Unter Umständen ist eine Voraussage der $C(t)$-Kurve nur in der ersten Kurvenphase – wo Gl. (6.41) noch gültig ist – möglich [bei Theophyllin-Tabletten z. B. nur bis etwa 5 h nach Applikation (Brockmeier et al. 1985)].
In der Regel kommen modellunabhängige numerische Konvolutionsverfahren zur Anwendung (s. Abschn. 12.1.). Eine analytische Lösung erhält man aus Gl. (3.13) z. B. bei einer multiexponentiellen Dissolutionsrate (Hyperexponentialverteilung, s. Tab. 6/1)

$$dA_{diss}/dt = I(t) = \sum_{i=1}^{m} k_i A_i e^{-k_i t} \qquad (6.44)$$

und einer multiexponentiellen Dispositionskurve (s. Gl. 3.84):

$$C_B(t) = \sum_{i=1}^{m} k_i A_i \left[\sum_{j=1}^{n} \frac{B_j e^{-\lambda_j t}}{k_i - \lambda_j} + \left(\sum_{j=1}^{n} \frac{B_j}{\lambda_j - k_i} \right) e^{-k_i t} \right]. \qquad (6.45)$$

Wesentlich einfacher und robuster als das Faltungsverfahren ist die Transformationsmethode von Vaughan und Leach (1976). Diese Methode kann immer dann zur Voraussage oraler $C_B(t)$-Kurven aus in-vitro-Dissolutionsprofilen angewendet werden, wenn für eine beliebige Formulierung des gleichen Arzneistoffes die Dissolutions- und Plasmakonzentrationskurve bekannt ist. Aus diesen Daten wird ein Operator $H(t)$ berechnet:

$$A_{diss}(t) = H(t) C_B(t). \qquad (6.46)$$

Da $H(t)$ für verschiedene Formulierungen des gleichen Arzneistoffes identisch ist, können mit Gl. (6.46) $C_B(t)$-Kurven anderer Formulierungen aus dem Verlauf ihrer $A_{diss}(t)$-Kurven vorausgesagt werden.

6.3.
Inputcharakteristik durch Dekonvolution

Unter in-vivo-Bedingungen erhält man die Verteilungsfunktionen F_B und F_D aus Plasmakonzentrations-Zeit-Verläufen nach oraler bzw. i.v. Applikation; die unbekannten Verteilungsfunktionen F_{Diss}, F_A und F_{In} können aus den Gleichungen

6.3. Inputcharakteristik durch Dekonvolution

(6.3) und (6.4) durch numerische Dekonvolution berechnet werden. Meist interessiert nur die Inputcharakteristik, z. B. die kumulativ im Gastrointestinaltrakt freigesetzte oder in den Systemkreislauf transportierte Arzneistoffmenge.
Ausgangspunkt ist die Konvolutionsoperation (3.12), wobei jetzt die Outputfunktion $y(t)$ bekannt ist und die Inputfunktion $x(t)$ berechnet wird; diese inverse Operation (Dekonvolution) symbolisieren wir durch

$$x(t) = y(t) /\!/ h(t). \qquad (6.47)$$

Welche Inputfunktion dabei berechnet wird, hängt von der Wahl der Impulsantwort $h(t)$, d. h. vom Referenzexperiment ab.
(Die Definition des Inputsignals bezieht sich auf den Applikationsort der Referenzdosis.)
Aus der Invasionsrate (s. Gl. 3.13)

$$I(t) = (C_B /\!/ C_D) / D_{iv} \qquad (6.48)$$

ergibt sich der Prozentsatz der Dosis (D_{po}), der bis zum Zeitpunkt t absorbiert wurde:

$$A_{abs}(t)/D_{po} = \int_0^t I(t')\, dt'/D_{po} \qquad (6.49)$$

Die in-vivo-Dissolutionsrate einer festen Formulierung (prod) läßt sich berechnen, wenn die orale Applikation einer Lösung des Arzneistoffes ein geeignetes Referenzexperiment darstellt $[h(t) = C_{B,soln}/D_{soln}]$:

$$dA_{diss}/dt = (C_{B,prod} /\!/ C_{B,soln})/D_{soln}. \qquad (6.50)$$

In manchen Fällen ist es notwendig, die zugehörige Impulsantwort durch Dekonvolution zu ermitteln; z. B., wenn für eine Tablette die Dissolutionsrate in vitro und der Plasmakonzentrationsverlauf nach oraler Gabe vorliegt und $C_B(t)$ für eine Kapsel aus deren in-vitro-Auflösungsverhalten vorausgesagt werden soll:

$$C_{B,Kaps} = (dA_{diss}/dt)_{Kaps} * [C_{B,Tabl} /\!/ (dA_{diss}/dt)_{Tabl}]. \qquad (6.51)$$

Nicklasson et al. (1984) wandten Gl. (6.51) auf Mikrokapsel-Suspensionen von Bacampicillin an.
Die Dekonvolutionsoperation erfolgt numerisch meist direkt auf der Basis der Meßdaten, ohne Anpassung von Kurvenmodellen. Verfügbare Methoden werden in Abschn. 12.1. vorgestellt. Die populären, für bestimmte Kompartmentmodelle entwickelten Verfahren zur Berechnung der Inputcharakteristik beru-

hen entweder auf unrealistischen Annahmen, wie z. B. einem Ein-Kompartment-Modell bei der *Wagner-Nelson-Methode*,

$$A_{abs}(t)/V = C(t) + k_e \int_0^t C\,dt, \tag{6.52}$$

oder stellen einen Spezialfall des allgemeinen Dekonvolutionsverfahrens dar, wie die *Loo-Riegelman-Methode* für Substanzen mit einer Zwei-Kompartment-Dispositionskinetik (Vaughan und Dennis 1980). Sie bieten keine Vorteile im Vergleich zu den numerischen Dekonvolutionsmethoden. Eine Ausnahme stellt die iterative Methode von Gerardin et al. (1983) dar, bei der die Absorptionsrate und die Dispositionsparameter (Zwei-Kompartment-Modell) stufenweise allein aus Konzentrations-Zeit-Kurven nach oraler Gabe vorausgesagt werden. Die Brauchbarkeit dieser Methode ist allerdings stark von der Streuung der Meßdaten abhängig.

Auch die modellunabhängige empirische Methode von Chiou (1980) läßt sich auf ein Dekonvolutionsverfahren zurückführen und wird deshalb in Abschn. (12.1.) behandelt.

Die Parameter empirischer oder theoretischer Dissolutionskurven (s. Abschn. 6.2.2. und Tab. 6/1) können auch direkt durch numerische Dekonvolution in Verbindung mit der Methode der kleinsten Quadrate (s. Abschn. 12.2.4.) bestimmt werden. Cutler (1978a) demonstriert das am Beispiel des Kubikwurzelgesetzes (6.38); aus

$$dA_{prod}/dt = -aA_{prod}^{2/3} \tag{6.53}$$

mit $D = A_{prod}(0)$ und $t_{diss} = 3D^{1/3}/a$ (Auflösungszeitraum) erhält man:

$$\begin{aligned} dA_{diss}/dt &= (3D/t_{diss})(1 - t/t_{diss})^2 & t &\leq t_{diss} \\ &= 0 & t &> t_{diss} \end{aligned} \tag{6.54}$$

Die Parameter dieser Inputfunktion werden durch die Methode von Cutler aus Plasmakonzentrations-Zeit-Daten geschätzt.

6.4.
Absorptionsprozesse

Die Wechselwirkung des Organismus mit der Umgebung erfolgt in bezug auf den Stoffinput primär durch Absorption im Gastrointestinaltrakt (z. B. Nährstoffe) und in der Lunge (z. B. Sauerstoff). Die gleiche fundamentale Rolle spielt die gastrointestinale Absorption in der Pharmakokinetik aufgrund der herausragenden Bedeutung der oralen Applikation in der Pharmakotherapie. Die Lunge kommt als Applikationsort nur bei gasförmigen Stoffen (Inhalationsnarkotika) in Betracht. Weitere Grenzflächen des Körpers, die prinzipiell für eine Absorption von Pharmaka in Frage kommen, sind die Haut und Schleimhäute außerhalb des Magen-Darm-Traktes (s. Abb. 2/1).

6.4.1. Gastrointestinale Absorption

Es wurde in den vorangegangenen Abschnitten gezeigt, daß der Absorptionsprozeß nur ein Schritt innerhalb des Invasionsprozesses ist und die Absorptionsrate in vielen Fällen durch die Liberationsrate begrenzt wird. Hier geht es um die Beschreibung der Absorption als Transportprozeß durch die Darmwand, d. h. um die Abhängigkeit der Absorptionsgeschwindigkeit von Arzneistoffen von der Permeabilität der Darmwand (P) und anderen physiologischen Faktoren. Wir beschränken uns dabei auf die passive Diffusion durch die Biomembran, da die anderen Transportprozesse (Porendiffusion, Carriertransport) in quantitativer Hinsicht in der Regel eine untergeordnete Rolle spielen.

Die wichtigsten physiologischen bzw. physiko-chemischen Determinanten der Diffusionsstromdichte sind nach (2.34) und (2.35) die *Oberfläche* (S), der *Konzentrationsgradient* [d. h. die Differenz zwischen der Konzentration im Darmlumen (C_L) und im Blut (C_B)], der *Verteilungskoeffizient* (K_M) des Pharmakons zwischen der Membran und der wässrigen Phase im Darmlumen sowie die *Membrandicke* (d) und der *Diffusionskoeffizient* des Pharmakons in der Membran (D):

$$J_a = SP(C_L - C_B) = (SDK_M/d)(C_L - C_B) \tag{6.55}$$

So ist die im Vergleich zum Magen wesentlich größere Oberfläche des Dünndarmes die Ursache für die höhere Absorptionsrate in diesem Bereich. Von großer praktischer Bedeutung ist die Abhängigkeit der Absorption vom Verteilungskoeffizienten K_M: eine ausreichend große Lipidlöslichkeit ist eine Grundbedingung für die Absorbierbarkeit eines Pharmakons.

Unterschiede des Diffusionskoeffizienten – als Konsequenz der Differenzen der relativen Molmassen – fallen nicht ins Gewicht und können vernachlässigt werden. Bei Elektrolyten wird nur die nichtionisierte Form absorbiert, weshalb die Absorptionsquote – entsprechend der pH-Verteilungshypothese (s. Abschn. 2.2.3.1.) – von pH-Wert im Bereich der Darmschleimhaut und dem pKa-Wert des Arzneistoffes abhängt. Ein Modell, das die Abhängigkeit der Absorptionskonstanten von diesen Faktoren beschreibt, stammt von Wagner und Sedman (1973).

Diffusionsschichtmodell

Ein Faktor, der in Gl. (6.55) nicht berücksichtigt wurde, ist der Einfluß der *Nernstschen Diffusionsschicht* zwischen der gut durchmischten wässrigen Phase im Darmlumen und der Membranoberfläche der Mucosazellen [analog zur Situation bei der Tablettenauflösung, vgl. Gl. (6.29)]. Diese wässrige Schicht (Dicke h) wirkt als zusätzlicher Diffusionswiderstand (in Reihe zum Membranwiderstand) und führt zur Definition einer effektiven Permeabilitätskonstanten P_{eff} in Gl. (6.55):

$$P_{eff} = \frac{P_w P_s}{P_w + P_s}, \qquad (6.56)$$

hierbei ist $P_w = (K_M D)/d$ die Permeabilität der Wand und $P_s = D/h$ die Permeabilität der Diffusionsschicht. Da die Dicke des Flüssigkeitsfilmes h von den hydrodynamischen Bedingungen abhängt, sind bei der Anwendung der Gleichungen (6.55) und (6.56) spezielle experimentelle Modelle erforderlich.
Da der intestinale Blutfluß hier nicht explizit auftritt, erweiterten Winne und Ochsenfahrt (1967) den effektiven Transportwiderstand durch den Term $1/P_f$, um den Einfluß der Darmdurchblutung auf die Absorptionsrate zu modellieren; d. h. $1/P_{eff} = 1/P_{eff} + 1/P_f$, wobei P_f dem intestinalen Blutfluß proportional ist. Eine umfassende Diskussion verschiedener Modellansätze zur Analyse dieses Problems findet man bei Winne (1978). Es hängt von der relativen Größe der Permeabilitätskonstanten ab, welcher Faktor die Absorptionsrate limitiert; so hat der intestinale Blutfluß nur bei Pharmaka mit hoher Membranpermeabilität (P_{eff}) einen signifikanten Einfluß auf die Absorption.
Unter "perfect-sinkt"-Bedingungen ($C_B \ll C_L$) beschreibt Gl. (6.55) einen Absorptionsprozeß 1. Ordnung mit der Absorptionskonstanten $k_a = P_{eff} S$.

Laminarflußmodell

Von den experimentellen Techniken zur Untersuchung der Absorptionskinetik wird die *Single-pass-Perfusion von Darmsegmenten in situ* mit einer wässrigen Lösung des Pharmakons am häufigsten angewendet. In diesem Fall ist die Hydrodynamik – im Gegensatz zur Situation in vivo – relativ gut definiert, und die Permeabilität der Darmwand kann mit einem physikalischen Modell analysiert werden. Ausgangspunkt ist die Konvektions-Diffusions-Transportgleichung mit Zylindergeometrie (s. Gl. 4.48), da ein Darmsegment am einfachsten als zylindrisches Rohr approximiert werden kann. Die Lösung für den stationären Fall ($\partial C/\partial t = 0$) hängt von den hydrodynamischen Bedingungen ab: Amidon et al. (1980) konnten durch eine Analyse der Transitzeitverteilung nachweisen, daß bei der in-situ-Darmperfusion ein *laminarer* Fluß im Darmrohr und eine Randbedingung 1. Ordnung an der Wand ($\partial C/\partial r_{r=R} = P_w C_w$) brauchbare Modellannahmen darstellen. (Die axiale Diffusion ist hier gegenüber der axialen Konvektion vernachlässigbar.)

6.4. Absorptionsprozesse

Für die mittlere Konzentration ($\bar{C}$) am Rohrende (Länge L) ergibt sich:

$$\bar{C}/C_{in} = \sum_{i=1}^{\infty} M_i \exp(-\beta_i^2 Gz), \qquad (6.57)$$

wobei C_{in} die Inputkonzentration ist, und die Konstanten M_i und β_i Funktionen von P_w sind (Elliot et al. 1980). Die *Graetz-Zahl*

$$Gz = DL/(2Q) \qquad (6.58)$$

(Q ist die Perfusionsrate) ist das Verhältnis der mittleren Transitzeit ($L/\bar{v}$) zur Zeitkonstanten der radialen Diffusion (R^2/D). Als Modellparameter sind nur P_w und Gz zu bestimmen; das ist ein wichtiger Vorteil im Vergleich zu Diffusionsschichtmodellen (6.56), bei denen noch die Schichtdicke h als unbekannte Variable hinzukommt.

Das Diffusionsschichtmodell ergibt sich als Lösung des oben diskutierten Konvektions-Diffusions-Problems unter der Voraussetzung, daß in radialer Richtung ein konstantes Geschwindigkeits- und Konzentrationsprofil vorliegt (vollständige radiale Mischung), wenn P_w entsprechend (6.56) durch P_{eff} ersetzt wird (Amidon et al. 1980):

$$\bar{C}/C_{in} = \exp(-4P_{eff}^* Gz). \qquad (6.59)$$

Die in (6.59) verwendete dimensionslose Permeabilität ist definiert als $P_w^* = (P_w R)/D$; damit ist $P_s^* = R/h$ und $1/P_{eff}^* = 1/P_w^* + 1/P_s^*$. Durch einen Vergleich beider Modelle kann die Dicke der Diffusionsschicht h mit dem Laminarflußmodell (6.57) vorausgesagt werden (Winne 1978; Elliot et al. 1980). Die dabei erzielte gute Übereinstimmung mit den experimentell ermittelten Werten unterstreicht die Gültigkeit des Laminarflußmodells für in-situ-Perfusionsexperimente.

Im Falle intestinaler Absorption durch Carriertransport beschreibt das Laminarflußmodell den Einfluß der Diffusionsschicht auf die Michaelis-Konstante und die maximale Transportgeschwindigkeit (Yuasa et al. 1986).

6.4.2.
Perkutane Absorption

Die epikutane Applikation findet nicht nur im Hinblick auf die Entwicklung optimierter Therapieformen (transdermale therapeutische Systeme) vermehrt Interesse, sondern spielt z. B. auch in der Toxikologie für lipophile Stoffe eine Rolle. Ausgangspunkt der pharmakokinetischen Analyse ist die Modellierung der Haut

als *mehrschichtige Membran*, z. B. Stratum corneum (Hornschicht), lebende Epidermis und Stratum papillare (von außen nach innen).
Die Beschreibung des stationären Diffusionsflusses ist einfach, da ausgehend von Gl. (2.34) nur die Diffusionswiderstände der einzelnen Schichten addiert werden müssen: $1/P = \sum d_i/(K_{M,i}D_i)$, wobei $K_{M,i} = C_i/C_{i-1}$ der effektive Verteilungskoeffizient ist. Betrachtet man die Schichten als homogene Kompartments, erhält man ein Modell, mit dem in erster Näherung die Dynamik der Absorption vorausgesagt werden kann (z. B. Guy und Hadgraft 1984).
Die nichtstationären Lösungen des Diffusionsproblems [ausgehend von Gl. (2.32)] sind – in Abhängigkeit von den Modellannahmen – relativ kompliziert und weniger für die Datenauswertung als für eine theoretische Erklärung des Absorptionsprozesses (z. B. durch Simulation) geeignet (Übersicht bei Loth 1987). Unter praktischen Gesichtspunkten ist dabei eine strukturelle Reduktion auf das System, Vehikel → Haut → Kapillarblut, möglich (z. B. Guy und Hadgraft 1983; Kubota und Ishizaki 1986).

Zwei-Schicht-Diffusionsmodell

Angenommen, die Salbe wird auf eine Hautfläche S appliziert; bei einer Schichtdicke d_v beträgt das Volumen des Vehikels $V_v = d_v S$ und das der darunter liegenden Haut $V_h = d_h S$. Als Modellparameter wählen wir die Diffusionskoeffizienten des Vehikels und der Haut (D_v und D_h), die Absorptionskonstante an der Grenzfläche Haut-Kapillare k_c, die den Transport des Arzneistoffes ins Kapillarblut charakterisiert und den Verteilungskoeffizienten zwischen Vehikel und

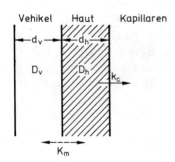

Abbildung 6/5
Zwei-Schicht-Modell der perkutanen Diffusion
(d = Schichtdicken, D = Diffusionskoeffizienten,
K_m = Verteilungskoeffizient zwischen Vehikel und Haut, k_c = Absorptionskonstante Haut-Kapillare)

Haut K_m (Abb. 6/5). Dann ergibt sich die mittlere Verweildauer im Vehikel und in der Haut (Kubota und Ishizaki 1986):

$$MRT_v = \frac{d_v}{K_m d_h} \left(\frac{d_h^2}{D_h} + \frac{1}{k_c} \right) \tag{6.60}$$

$$MRT_h = d_h^2/(2D_h) + 1/k_c. \tag{6.61}$$

6.5. Bioverfügbarkeit

Die mittlere Invasionszeit, d. h. die mittlere perkutane Absorptionszeit ist dann

$$MAT_s = MRT_v + MRT_h, \qquad (6.1/$$

und die mittlere Körperverweilzeit des Pharmakons nach epikutaner Applikation erhält man analog zu (6.6):

$$MBRT_{Salbe} = MAT_s + MDRT \qquad (6.63)$$

Der Stoff-Fluß $J_h(t) = dA_{abs}/dt$ von der Haut ins Kapillarblut läßt sich durch folgende empirische Funktionen approximieren:
1. Bateman-Funktion (s. Gl. 6.13) für $0{,}5 < CV^2_{A,s} < 1$,
2. Biexponentialfunktion (s. Gl. 5.41) für $CV^2_{A,s} > 1$.

Die relative Dispersion ($CV^2_{A,s} = VRT_s / MAT^2_s$) liefert dabei nur eine notwendige Bedingung für die Gültigkeit der Approximationen (Ausdrücke für VRT_v und VRT_h wurden von Kubota und Ishizaki angegeben).
Im ersten Fall handelt es sich um eine IFR-, im zweiten um eine DFR-Absorptionszeitverteilung. Nach den bisherigen Erkenntnissen dominieren bei der perkutanen Absorption Verteilungen der IFR-Klasse. Die Situation vereinfacht sich bei transdermalen Systemen, die einen konstanten Fluß J_v liefern: die Absorptionsrate dA_{abs}/dt kann dann unter Steady-state-Bedingungen berechnet werden.

6.5.
Bioverfügbarkeit

Die Definition 2.3. (s. Abschn. 2.1.3.) bezieht sich auf den wichtigsten Aspekt der biologischen Verfügbarkeit von Pharmaka, nämlich auf das *Ausmaß* der Verfügbarkeit (Inputmenge/Dosis); oft ist daneben die *Geschwindigkeit* der Verfügbarkeit (Inputrate) von Interesse. Über beide Aspekte gibt der Zeitverlauf der kumulativ absorbierten Menge Auskunft. Deshalb wurde vorgeschlagen, anstelle der *AUC*-Werte die Zeitverläufe der prozentualen Inputmenge als Bewertungsgrundlage zu wählen (Veng-Pedersen 1980c). Aus praktischen Gründen verwendet man aber meist die *AUC*-Formel (2.7) für das Ausmaß der Bioverfügbarkeit und bewertet die Invasionsgeschwindigkeit durch die mittlere Invasionszeit (*MIT*) (s. Gl. 6.5) oder u. U. durch den Zeitpunkt der Maxima der Plasmakonzentrations-Zeit-Kurve (t_{max}); wobei zu berücksichtigen ist, daß t_{max} auch vom Eliminationsprozeß abhängt und deshalb nicht in jedem Fall der Invasionsgeschwindigkeit proportional ist.
Eine allgemeine Beziehung für das Ausmaß der Bioverfügbarkeit kann aus Gl. (3.11) für lineare, zeitinvariante Systeme ohne Zusatzannahmen abgeleitet werden:

Die Inputraten I_1 und I_2 seien bezüglich eines bestimmten Punktes im Körper definiert (z. B. arterieller Blutpool), dann gilt für die Antwortfunktion nach Laplace-Transformation (s. Gl. 3.12):

$$\hat{y}_1(s)/\hat{y}_2(s) = \hat{I}_1(s)/\hat{I}_2(s). \tag{6.64}$$

(Die Übertragungsfunktionen sind gleich, da sich $\hat{I}_1$ und $\hat{I}_2$ auf den gleichen Inputort beziehen.) Daraus ergibt sich für $s \rightarrow 0$:

$$\frac{\int_0^\infty y_1(t)\,dt}{\int_0^\infty y_2(t)\,dt} = \frac{\int_0^\infty I_1(t)\,dt}{\int_0^\infty I_2(t)\,dt} = \frac{A_1}{A_2} \tag{6.65}$$

Dabei ist A die gesamte verfügbare Pharmakonmenge. Als Systemantwort $y(t)$ kann z. B. die *Plasmakonzentration*, die *renale Ausscheidungsrate* oder der *Effektverlauf* (s. Abschn. 10.3.) gewählt werden.
Setzt man in Gl. (6.65) die Definition der Bioverfügbarkeit ($F = A/D$) ein, erhält man das Verhältnis der Bioverfügbarkeiten von Testdosis (F_T) und Referenzdosis (F_R)

$$\frac{F_T}{F_R} = \frac{D_R \int_0^\infty Y_T(t)\,dt}{D_T \int_0^\infty Y_R(t)\,dt}, \tag{6.66}$$

die sog. *relative Bioverfügbarkeit*. Die absolute Bioverfügbarkeit ergibt sich, wenn die Bioverfügbarkeit der Referenzdosis 100 % ($F_R = 1$) beträgt (z. B. im Falle der i.v. Applikation). Dieses Ergebnis ist zwar identisch mit Gl. (2.7), wurde hier jedoch ohne Bezug auf das Clearancekonzept (s. Gl. 2.5) abgeleitet.
Oft ist es vorteilhaft, die Bioverfügbarkeit nach wiederholter Applikation oder Dauerinfusion (im Steady-state) zu bestimmen; aus Gl. (3.20) oder (3.10) und (6.66) folgt:

$$F_T/F_R = (AUC_{ss})_T/(AUC_{ss})_R = C_{A,T}(\infty)/C_{A,R}(\infty). \tag{6.67}$$

Die Berechnung der Bioverfügbarkeit aus Konzentrations-Zeit-Daten vor Erreichen des Steady-state, wie sie von Kwan et al. (1975) vorgeschlagen wurde, trägt nur approximativen Charakter.

6.5.1.
Schätzung bei variabler Clearance

Die Bedingung der Zeitinvarianz des Systems ist bei Bioverfügbarkeitsstudien nur näherungsweise erfüllt. Selbst wenn die Referenz- und Testuntersuchungen am gleichen Probanden durchgeführt werden, muß eine Auswaschperiode zwischen den Versuchen liegen, und eine zeitliche Änderung der Systemparameter kann a priori nicht ausgeschlossen werden. Das betrifft bei der *AUC*-Formel (2.7) die Veränderungen der Clearance; aus Gl. (2.5) folgt dann:

$$\frac{F_T}{F_R} = \frac{CL_T D_R \int_0^\infty C_T \, dt}{CL_R D_T \int_0^\infty C_R \, dt}. \quad (6.68)$$

Das Problem besteht darin, daß bei einer Zeitabhängigkeit der Elimination die Clearancewerte während des Test- bzw. Referenzversuches nicht bekannt sind. Simulationsrechnungen von Collier und Riegelman (1983) sprechen dafür, daß folgende Korrektur sinnvoll ist, die auf der Annahme eines konstanten Verteilungsvolumens beruht:

$$\frac{F_T}{F_R} = \frac{\lambda_{Z,T} D_R \int_0^\infty C_T \, dt}{\lambda_{Z,R} D_T \int_0^\infty C_R \, dt}. \quad (6.69)$$

Natürlich ist Gl. (6.69) nicht anwendbar, wenn die λ_Z-Unterschiede nicht eliminationsbedingt sind, wie z. B. im Falle eines "flip-flop"-Verhaltens (Colburn und Welling 1986).

Øie und Jung (1979) schlugen eine Methode vor, die die mögliche Änderung der renalen Clearance (bei konstanter extrarenaler Clearance) berücksichtigt, wobei die zusätzliche Messung der kumulativen Urinausscheidung $A_{e,R}(\infty) = U(\infty)$ erforderlich ist:

$$F_T = \frac{[F_R D_R - U_R(\infty)](AUC_T/AUC_R) + U_T(\infty)}{D_T}. \quad (6.70)$$

Eine ausführliche Diskussion dieser Fragestellung findet man bei Hwang und Kwan (1980).

6.5.2.
First-pass-Effekt

Wir gelangen zu einem Strukturmodell der Bioverfügbarkeit, wenn wir die Kette der m eliminierenden Organe bzw. Subsysteme mit den Extraktionsquoten $E_i = 1 - F_i$ betrachten, die das Pharmakon auf seinem Weg vom Applikationsort zum Bezugspunkt der Bioverfügbarkeitsdefinition passiert:

$$F = F_1 F_2 F_3 \ldots F_m, \qquad (6.71)$$

dabei ist F_i die Single-pass-Verfügbarkeit des i-ten Subsystems (vgl. die Gleichungen 4.25 und 4.27).
Beziehen wir die Bioverfügbarkeit auf das arterielle Blut, beschreibt Gl. (6.71) bei oraler Applikation

$$F_{po} = F_{lib} F_{gi} F_{abs} F_{gw} F_{hep} F_{pul} \qquad (6.72)$$

die Abhängigkeit vom *Liberationsprozeß* (lib), dem Abbau im *Gastrointestinaltrakt* (gi), der eigentlichen *Absorption* (abs), der Metabolisierung in der *Darmwand* bzw. *Mucosa* (gw) und der Metabolisierung in der *Leber* (hep) sowie in der *Lunge* (pul). Gewöhnlich faßt man alle Faktoren, die zwischen oraler Applikation und der Absorption ins Portalvenenblut liegen, zur Absorptionsquote zusammen; da in der Praxis im allgemeinen nur die peripher-venöse Konzentration meßbar ist, reduziert sich die Maßzahl F_{po} (6.72) auf das Produkt aus Absorptionsquote ($F_A = F_{lib} F_{gi} F_{abs} F_{gw}$) und hepatischer Verfügbarkeit ($F_H = F_{hep}$) (vgl. Gl. 2.38). [Bei einem enterohepatischen Kreislauf des Pharmakons ist Gl. (7.25) anzuwenden.]

6.5.2.1.
Hepatischer First-pass-Effekt

Für die Voraussage der hepatischen Durchlässigkeit (F_H) bzw. der Extrakionsquote ($E_H = 1 - F_H$) wurden verschiedene theoretische Modelle entwickelt (s. Abschn. 7.1.). Bei Pharmaka mit hoher Extraktionsquote (s. Abschn. 2.2.4.2.) ist die Bioverfügbarkeit oft so gering, daß eine orale Applikation nicht in Frage kommt. Nur bei vernachlässigbar geringer Extraktionsquote wird die Bioverfügbarkeit von der Absorptionsquote bestimmt. Im Tierexperiment kann zwischen F_A und F_H nach zusätzlicher Messung der Portalvenenkonzentration (oder nach intraportaler Applikation) unterschieden werden. In der klinischen Pharmakokinetik ist das nur dann möglich, wenn außer der Muttersubstanz noch ein primärer Metabolit gemessen wird (s. Gleichung 7.18 und 7.20).
Aus dem Gleichverteilungsmodell der Leber (s. Gl. 2.70) ist ersichtlich, daß die Bioverfügbarkeit F_H sowohl durch den hepatischen Blutfluß (Veränderungen

6.5. Bioverfügbarkeit

z. B. infolge Nahrungsaufnahme) als auch durch die intrinsische Clearance (wächst z. B. durch Enzyminduktion) determiniert wird. Für $F \approx F_H$ führt dieses Modell zu folgender Formel für die Fläche unter der Konzentrations-Zeit-Kurve nach oraler Applikation:

$$AUC_{po} = D_{po}/(f_{u,B}CL_{int}). \qquad (6.73)$$

Mit Hilfe dieser Gleichung läßt sich CL_{int} direkt aus oralen Konzentrations-Zeit-Daten schätzen.

6.5.2.2. Pulmonaler First-pass-Effekt

Der Metabolismus in der Lunge spielt bei einigen Pharmaka eine bedeutende Rolle (Übersicht bei Roth 1984). Bezieht man die Definition von F auf die arterielle Konzentration des Arzneistoffes, erhält man:

$$F_{iv} = F_{pul}. \qquad (6.74)$$

Die pulmonale Durchlässigkeit (F_{pul}) ist vom Herz-Minutenvolumen Q und der intrinsischen Lungenclearance abhängig (s. Gl. 4.58). Die Annahme eines homogenen Blutpools führt in diesem Fall zu Fehlern bei der Berechnung der pharmakokinetischen Parameter (Chiou 1979; Weiss und Förster 1979). Für die Analyse der Pharmakokinetik von Stoffen mit hoher pulmonaler Extraktionsquote ist deshalb ein Modell mit Kreislaufstruktur erforderlich (z. B. für Prostaglandine, s. Weiss und Förster 1980).

6.5.3. Therapeutische Verfügbarkeit

Die Bioverfügbarkeit quantifiziert das Ausmaß der Invasion des Arzneistoffes in den venösen oder arteriellen Pool und berücksichtigt nicht den Einfluß der nachfolgenden Elimination auf die Verfügbarkeit in nichteliminierenden Organen oder am Ort der Wirkung. Den Prozentsatz f_i der intravenös applizierten Moleküle, die ein bestimmtes Targetorgan (i) mindestens einmal passieren, nennen wir "therapeutische Verfügbarkeit". Es gilt $f_i < 1$, da ein Anteil der Dosis eliminiert wird, bevor er die eliminierenden Organe passiert hat. Ist das Targetorgan das i-te konservative Subsystem im Multi-Organ-Rezirkulationssystem (Abschn. 4.2.), erhalten wir (Cutler 1986):

$$f_i = Q_i/(CL + Q_i) \qquad (6.75)$$

Bei oraler Applikation muß f_i mit F_{po} multipliziert werden ($f_{i,po} = f_i F_{po}$). Es ist zu beachten, daß f_i den Prozentsatz von D_{iv} bestimmt, der für die Aufnahme ins Gewebe potentiell zur Verfügung steht; die tatsächlich aufgenommene Menge hängt von anderen Faktoren, wie z. B. der Gewebsbindung ab.

Vorteil der intraarteriellen Infusion

Gl. (6.75) ist implizit in der mathematischen Beschreibung des Vorteils der intraarteriellen, im Vergleich zur intravenösen Infusion enthalten (Weiss 1985 b). Definieren wir diesen Vorteil als Verhältnis der arteriellen Steady-state-Konzentrationen nach arterieller Infusion ins Targetorgan ($C^{(ia)}_{a,i,ss}$) zur Konzentration ($C^{(iv)}_{a,i,ss}$) nach i.v. Infusion, erhält man:

$$\frac{C^{(ia)}_{a,i,ss}}{C^{(iv)}_{a,i,ss}} = \frac{1}{f_i} = 1 + \frac{CL}{Q_i}, \tag{6.76}$$

denn bei i.a. Applikation ins i-te Organ ist $f_i = 1$, da *alle* Moleküle das Organ passieren. Natürlich gilt die Aussage, daß das Verhältnis der therapeutischen Verfügbarkeit (und damit der Vorteil der i.a. Applikation) gleich $1/f_i$ ist, auch für die Injektion von Einzeldosen.

Weiss (1985 b) diskutiert diese Problematik im Zusammenhang mit der Definition eines auf die Gewebskonzentration bezogenen therapeutischen Indexes (maximale noch tolerierte Konzentration am Ort der Toxizität geteilt durch die minimale effektive Konzentration am Wirkort). Das gleiche theoretische Konzept bildet den Ausgangspunkt für die Modellierung einer gezielten Pharmakonzufuhr mit Hilfe von Carriersystemen ("targeted drug delivery system"). So reduziert sich die Formel für den von Hunt et al. (1986) definierten "drug targeting"-Index im Falle eines idealen Carriers und nichteliminierender Organe auf Gl. (6.76). Der von Dedrick (1986) definierte "Vorteil der regionalen Pharmakonapplikation" (Parameter R_d) ist im Falle der intraarteriellen Applikation identisch mit Gl. (6.76). Für die intraperitoneale Applikation erhält man

$$R_d = 1 + CL/(PS), \tag{6.77}$$

dabei ist P die Permeabilität der "Peritonealmembran" und S die Oberfläche.

7.
Hepatische Elimination und Metabolitkinetik

Die Modellierung der Leberfunktion ist von besonderem Interesse, da die Leber das wichtigste Organ des Körpers für die Elimination von Xenobiotika und von endogenen Substanzen ist. Außerdem kann die Leber durch ihre besondere Lage zwischen Gastrointestinaltrakt und Systemkreislauf auch die Bioverfügbarkeit eines Stoffes wesentlich beeinflussen.
Die biologischen Hauptdeterminanten der hepatischen Eliminationsrate sind die lokale Verteilung des Blutflusses im Mikrozirkulationsbereich der Leber und die Aktivität der entsprechenden Leberenzyme. Die durch Biotransformation aus der Muttersubstanz entstandenen Metaboliten zeigen teilweise wiederum biologische Wirkungen (therapeutische oder toxische); deshalb ist die Modellierung der Metabolitkinetik nicht nur von theoretischer, sondern auch von direkter praktischer Bedeutung.
Die biliäre Exkretion stellt eine Komponente der hepatischen Elimination dar, die für die meisten Pharmaka im Vergleich zur Metabolisierung nur eine untergeordnete Rolle spielt (s. Abschn. 7.3.).

7.1.
Modelle der hepatischen Elimination

Pharmakokinetische Lebermodelle können je nach Behandlung der intrahepatischen Konzentrationsgradienten bzw. des *Mischungsverhaltens des Blutes im Organ* klassifiziert werden (Abb. 7/1).
Zwei entgegengesetzte Extremfälle sind das "Gleichverteilungs"- oder Ein-Kompartment-Modell *(vollständige Mischung)* und das Modell "paralleler Röhren" *(keine Mischung)*. Beim Gleichverteilungsmodell (s. Abschn. 2.2.4.2.) wird angenommen, daß bei vollständiger Mischung des portalen und arteriellen Blutes in den Sinusoiden eine sofortige Diffusion in die Hepatozyten erfolgt. (Die venöse Konzentration des ungebundenen Pharmakons ist dann gleich der Konzentration im Organ.) Im anderen Fall betrachtet man die Sinusoide als ein System identischer paralleler Röhren, durch die sich die Volumenelemente des Blutes mit konstanter Geschwindigkeit bewegen. Dabei wird auch vorausgesetzt, daß die Diffusion schnell erfolgt und so eine Gleichgewichtsverteilung zwischen dem Pharmakon im Zylinder und den Hepatozyten (Eliminationsort) an der Wand besteht. (Aufgrund der Elimination kommt es in Flußrichtung zu einem exponentiellen Konzentrationsabfall.)

Abbildung 7/1
Modelle der hepatischen Elimination

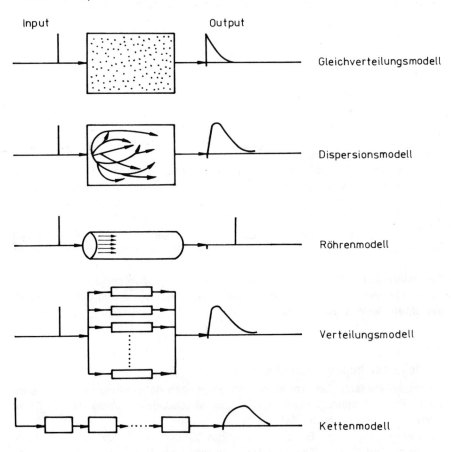

Das von Rowland et al. (1973) in die pharmakokinetische Literatur eingeführte *Gleichverteilungsmodell* hat sich zu einem Standardmodell entwickelt [nicht nur für die hepatische Elimination, sondern auch für die tubuläre Sekretion (s. Gl. 2.62) und die pulmonale Biotransformation]. Es gestattet, die Abhängigkeit der hepatischen Extraktionsquote vom Blutfluß für Lidocain vorauszusagen (Pang und Rowland 1977), während das aus der Gastroenterologie stammende *Röhrenmodell* (Winkler et al. 1973) z. B. besser die Elimination von Galactose oder den Einfluß der Proteinbindung für Diazepam (Rowland et al. 1984) beschreibt. Beide Modelle haben den Nachteil, daß sie nicht annähernd die wirklichen Mischungsverhältnisse im Bereich der Sinusoide wiederspiegeln. Von den komplexen Modellen, die durch Berücksichtigung der anatomischen und meta-

7.1. Modelle der hepatischen Elimination

bolischen Heterogenität mit der Leberphysiologie besser übereinstimmen, ist das *Dispersionsmodell* besonders interessant, da es wenig freie Parameter enthält und außerdem asymptotisch in die o. g. Extremfälle übergeht.
Grundlage ist in fast allen Fällen die Transportgleichung (4.47)

$$\partial C/\partial t + v\partial C/\partial x - D\partial^2 C/\partial x^2 = -r(x)f(C) \qquad (7.1)$$

für die Substratkonzentration $C(x, t)$ in Richtung (x) des Blutflusses mit der Geschwindigkeit v. Der Eliminationsterm ist proportional der Enzymaktivität $r(x)$ an der Stelle x und bei Annahme linearer Kinetik (Eliminationsprozeß 1. Ordnung) der lokalen Substratkonzentration $[f(C) \sim C]$. Die Modelle unterscheiden sich in der Interpretation des Dispersionskoeffizienten D: im Röhrenmodell beschreibt dieser Parameter, wie üblich, die molekulare Diffusion ($D = 1/Pe$, vgl. Gl. 4.49), weshalb der Term $D\partial^2 C/\partial x^2$ im Vergleich zum Konvektionsterm $v\partial C/\partial x$ vernachlässigt werden kann; dagegen charakterisiert D beim Dispersionsmodell die Mischung durch Konvektionsprozesse im Mikrobereich. Beide Modelle basieren auf der Näherung einer einheitlichen Enzymaktivität in den Hepatozyten $[r(x) = const.]$. Eine Erweiterung des Röhrenmodells ist das sog. *Verteilungsmodell*, bei dem die Enzymverteilung und die Blutverteilung auf die Sinusoide berücksichtigt wird.
Zur Validierung von Lebermodellen dienen in erster Linie Untersuchungen an der isoliert perfundierten Leber; dabei kann die Abhängigkeit der Extraktionsquote von Perfusionsfluß (oder der Proteinbindung) unter Steady-state-Bedingungen und die Transitzeitverteilung in Single-pass-Experimenten gemessen werden. Die Abhängigkeit der Extraktion vom Blutfluß und die Transitzeitverteilung korpuskulärer Blutelemente (als Ausdruck der Mischung im Organ) haben sich als brauchbare Modelldiskriminatoren erwiesen.

7.1.1. Dispersionsmodell

Im Netzwerk der Sinusoide kommt es durch Teilung und Rekombination der Flußwege sowie durch die radiale Variation der Flußgeschwindigkeit und Weglänge zu einer konvektiven Mischung des Blutes in Flußrichtung *(axiale Dispersion)*. Die axiale Diffusion der Arzneistoffmoleküle (als Komponente der Gesamtdispersion) ist im Vergleich dazu vernachlässigbar. Dagegen erfolgt die radiale Diffusion so schnell (im Vergleich zur axialen Flußgeschwindigkeit), daß sich an jedem Punkt eine sofortige Verteilung des Substrates zwischen dem Sinusoidlumen und dem Dissé-Raum einstellt. Die axiale Dispersion ist damit die wichtigste Determinante der hepatischen Transitzeitverteilung (speziell der relativen Dispersion CV^2).
Ausgehend von diesen Annahmen und unter Verwendung von Ergebnissen der

chemischen Verfahrenstechnik (Reaktormodelle) entwickelten Roberts und Rowland (1986 a, b, c) das Dispersionsmodell, bei dem die Mischungseffekte durch einen einzigen Parameter, den *axialen Dispersionskoeffizienten D* charakterisiert werden. [Das Modell stellt eine Adaption des ursprünglich von Perl und Chinard (1968) für den Kapillarbereich vorgeschlagenen Konvektions-Diffusions-Modells dar, s. Abschn. 4.3.1.] Die experimentelle Basis dieses Modells ist die Transitzeitverteilung korpuskulärer Blutbestandteile, die aus der Variabilität der Blutflußgeschwindigkeit in den Sinusoiden und deren Netzwerkstruktur resultiert. (*D* charakterisiert die relative Dispersion dieser Transitzeitverteilung.)

Unter der Bedingung, daß die Parameter entlang der Leber (als Zylinder mit der Länge *L*) nicht variieren, lautet Gl. (7.1) in dimensionsloser Form:

$$D_N \frac{\partial^2 C}{\partial x^2} - \frac{\partial C}{\partial x} - R_N C = \frac{\partial C}{\partial T}, \qquad (7.2)$$

dabei ist *C* die Konzentration in der Leber, normiert bezüglich der Inputkonzentration, $X = x/L$ und *T* die Zeit, normiert bezüglich der mittleren Verweildauer des Pharmakons in der Leber. Der Parameter D_N ist die axiale Dispersionszahl

$$D_N = D/(vL) = DS/(QL), \qquad (7.3)$$

wobei *D* der axiale Dispersionskoeffizient und *S* die Querschnittsfläche des Zylinders ist. Die *Effektivitätszahl*

$$R_N = f_{u,B} CL_{int} r / Q \qquad (7.4)$$

ist eine Maßzahl für die Elimination in den Hepatozyten (Eliminationsrate $= CL_{int} C_u$, s. Gl. 2.67) und *r* ist das Verhältnis der freien Konzentration in den Hepatozyten ($C_{H,u}$) zur Konzentration im Dissé-Raum ($C_{D,u}$):

$$r = C_{H,u} / C_{D,u} = P/(P + CL_{int}), \qquad (7.5)$$

wobei *P* den Permeabilitätskoeffizienten der Hepatozytenmembran (für das Pharmakon) bezeichnet.

Um analytische Lösungen der partiellen Differentialgleichung 2. Ordnung (7.2) zu erhalten, müssen die Randbedingungen am Eingang und Ausgang festgelegt werden. Geeignet sind nach Roberts und Rowland in diesem Fall die sog. Dankwerts-Bedingungen, $C - D_N \partial C/\partial X = \delta(X)$, für $X = 0$ und $\partial C/\partial X = 0$ für $X = 1$. Die Lösung erfolgt am einfachsten durch Anwendung der Laplace-Transformation. Aus der Übertragungsfunktion des Single-pass-Systems (4.26) können dann die Extraktionsquote bzw. Verfügbarkeit (4.27) und die Parameter der Transitzeitverteilung (s. Gleichungen 4.28 und 4.29) berechnet werden. Der für die

7.1. Modelle der hepatischen Elimination

Pharmakokinetik wichtigste Parameter ist dabei die Durchlässigkeit der Leber, $F_H = 1 - E_H$, als Determinante der hepatischen Clearance, $CL_H = QE_H$:

$$F_H = \frac{4a}{(1+a)^2 \exp[(a-1)/2D_N] - (1-a)^2 \exp[-(1+a)/2D_N]},\quad (7.6)$$

mit $a = (1 + 4D_N R_N)^{1/2}$. Für $D_N < 1$ und $0 < R_N < 25$ (das entspricht $0{,}005 < F_H < 1$) kann Gl. (7.6) durch folgenden Ausdruck approximiert werden:

$$F_H = \frac{4a}{(1+a)^2} \exp[(1-a)/(2D_N)]. \quad (7.7)$$

Gleichverteilungsmodell
Bei vollständiger Mischung als Folge sehr starker axialer Dispersion, d. h. für $D_N \to \infty$, reduziert sich Gl. (7.6) auf

$$F_H = 1/(1 + R_N), \quad (7.8)$$

und bei Annahme einer hohen Membranpermeabilität ($P \gg CL_{int}$) erhalten wir die übliche Formel (s. Gl. 4.58):

$$F_H = Q_H/(Q_H + f_{u,B} CL_{int,H}). \quad (7.9)$$

Röhrenmodell
Für $D_N \to 0$ (vernachlässigbare axiale Dispersion) vereinfacht sich (7.6) zu

$$F_H = e^{-R_N} \quad (7.10)$$

und mit $P \gg CL_{int}$ folgt:

$$F_H = \exp(-f_{u,B} CL_{int,H}/Q_H). \quad (7.11)$$

Der Unterschied zwischen den beiden asymptotischen Lösungen des Dispersionsmodells ist für $0{,}7 < F < 1$ gering; die Abhängigkeit der Verfügbarkeit von D_N (s. Gl. 7.6) ist besonders ausgeprägt für Pharmaka mit einer hohen hepatischen Eliminationsgeschwindigkeit (hohen Werten von R_N).

Verteilungsmodell
Bei geringer axialer Dispersion (D_N klein) kann die Dispersion als normalverteilt angenommen werden, und Gl. (7.6) wird durch folgenden Ausdruck approximiert:

$$F_H = \exp(-R_N + R_N^2 D_N). \quad (7.12)$$

Transitzeitverteilung
Für nichteliminierende Organe ($R_N = 0$) und "gemischte" Randbedingungen ($C = \delta(X)$, für $X = 0$ und $C = 0$ für $X = \infty$) ergibt sich als Lösung von (7.2) die Single-pass-Kurve (4.16), d. h., die Transitzeit folgt einer inversen Gauß-Verteilung mit der relativen Dispersion $CV^2 = 2D_N$.

Die Analyse verfügbarer experimenteller Daten (Arzneistoffe und Markersubstanzen) ergibt eine Dispersionszahl von etwa 0,2, was auf einen hohen Grad der Stoffmischung in der Leber schließen läßt (Roberts und Rowland 1986a). Obwohl das Dispersionsmodell konzeptionelle Nachteile hat (Bass 1986; Gray und Tam 1987) und nur begrenzt geeignet ist, die Extraktionsquote aus enzymkinetischen Daten vorauszusagen (Roberts und Rowland 1986d), gelingt es damit − im Gegensatz zu anderen Modellen − auch die Metabolitbildung in der Leber zu beschreiben (Roberts und Rowland 1986c).

7.1.2.
Kettenmodell

Weisiger et al. (1986) sowie Gray und Tam (1987) schlugen ein einfaches empirisches Modell der hepatischen Elimination vor, das ebenfalls eine Brücke zwischen den Extremfällen des Gleichverteilungs- und Röhrenmodells schlägt. Das Modell besteht aus einer Kette von n identischen Kompartments mit dem Volumen V_1 (Kompartmentsystem mit unidirektionaler C-Struktur, s. Abb. 5/2 und Satz 5.5, in Abschn. 5.2.2.).

Die hepatische Transitzeit folgt dann einer Gammaverteilung, d. h. die Single-pass-Kurve hat die Form von (6.16) mit $\kappa = n$ und $b = \tau_1 = Q/V_1$. Aus der Übertragungsfunktion erhält man mit Gl. (4.27) die Verfügbarkeit

$$F_H = [1 + f_{u,B} CL_{int,H}/(nQ_H)]^{-n}, \qquad (7.13)$$

die für $n = 1$ in Gl. (7.9) und für $n \to \infty$ in Gl. (7.11) übergeht. Schon für $n \geq 30$ liefern Gl. (7.13) und Gl. (7.11) die gleichen Ergebnisse. Für Thyroxine ist $n = 8$ ausreichend, um den gemessenen intrasinusoidalen Konzentrationsgradienten nachzubilden (Weisiger et al. 1986).

7.1.3.
Verteilungsmodell

Eine Erweiterung des einfachen Röhrenmodells durch Berücksichtigung der Verteilung von Blutfluß und Enzymgehalt auf die parallelen Subsysteme (Sinusoide) führt zu einem strukturierten Lebermodell. Die Annahme einer transversalen Heterogenität der sinusoidalen intrinsischen Clearance (Enzymaktivität) und der Kapillartransitzeiten entspricht der Leberphysiologie und stimmt mit den experimentellen Daten (Steady-state-Verfügbarkeit von Lidocain) am besten überein (Sawada et al. 1985b). Die Voraussage der hepatischen Verfügbarkeit durch das Modell von Bass et al. (1978) unterscheidet sich im Bereich geringer Effektivitätszahlen praktisch nicht von der Voraussage des Dispersionsmodells (Gl. 7.12), d. h., für Pharmaka mit geringer hepatischer Extraktion sind beide Modelle äquivalent, wenn $2D_N$ in (7.12) als relative Dispersion der sinusoidalen Flußverteilung interpretiert wird (Roberts und Rowland 1986b).

Forker und Luxon (1978) berechneten die hepatische Verfügbarkeit als gewichtete Summe der sinusoidalen Verfügbarkeiten [beachte die strukturelle Ähnlichkeit mit dem Systemkreislauf, z. B. mit Gl. (4.32)]:

$$F_H = \sum_{i=1}^{n} \frac{q_i(2i-1)}{n} \exp[-R_{N,i}/(2i-1)] \; ; \tag{7.14}$$

dabei ist q_i die relative Häufigkeit der Sinusoide in der i-ten Klasse (berechnet unter Annahme einer Normalverteilung), n ist die Anzahl der Flußklassen und $R_{N,i}$ ist die Effektivitätszahl für die i-te Klasse von Sinusoiden. Auch der Einfluß einer anatomischen und metabolischen Heterogenität der Subsysteme (Sinusoide) in Flußrichtung (longitudinale Heterogenität) wurde in der Literatur diskutiert (Forker und Luxon 1982; Bass 1983).

Aufgrund ihrer Komplexität (große Anzahl freier Parameter) liegt der Schwerpunkt der Anwendung von Verteilungsmodellen auf dem Gebiet der Leberphysiologie, während für die Modellierung des globalen Verhaltens (z. B. Voraussage der Extraktionsquote) in vielen Fällen einfachere Modelle ausreichend sind. Die Untersuchung der Korrespondenz zwischen Verteilungs- und Dispersionsmodell liefert eine physiologische Erklärung der Dispersionszahl D_N, z. B. ihrer Abhängigkeit vom Blutfluß (Bass et al. 1987).

7.2.
Metabolitkinetik

Bei der Analyse der Metabolit-Konzentrations-Zeit-Kurven mit pharmakokinetischen Modellen spielt die Nettoerzeugungsrate des Metaboliten (bezogen auf den Leberausgang) die Rolle der Invasionsrate. Letztere ist abhängig von der Applikationsroute (oral oder i.v.) und der Dispositionscharakteristik der Muttersubstanz. Die Modellierung der Metabolitkinetik ist nicht nur bei biologisch aktiven Metaboliten von Bedeutung, sondern liefert u. U. auch noch zusätzliche Informationen über das pharmakokinetische System.

7.2.1.
Metabolitbildung

Im folgenden benutzen wir die Termini "Pharmakon" für die Muttersubstanz und "Metabolit" für den *i*-ten primären Metabolit (mi). Die Bruttobildungsrate des Metaboliten in der Leber

$$\text{Bildungsrate (mi)} = Q_H C_{in} h_{mi}(1 - F_H) \tag{7.15}$$

(mit h_{mi} als den Bruchteil der insgesamt metabolisierten Moleküle, die zu mi metabolisiert werden) ist größer als die Nettooutputrate des Metaboliten (gemessen in der Lebervene), da ein Teil der gebildeten Metabolitmenge unmittelbar danach in der Leber wieder eliminiert wird. Man bezeichnet dieses Phänomen auch als *sequentiellen First-pass-Effekt des primären Metaboliten*. Das Verhältnis von Outputrate zur Bildungsrate in der Leber wird deshalb *scheinbare Verfügbarkeit des primären Metaboliten* [$F_H(mi)$] genannt (Pang 1985). Die Voraussage von $F_H(mi)$ durch das Dispersionsmodell steht − im Gegensatz zu der des Gleichverteilungs- und Röhrenmodells − in Übereinstimmung mit den verfügbaren experimentellen Daten (Roberts und Rowland 1986c):

$$F_H(mi) = \frac{R_N(F_H^{Mi} - F_H)}{(R_N - R_N^{Mi})(1 - F_H)}, \tag{7.16}$$

dabei beziehen sich die Parameter mit dem Index Mi auf den Input des Metaboliten (als Substrat anstelle des Pharmakons).
Im Gegensatz zu den in Abschn. 7.1. behandelten Lebermodellen − das Validierungskriterium war dort die Extraktionsquote − spielt bei der Modellierung der Metabolitbildung (z. B. bei Lidocain) die Enzymverteilung in der Leber eine entscheidende Rolle (Pang et al. 1986). Da die Wasserlöslichkeit der Metaboliten im allgemeinen größer ist als die der Muttersubstanz, kann die Biotransformation der Metaboliten diffusionslimitiert sein; dann ist $P < CL_{int}$ (DeLannoy und Pang 1987).

7.2.2.
Konzentrations-Zeit-Kurven von Metaboliten

Ausgehend von den entsprechenden Massenbilanzgleichungen entwickelte Weiss (1985c, 1988b) ein allgemeines Modell der Metabolitkinetik für die intravenöse und orale Applikation von Pharmaka (Abb. 7/2).
Der Bruchteil des Pharmakons, der zum Metabolit mi biotransformiert wird, ist

$$f_{mi} = A_e^{D, iv}(mi)/D^{iv} = f_m h_{mi} F_H(mi), \tag{7.17}$$

7.2. Metabolitkinetik

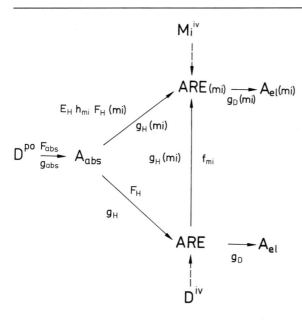

Abbildung 7/2
Struktur des Metabolisierungssystems.
ARE, $ARE(mi)$ = Mengen der Muttersubstanz und des primären Metaboliten im Körper, A_{abs} = absorbierte Menge, A_{el}, $A_{el}(mi)$ = eliminierte Mengen, D^{po}, D^{iv} = orale und i.v. Dosen der Muttersubstanz, M_i^{iv} = i.v. Dosis des Metaboliten
(Weiss 1988b)

dabei beschreibt f_m den Anteil der hepatischen Elimination am Eliminationsprozeß (s. Gl. 2.75).
Nach oraler Applikation trägt die First-pass-Metabolisierung wesentlich zum Metabolitinput bei. Für den Bruchteil der Metabolitenmenge, die nicht durch First-pass-Metabolismus gebildet wird, ergibt sich:

$$f_{po} = \frac{f_m F_H}{1 - (1 - f_m) F_H} \quad (7.18)$$

Wenn die Leber das einzige eliminierende Organ ist ($f_m = 1$), wird $f_{po} = F_H$.

7.2.2.1.
Fläche unter der Kurve

Das Verhältnis der AUC-Werte des Metaboliten nach oraler und intravenöser Applikation des Pharmakons (Index D, po bzw. D, iv) ist:

$$\frac{AUC_{mi}^{D,po}}{AUC_{mi}^{D,iv}} = F_A \left(F_H + \frac{1 - F_H}{f_m} \right), \quad (7.19)$$

und das Verhältnis der AUC-Quotienten des Pharmakons und Metaboliten liefert den Parameter f_{po}:

$$f_{po} = \frac{AUC^{D,po}/AUC^{D,iv}}{AUC_{mi}^{D,po}/AUC_{mi}^{D,iv}} \tag{7.20}$$

Die Formeln (7.18) und (7.20) sind von großer praktischer Bedeutung, da damit sowohl die hepatische Verfügbarkeit F_H als auch die Absorptionsquote F_A [s. Gl. 2.38, der Zähler in (7.20) ist F_{po}] in Bioverfügbarkeitsstudien getrennt bestimmt werden, wenn außer dem Pharmakon zusätzlich ein beliebiger primärer Metabolit gemessen wird.

Für das Verhältnis der Steady-state-Konzentrationen Metabolit/Pharmakon nach wiederholter oraler Gabe des Pharmakons ergibt sich:

$$\frac{C_{ss}(mi)}{C_{ss}} = \frac{AUC_{mi}^{D,po}}{AUC^{D,po}} = \frac{f_{mi}CL}{f_{po}CL(mi)} \tag{7.21}$$

7.2.2.2. Mittlere Verweildauer

Die Konsekutivprozesse Metabolitinput und -disposition führen zu folgenden Gleichungen für die Körperverweildauer des Metaboliten nach oraler bzw. i.v. Applikation des Pharmakons (vgl. Abschn. 3.2.6.):

$$MBRT_{mi}^{D,iv} = MDRT + MTT_H(mi) + MDRT(mi) \tag{7.22}$$

$$MBRT_{mi}^{D,po} = MAT + MTT_H(mi) + f_{po}[MDRT + MTT_H + MDRT(mi)], \tag{7.23}$$

dabei ist

$MDRT$ = mittlere Dispositionszeit des Pharmakons,
$MDRT(mi)$ = $MRT_{mi}^{Mi,iv}$ = mittlere Dispositionsverweildauer des Metaboliten,
MAT = mittlere Absorptionszeit des Pharmakons,
MTT_H = hepatische Transitzeit des Pharmakons,
$MTT_H(mi)$ = hepatische Transitzeit des Metaboliten.

Die intrinsischen Dispositionsparameter des Metaboliten $MDRT(mi)$ = $AUMC_{mi}^{Mi,iv}/AUC_{mi}^{Mi,iv}$ und $CL(mi) = Mi^{iv}/AUC_{mi}^{Mi,iv}$ können direkt aus den Konzentrationsverläufen nach i.v. Bolusinjektion des Metaboliten (Dosis Mi^{iv}) oder indirekt aus Gl. (7.22) nach Applikation des Pharmakons bestimmt werden. Die mittleren hepatischen Transitzeiten MTT_H und $MTT_H(mi)$ sind sowohl in (7.22) als auch in (7.23) vernachlässigbar klein ($MTT_H \ll MDRT$).

Bei oraler Applikation hängt die Verweilzeit des Metaboliten im Körper außer von der Disposition des Pharmakons und Metaboliten ($MDRT$ bzw. $MDRT(mi)$] noch von der Absorption (MAT) und der First-pass-Bildung des Metaboliten (f_{po}) ab.

7.2. Metabolitkinetik

Brockmeier und Ostrowski (1985) schlagen vor, die intraindividuelle Variation von $MDRT$ (bzw. $MBRT$) zu nutzen, um den Faktor f_{po} indirekt nur aus oralen Daten zu schätzen (Regressionsanalyse, $MBRT_{mi}^{D,po} = f_{po} MBRT^{D,po} + const.$).
Die sich aus (7.22) und (7.23) ergebenden Quotienten der mittleren Verweildauern hängen außer von f_{po} nur von $MAT/MDRT$ und $MDRT(mi)/MDRT$ ab (Abb. 7/3). Es muß betont werden, daß im Gegensatz zu der Verweildauer auf der Basis der terminalen Halbwertszeiten keine allgemeinen Aussagen gemacht werden können. Auch hier beobachten wir ein "flip-flop"-Phänomen [analog zu der Beziehung (6.11)]: *entweder* die terminale Halbwertszeit des Pharmakons *oder* die Dispositions-Halbwertszeit des Metaboliten können die terminale Metabolit-Halbwertszeit nach oraler Gabe des Pharmakons limitieren [Bildungs- bzw. Eliminations-Limitation der Metabolitkinetik nach Houston (1982)].
Die relative Dispersion $CV_B^2(mi)$ liefert auch hier Bedingungen für die Log-Konkavität von Metabolit-Konzentrations-Profilen (s. Abschn. 6.1.3.2.). Für den relativ häufigen Fall log-konkaver Kurven lassen sich Schranken für die Auswaschzeit des Metaboliten angeben (Weiss 1988a).

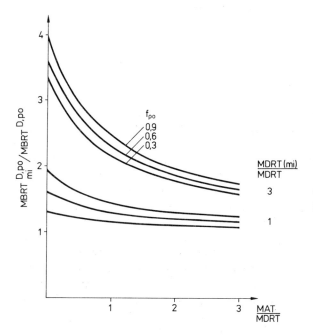

Abbildung 7/3
Mittlere Verweildauer des Metaboliten $MBRT_{mi}$ nach oraler Applikation des Pharmakons (bezogen auf dessen mittlere Verweildauer) in Abhängigkeit von der mittleren Absorptionszeit für zwei Werte der mittleren Dispositionszeit des Metaboliten $MDRT(mi)$ (jeweils bezogen auf $MDRT$) (Weiss 1988b)

7.3. Biliäre Exkretion und enterohepatischer Kreislauf

Der Beitrag der biliären Exkretion zur hepatischen Elimination läßt sich am einfachsten durch eine biliäre intrinsische Clearance (des Pharmakons und Metaboliten) und ein zusätzliches Gallenkompartment neben dem Gewebs- bzw. Hepatozytenkompartment modellieren (z. B. De Lannoy und Pang 1986).

Aus dem mittleren Gallenfluß von 0,5–0,8 ml/min beim Menschen folgt, daß die Ausscheidung in die Galle nur dann die Pharmakokinetik signifikant beeinflußt, wenn das Arzneimittel in der Galle konzentriert wird (Ausscheidung durch aktive Sekretion).

Das biliär ausgeschiedene Pharmakon wird in die Gallenblase transportiert und gelangt nach deren Entleerung in den Dünndarm, von wo es u. U. reabsorbiert wird (Absorptionsquote f_a). Ein enterohepatischer Kreislauf kann auch dann auftreten, wenn ein Konjugat gebildet wird und die Muttersubstanz nach Hydrolyse durch Darmbakterien für die Resorption wieder zur Verfügung steht. Die intestinale Reabsorptionsquote kann im Tierversuch aus den vor und nach der Kanülierung des Ganges gemessenen AUC-Werten bestimmt werden (Tse et al. 1982):

$$f_a = \frac{1 - AUC/AUC^*}{f_b} ; \qquad (7.24)$$

dabei ist f_b die biliäre Exkretionsquote und AUC^* die Fläche unter der Plasmakonzentrationskurve nach Ableitung der Gallenflüssigkeit (im allgemeinen gilt $f_a \approx F_A$).

Es wurde schon in Abschn. 5.2.2. darauf hingewiesen, daß zwischen Zyklen im Strukturmodell des Systems und sekundären Maxima der Dispositionskurve (mehrgipflige Kurven) eine kausale Beziehung besteht (vgl. Satz 5.6, Abschn. 5.2.2.). Beim enterohepatischen Kreislauf kommt als Besonderheit die Speicherung in der Gallenblase hinzu, die zu einem Verzögerungseffekt führt. Die mathematische Behandlung erfolgt durch Differentialgleichungen mit Verzögerung (z. B. Plusquellec und Steimer 1984). Ein Zwei-Kompartment-Modell mit Verzögerung erklärt die wichtigsten Auswirkungen des enterohepatischen Kreislaufes, wie Oszillationen der $C(t)$-Kurve und Veränderung der terminalen Halbwertszeit bzw. der mittleren Verweildauer (ein entsprechendes BASIC-Programm findet man bei Plusquellec und Bousquet 1984). Ein Verzögerungseffekt kann – zumindest bei der Ratte (ohne Gallenblase) – durch eine Kette von Kompartments innerhalb des Zyklus erzielt werden (Dahlström und Paalzow 1978). Die Modellierung des Kreislaufes bzw. der Verzögerung durch ein Gallenblasenkompartment, aus dem der Materialtransport diskontinuierlich in den Darm erfolgt (Shepard et al. 1985), entspricht eher der physiologischen Realität, wie

7.3. Biliäre Exkretion und enterohepatischer Kreislauf

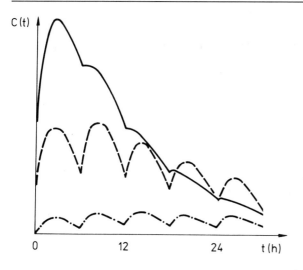

Abbildung 7/4
Simulation des Einflusses eines enterohepatischen Kreislaufes (Gallenblasenentleerung alle 6 h) auf den oralen Plasmakonzentrationsverlauf eines Pharmakons mit niedriger (———), mittlerer (– – –) und hoher (·—·—·—) hepatischer Extraktionsquote (nach Shepard et al. 1985)

die mit einem Vier-Kompartment-Modell (Gastrointestinaltrakt, Leber, Gallenblase, zentrales Kompartment) simulierten Konzentrationsprofile zeigen (Abb. 7/4). Dabei wurde angenommen, daß sich die Gallenblase alle 6 h entleert. Die Voraussagen des Modells stimmen im Prinzip mit den Beobachtungen überein (das gilt besonders für Stoffe mit einer hohen biliären Leberextraktionsquote), wenn man berücksichtigt, daß in Wirklichkeit die Entleerung der Gallenblase in unregelmäßigen Abständen erfolgt. Deshalb verschwinden die Oszillationen, wenn Mittelwertskurven (s. Gl. 12.37) berechnet werden (Ichikawa et al. 1986). Shepard et al. wiesen darauf hin, daß die Fläche unter der Plasmakonzentrations-Zeit-Kurve (AUC) bei adäquater Versuchsplanung unabhängig vom enterohepatischen Kreislauf ist. Eine Verallgemeinerung des o. g. Modells liefert eine Formel für die orale Bioverfügbarkeit, die die Gleichungen (2.38) bzw. (6.72) im Falle eines enterohepatischen Kreislaufes ersetzt (Shepard und Reuning 1987):

$$F_{po} = F_A F_H (1 - f_a f_b E_H), \qquad (7.25)$$

dabei ist – wie in Gl. (7.24) – f_a die Reabsorptionsquote (je Zyklus), und f_b ist der Bruchteil der hepatisch extrahierten Pharmakonmenge, der in die Gallenblase gelangt.

8.
Renale Exkretion und Dialyseverfahren

Die Ausscheidung von Pharmaka und der daraus gebildeten Metaboliten aus dem Körper erfolgt in erster Linie durch die Niere. Bei eingeschränkter Nierenfunktion ist auch die renale Clearance von Pharmaka vermindert. Im Endstadium von Nierenerkrankungen wird die künstliche Niere, d. h. die extrakorporale Hämodialyse, eingesetzt. Dialyseverfahren dienen auch zur beschleunigten Ausscheidung von Arzneimitteln nach Überdosierung (Toxikokinetik).

8.1.
Modelle der renalen Exkretion

Im Gegensatz zur hepatischen Elimination (s. Abschn. 7.1.) wurde bisher noch kein umfassendes Strukturmodell der Niere speziell für die Beschreibung der Exkretion von Pharmaka entwickelt. Die Hauptprozesse sind bereits in dem in Abschn. 2.2.4.2. erläuterten einfachen empirischen Modell der renalen Clearance enthalten: glomeruläre Filtration, proximal-tubuläre Sekretion und Reabsorption aus dem distalen Tubulus und dem Sammelrohr. Gl. (2.65) stellt jedoch für viele Pharmaka hinsichtlich der Beschreibung der tubulären Sekretion und der passiven Reabsorption nur eine grobe Näherung dar. Bei einzelnen Teilprozessen können physiologische Modelle der Nierenfunktion angewendet werden.

8.1.1.
Tubuläre Sekretion

Beim aktiven Transportmechanismus der tubulären Sekretion besteht die Möglichkeit, daß auch gebundene Moleküle von den Plasmaproteinen abgelöst werden (dann ist die Ausscheidung abhängig von der Gesamtkonzentration); außerdem gibt es Hinweise auf die Existenz von zwei verschiedenen Carriersystemen (hohe Affinität, geringe Transportkapazität und umgekehrt), wie Lee et al. (1986 a) für Furosemid gezeigt haben.
Bei Pharmaka mit hoher renaler Extraktionsquote nimmt die Konzentration entlang des Tubulus ab (kein Gleichgewicht zwischen peripherer Plasmakonzentration und der Konzentration am Carriersystem). Ein einfaches Strukturmodell (zentrales Kompartment, renales Plasmakompartment und tubuläres Kompartment) trägt der Dynamik dieser Konzentrationsdifferenzen Rechnung (Hekman

8.1. Modelle der renalen Exkretion

und Van Ginneken 1982). Ein detailliertes physiologisches Modell des tubulären Transportprozesses mit verteilten Parametern (Simulationsmodell) wurde von Sawada et al. (1985 a) für die Analyse der tubulären Sekretion von Cimetidin in isolierten Rattennieren eingesetzt.

Hori et al. (1988) untersuchten die transzelluläre Transportkinetik von p-Aminohippursäure (PAH) in der isolierten Rattenniere durch Analyse eines Strukturmodells der renalen Transitzeitverteilung. Als Grundlage dienten die Momente der Outputkurven in der Nierenvene und im Urin (renale Exkretion). Die mittlere Verweildauer in den Epithelzellen ($\bar{t}_{s,zell.}$ = 45,6 s) ergabe sich dabei als Differenz der mittleren Transitzeiten (Urinausfluß) der sezernierten Fraktion und der filtrierten Fraktion (gemessen mit Inulin, MTT_{GF} = 4,41 min). Die Wechselwirkung mit den zellulären Komponenten erfolgt unter Nichtgleichgewichtsbedingungen ($CV^2_{S,zell.} > 1$).

8.1.2. Tubuläre Reabsorption

Das Ausmaß der tubulären Rückdiffusion hängt nicht nur von den physiko-chemischen Eigenschaften des Pharmakons (Lipidlöslichkeit, pKa-Wert), sondern auch vom Urinfluß und dem pH der Tubulusflüssigkeit ab. Außerdem findet die Reabsorption entlang des gesamten Nephrons statt, was zur Veränderung des Konzentrationsgradienten zwischen Tubulusflüssigkeit und Blut führt. Da mehr als 99 % des filtrierten Wassers rückresorbiert werden, spielt außer der Rückdiffusion noch der Solvent-drag für die Reabsorption eine Rolle.

Für eine Substanz, die nicht tubulär sezerniert wird, kann der Reabsorptionsfluß

Abbildung 8/1
Modell der tubulären Reabsorption im Steady-state
C = Konzentration, Q = Fluß, P_d = Permeabilitätskoeffizient des Pharmakons, P_w = Permeabilitätskoeffizient von Wasser, σ = Reflexionskoeffizient des Pharmakons (Komiya 1986)

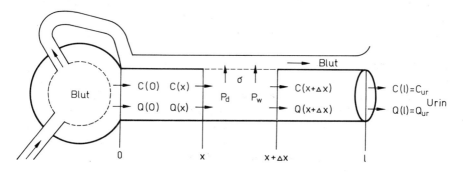

an der Stelle x des Nephrons (betrachtet als funktionelle Einheit, Abb. 8/1) durch folgende Gleichung beschrieben werden (Komiya 1986):

$$J(x) = P_d[C(x)f_{nur} - C(0)f_{np}] + (1 - \sigma)P_w C(x), \tag{8.1}$$

dabei ist
P_d = Permeabilitätskoeffizient des nichtionisierten Pharmakons,
P_w = Permeabilitätskoeffizient von Wasser,
σ = Reflexionskoeffizient,
$C(0)$ = freie Konzentration im Wasser,
$C(x)$ = luminale Konzentration (im Tubulus),
f_{np} = nichtionisierte Fraktion im Plasma,
f_{nur} = nichtionisierte Fraktion in der Tubulusflüssigkeit.
Der Fluß der Tubulusflüssigkeit an der Stelle x beträgt

$$Q(x) = Q(0) - AR(x)P_w, \tag{8.2}$$

dabei ist $Q(0) = GFR$ die glomeruläre Filtrationsrate und $AR(x)$ die Tubuluswandfläche von 0 bis x. Bei einer Länge l der renalen Tubuli ist $Q(l) = Q_{ur}$ der Urinfluß und $C(l) = C_{ur}$ die Urinkonzentration. Aus der Massenbilanzgleichung für ein infinitesimales Tubulussegment erhält man mit Gl. (8.1) und (8.2) eine Differentialgleichung mit folgender Lösung:

$$C_{ur} = \frac{\Phi - SP_d f_{np}}{\Phi} f_u C \left(\frac{GFR}{Q_{ur}}\right)^{\frac{\Phi}{GFR - Q_{ur}}} - \frac{SP_d f_u f_{np} C}{\Phi} \tag{8.3}$$

dabei ist $\Phi = (GFR - Q_{ur})\sigma - S \cdot P_d f_{nur}$, und $S = AR(l)$ ist die gesamte Tubulusfläche.
Gleichung (8.3) beschreibt die Abhängigkeit der Urinkonzentration – und entsprechend $CL_R = (Q_{ur} C_{ur})/(f_u C)$ (s. Gl. 2.64) die Abhängigkeit der renalen Clearance – vom Urinfluß Q_{ur}. Der Diffusionskoeffizient wächst mit der Lipidlöslichkeit, während Solvent-drag (Reflexionskoeffizient $\sigma < 1$) nur für Stoffe mit verhältnismäßig geringer relativer Molmasse (z. B. Ethanol) von Bedeutung ist (Komiya 1986).
Ein komplexeres Modell, bei dem die unterschiedlichen Permeabilitätseigenschaften des proximalen und distalen Tubulus berücksichtigt werden (Tang-Lui et al. 1983), erklärt die Zeitabhängigkeit der renalen Clearance von Theophyllin beim Menschen (Tang-Lui et al. 1982): Aufgrund des diuretischen Effektes von Theophyllin beträgt der Anteil von CL_R in der ersten Stunde nach einer Einzeldosis bis zu 70 % der mittleren Gesamtclearance; dieser Anteil sinkt auf 5 % ab, wenn sich der Urinfluß wieder normalisiert (Abb. 8/2).

8.1. Modelle der renalen Exkretion

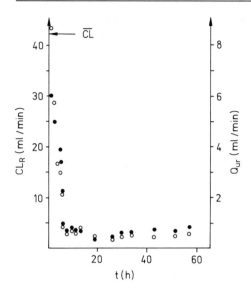

Abbildung 8/2
Zeitabhängigkeit der renalen Theophyllinclearance (●) und des Urinflusses (○) nach einer i.v. Dosis.
$\overline{CL}$ = zeitlicher Mittelwert der Gesamtclearance (Tang-Lui et al. 1982)

8.1.3. Clearance und Urinfluß

Die Abhängigkeit der renalen Clearance vom Urinfluß läßt sich für praktische Zwecke gut mit folgendem einfachen empirischen Modell beschreiben, das formale Ähnlichkeit mit Gl. (2.70) hat (Chiou 1986):

$$CL_R = CL_{R,max} Q_{ur}/(Q_{ur} + f_{nur}H_{int}), \tag{8.4}$$

wobei die sog. "intrinsische Reabsorptionskraft" H_{int} ein empirischer Parameter ist, und $CL_{R,max} = f_u GFR + CL_S$ den Maximalwert der Clearance (keine Rückresorption) bezeichnet.
Aus Gl. (8.4) folgt, daß CL_R für $f_{nur}H_{int} \gg Q_{ur}$ proportional mit Q_{ur} wächst, während für $f_{nur}H_{int} \ll Q_{ur}$ die renale Clearance unabhängig vom Urinfluß ist. Der Parameter f_{nur} in den Gleichungen (8.3) und (8.4) beschreibt den Einfluß des Urin-pH-Wertes auf die renale Clearance:

$$f_{nur} = [1 + 10^{(pH_{ur} - pK_a)}]^{-1} \tag{8.5}$$

für schwache Basen und

$$f_{nur} = [1 + 10^{(pK_a - pH_{ur})}]^{-1} \tag{8.6}$$

für schwache Säuren. So sinkt die Rückresorptionsquote von Salicylsäure um

90%, wenn der Urin-pH von 6,6 auf 7,7 angehoben wird (Chiou 1986). Aus Gl. (8.4) ergibt sich der folgende Ausdruck für die globale Reabsorptionsfraktion (s. Gl. 2.65):

$$F_{reabs} = f_{nur}H_{int}/(Q_{ur} + f_{nur}H_{int}). \tag{8.7}$$

Bei Nierenerkrankungen und bei eingeschränkter Nierenfunktion im höheren Lebensalter gilt die allgemeine Regel, daß die renale Clearance parallel zur *GFR* abnimmt (Tucker 1981). [Eine selektive Verminderung der tubulären Sekretion (z. B. Kamiya et al. 1984) ist wahrscheinlich von untergeordneter Bedeutung.] Außerdem ist die Plasmaproteinbindung (f_u) vieler Pharmaka bei Niereninsuffizienz verändert (Übersicht bei Reidenberg 1976), was ebenfalls zu CL_R-Änderungen führt (s. Gl. 2.61).

8.2. Extrakorporale Hämodialyse und Hämoperfusion

Den Einfluß von Hämodialyse und Hämoperfusion auf die Pharmakokinetik modellieren wir durch ein *künstliches Organ* mit der Extraktionsquote E_{HD}, das zusätzlich (in Reihe) mit den eliminierenden Organen wirkt oder diese ersetzt. (In diesem Sinne gelten die folgenden Ergebnisse auch für die Hämoperfusion, wenn wir auch primär von Hämodialyse sprechen.) Die Extraktionsquote erhält man durch Messung der Pharmakonkonzentration vor und nach dem künstlichen Organ (s. Gl. 2.56). Für die Dialysatorclearance (Plasmaclearance) ergibt sich aus Gl. (2.77):

$$CL_{HD} = Q_{HD}[K_P HCT + (1 - HCT)]E_{HD}, \tag{8.8}$$

dabei ist Q_{HD} der Blutfluß.
Durch den Anteil der Dialysatorclearance an der Gesamtelimination

$$f_{HD} = CL_{HD}/(CL_{NR} + CL_{HD}) \tag{8.9}$$

läßt sich die Effektivität des Dialyseverfahrens für ein bestimmtes Pharmakon beurteilen. (Mit CL_{NR} wird hier die nichtrenale Clearance bezeichnet, die aber u. U. noch die "Restfunktion" der Niere enthält.) Aus Gl. (2.23) folgt dann für die *prozentuale Verkürzung der mittleren Verweildauer* eines Pharmakons im Körper durch die Wirkung der Hämodialyse:

$$(MDRT - MDRT_{HD})/MDRT = f_{HD}. \tag{8.10}$$

8.2. Extrakorporale Hämodialyse und Hämoperfusion

dabei ist

$$MDRT_{HD} = V_{ss} / CL_{HD}.\tag{8.11}$$

(Das Verteilungsvolumen wird durch die Hämodialyse nicht beeinflußt.) Eine modellunabhängige Abschätzung des Auswaschverhaltens unter Hämodialyse ist mit den in Abschn. 3.4.3.1. angegebenen Schranken möglich; z. B. wird die obere Schranke für die Auswaschzeit proportional zu $MDRT$ reduziert (s. Gl. 3.82):

$$t_{90\%, HD} \leq 3{,}7\, MDRT_{HD}.\tag{8.12}$$

Mit der Ungleichung (8.12) kann nach Einsetzen von (8.11) und (8.8) die notwendige Dialysedauer als Funktion der pharmakokinetischen Parameter (K_p, V_{ss}) und der Dialyseparameter (E_{HD}, Q_{HD}) abgeschätzt werden.

Ausscheidung während eines Dialyseintervalls
Bei der Voraussage der Dialysierbarkeit eines Pharmakons bzw. der Modellierung des Hämodialyseeinflusses auf die Pharmakokinetik muß man beachten, daß der Dialysator nur in einem Intervall T "eingeschaltet" ist. Die Lösung wird nur bei Annahme einer Ein-Kompartment-Kinetik einfach, da dann die Menge im Körper proportional der Plasmakonzentration ist (Takki et al. 1978). Für den Bruchteil der Anfangsmenge im Körper [$A(0)$], die durch eine Dialyse im Intervall T eliminiert wird, ergibt sich dann:

$$A_e(T)/A(0) = 1 - \exp(-T/MDRT_{HD}),\tag{8.13}$$

wobei $MDRT_{HD} = V/(CL_{NR} + CL_{HD})$ ist.
Wellhöner (1985) behandelte diese Fragestellung mit dem klassischen Zwei-Kompartment-Modell (s. Abschn. 5.3.) unter der Annahme, daß das Dialyseintervall in der terminalen Verteilungsphase [$V(t) = V_z = const.$] liegt. Aus den Modellparametern V_1, k_{12}, k_{21} und $k_{e, HD} = k_e + CL_{HD}/V_1$ kann unter diesen Bedingungen die eliminierte Menge $A_e(T)$ berechnet werden. Diese Ergebnisse zeigen, daß in der terminalen Gleichgewichtsphase der Verteilung die Gl. (8.13) für viele Pharmaka eine gute Näherung darstellt. Die Übersichtsarbeit von Lee und Marbury (1984) behandelt klinisch-pharmakokinetische Aspekte der Hämodialyse und enthält eine Zusammenstellung der CL_{HD}-Werte wichtiger Pharmaka.

8.3. Peritonealdialyse

Die Peritonealhöhle hat eine relative große Oberfläche und die angrenzenden Gewebe sind gut durchblutet (ausgeprägte Kapillarisierung); das sind gute Voraussetzungen für den Pharmakontransport zwischen Blut- und Spülflüssigkeit. Außer der passiven Diffusion trägt die Ultrafiltration (bei Stoffen mit geringer relativer Molmasse) zum Stoffaustausch bei. Außer im Hinblick auf die Peritonealdialyse, sind die pharmakokinetischen Eigenschaften dieses Systems auch für die Applikation von Pharmaka mit der Spülflüssigkeit in die Bauchhöhle interessant. Das betrifft z. B. die Pharmakokinetik von Antibiotika, die bei der ambulanten chronischen Peritonealdialyse oft eingesetzt werden (Behandlung der bakteriellen Peritonitis).

Janicke et al. (1986) analysierten die Kinetik von Cefamandole mit einem Zwei-Kompartment-Modell, das den bidirektionalen Transport zwischen einem Körperkompartment und einem Kompartment für die Spülflüssigkeit beschreibt. Im Gegensatz zur Hämodialyse sinkt der Konzentrationsgradient – und damit auch die Clearance CL_{PD} – im Laufe der Spülperiode ab. (CL_{PD} von Cefamandole erreicht nach i.v. Applikation nach 6 h Werte nahe Null.)

Ein strukturiertes Modell mit verteilten Parametern (Flessner et al. 1984) erklärt die physiologische Determinanten des Transportes wasserlöslicher Substanzen zwischen Peritonealhöhle und Plasma. Die Voraussage des Konzentrationsverlaufes im Peritonealgewebe ist von besonderer Bedeutung für die Frage einer intraperitonealen Applikation von Kanzerostatika (Karzinome im Bauchraum). Der Vorteil einer intraperitonealen im Vergleich zur systemischen Applikation kann mit Gl. (6.76) abgeschätzt werden.

Eine Übersicht zur Pharmakokinetik von Pharmaka bei Peritonealdialyse (einschließlich der intraperitonealen Applikation) findet man bei Janknegt und Koks (1984).

9.
Pharmakokinetische Ähnlichkeit

In diesem Kapitel werden die theoretischen Grundlagen für die Voraussage der Pharmakokinetik am Menschen aus Tierexperimenten, oder allgemeiner, der Interspezies-Skalierung behandelt. Damit ist die in der Pharmakotherapie wichtige Frage nach der Abhängigkeit der Dosierung vom Körpergewicht beim Menschen eng verknüpft (Intraspezies-Skalierung). Die allgemeinen Konzepte der Interspezies-Skalierung pharmakokinetischer Prozesse können natürlich dann nicht angewendet werden, wenn grundlegende qualitative Speziesunterschiede in der Pharmakokinetik bestehen; z. B. spielt die biliäre Exkretion als Eliminationsprozeß bei Ratten eine viel größere Rolle als beim Menschen.

9.1.
Biologische Ähnlichkeit

Die biologische Ähnlichkeit, z. B. die Ähnlichkeit der Säugetiere hinsichtlich ihrer Anatomie und Physiologie, ist die Grundlage der pharmakokinetischen Ähnlichkeit. Ein Kriterium für die pharmakokinetische Ähnlichkeit der Spezies ist die Isomorphie der entsprechenden mathematischen Modelle (Yates und Kugler 1986), d. h., die Frage, ob die Maus ein geeignetes "Modell" des Menschen darstellt, läßt sich auf die Frage reduzieren, ob die pharmakokinetischen Modelle isomorph sind (Abb. 9/1).

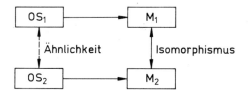

Abbildung 9/1
Definition der Ähnlichkeit zweier Originalsysteme (OS) als Isomorphie der entsprechenden Modelle (M)

Die Theorie der biologischen Ähnlichkeit (z. B. Günther 1975) basiert auf den Ähnlichkeitsbetrachtungen für nichtlebende Systeme, wie z. B. dem Konzept der mechanischen Ähnlichkeit (z. B. Landau und Lifschitz 1963). Eine Methode, die zu Ähnlichkeitskriterien führen kann, ist dabei die Dimensionsanalyse, d. h. die Reduktion von Systemvariablen auf dimensionslose Kennzahlen (Invarianten). (Anwendung des Buckinghamschen Pi-Theorems, s. Günther 1975.) Als Beispiel sei die Peclet-Zahl (s. Gl. 4.49) für die hydrodynamische Ähnlichkeit genannt.

Die Pharmakokinetik vieler Xenobiotika läßt sich in verschiedenen Säugetieren (einschließlich des Menschen) mit dem gleichen Strukturmodell (s. Abb. 4/5) beschreiben. Da in physiologischen Strukturmodellen physiologische bzw. anatomische Parameter (z. B. Organblutflüsse und -massen) auftreten, genügt es, in ein durch Tierversuche validiertes Modell die entsprechenden Kenngrößen für den Menschen einzusetzen, um die pharmakokinetischen Grundparameter vorauszusagen (vgl. Tab. 4/1). Die stoffspezifischen Parameter, Enzymaktivität (bzw. intrinsische Clearance), Proteinbindung und Bewebe-Blut-Verteilungskoeffizient, können in einigen Fällen als konstant betrachtet oder aus anderen Quellen, wie z. B. in-vitro-Untersuchungen (Dedrick und Bischoff 1980), entnommen werden. Auf dieser Basis ist es möglich, mit Simulationsmodellen Dispositionskurven vorauszusagen (s. Abschn. 4.4.), z. B. die Pharmakokinetik von Digoxin beim Menschen aus Untersuchungen am Hund (Harrison und Gibaldi 1977) und für Chinidin aus Untersuchungen an der Ratte (Harashima et al. 1986). Eine Übersicht zu Interspezies-Skalierung physiologischer Simulationsmodelle findet man bei Gerlowski und Jain (1983).

9.2. Allometrische Skalierung

Unter *Allometrie* versteht man die Lehre von der Körpergröße und ihren Konsequenzen, d. h., es geht hier um eine Skalierung der Pharmakokinetik entsprechend der Körpergröße (genauer, des Körpervolumens). Geometrische Ähnlichkeit oder äquivalent dazu isometrisches Wachstum, ist gewöhnlich die Grundannahme allometrischer Modelle. Diese Annahme impliziert die auf Huxley (1932) zurückgehende "allometrische Gleichung":

$$Y = aM^b, \tag{9.1}$$

dabei ist Y irgendeine Variable, M ist die Körpermasse (das Volumen wurde nach der Masse unter der Annahme gleicher Gesamtkörperdichte ersetzt), a ist ein Proportionalitätsfaktor und b ist der Skalierungsexponent. Die Masse M wird durch das Körpergewicht ausgedrückt. Das Verhältnis der Variablen von zwei verschiedenen Spezies (1 und 2) ist dann nur vom allometrischen Exponent b abhängig [$Y_2/Y_1 = (M_2/M_1)^b$], und Gl. (9.1) läßt sich durch eine log-log-Regression auswerten:

$$\log Y = \log a + b \log M. \tag{9.2}$$

9.2.1.
Interspezies-Skalierung

Die Gültigkeit von Gl. (9.1) wurde für viele anatomische/physiologische Variable von Säugern über einen großen Gewichtsbereich (Maus bis Elefant) nachgewiesen (Tab. 9/1). Den ersten Arbeiten von Dedrick et al. (1970) zur Interspezies-Korrelation der Dispositionskurven von Methotrexat und von Weiss et al. (1977) zur allometrischen Skalierung pharmakokinetischer Parameter folgten viele Untersuchungen, die die Brauchbarkeit dieses Konzeptes in der Pharmakokinetik bestätigten [Übersichten bei Boxenbaum (1984) und Wilkinson (1987)].

Tabelle 9/1
Abhängigkeit physiologischer und anatomischer Parameter von der Körpermasse[1]
(Boxenbaum 1982)

[1] $Y = aM^b$

Parameter	Allometrischer Exponent (b)
Leberblutfluß (Q_H)	0,894
Lebergewicht (M_H)	0,849
Kreatinin-Clearance (CL_{Kr})	0,690
Anzahl der Nephronen	0,620
Blut-Kreislaufzeit	0,210
Grundumsatzrate	0,750
Physiol. Zeitkonstanten	0,250

9.2.1.1.
Skalierung der Parameter

Schreiben wir für die Grundparameter Clearance und Verteilungsvolumen

$$CL = a_1 M^{b_1}, \tag{9.3}$$

$$V_{ss} = a_2 M^{b_2}, \tag{9.4}$$

$$V_Z = a_3 M^{b_2}, \tag{9.5}$$

so ergibt sich für die mittlere Dispositionsverweildauer bzw. die terminale Halbwertszeit (s. Gl. 2.23 bzw. 2.22)

$$MDRT = (a_2/a_1) M^{b_2 - b_1} \tag{9.6}$$

und

$$t_{1/2, Z} = 0{,}693 (a_3/a_1) M^{b_2 - b_1}. \tag{9.7}$$

Die Parameter a und b der allometrischen Gleichungen können entweder empi-

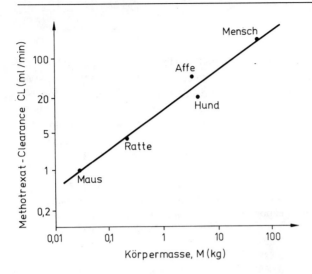

Abbildung 9/2
Interspezies Korrelation zwischen der Clearance von Methotrexat und der Körpermasse (s. Gl. 9.2; $r = 0{,}987$, $CL = 10{,}9\,M^{0{,}69}$) (nach Boxenbaum 1982)

risch aus den pharmakokinetischen Parametern verschiedener Spezies abgeleitet werden (Abb. 9/2), oder man geht von den allometrischen Gleichungen für die zugrundeliegenden physiologischen Prozesse aus.

Für das Verteilungsvolumen erwartet man a priori $b_2 = 1$; Abweichungen treten auf, wenn außer V_T auch die Bindungsparameter f_u und $f_{u,T}$ für die Größe von V_{ss} bedeutend sind (vgl. Gl. 2.54). Da f_u oft relativ konstant bleibt, ist meist $V_T/f_{u,T} \sim M$ eine gute Näherung (Boxenbaum 1984).

Clearance

Für die hepatische Clearance sind a-priori-Aussagen über den allometrischen Exponenten möglich, wenn die Clearance flußbegrenzt ist (s. Gl. 2.71); dann ist $CL_H \sim M^{0{,}849}$ (s. Tab. 9/1). Bei der renalen Clearance kann die Kreatin-Clearance oder die glomeruläre Filtrationsrate als Bezugsgröße dienen (s. Gl. 2.61); z. B. hat die Clearance von Methotrexat den gleichen allometrischen Exponenten $b = 0{,}690$ wie die Kreatinin-Clearance, so daß der Quotient speziesinvariant wird (Boxenbaum 1982):

$$CL_{MTX}/CL_{Kr} = 1{,}33\,. \tag{9.8}$$

Die Interspezies-Skalierung der Clearance von Cephalosporinen ist mit komplexen Modellen der renalen Elimination (s. Gl. 2.65) möglich (Sawada et al. 1984).

Im allgemeinen benötigt man für die Skalierung der hepatischen Elimination außer der allometrischen Gleichung für Q_H noch eine Gleichung für die intrinsische Clearance CL_{int} (für $E_H \ll 1$ ist letztere allein bestimmend, s. Gl. 2.72). Aus-

9.2. Allometrische Skalierung

gehend von CL-Daten für Antipyrin kam Boxenbaum (1980) zu der Vermutung, daß das Verhältnis von intrinsischer Clearance zur Lebermasse

$$CL_{int,H}/M_H = const. \tag{9.9}$$

speziesinvariant ist, wenn man den Menschen ausschließt. (Dagegen ist der Quotient Q_H/M_L eine generelle Invariante).

Intrinsische hepatische Clearance
Die einfache allometrische Gleichung (9.1) ist offenbar für die intrinsische Clearance des Menschen nicht gültig; Boxenbaum und Fertig (1984) konnten für Antipyrin zeigen, daß die Gleichung

$$CL_{int,H}(ml/min) = 0{,}387 M_G^{1,32} M^{-0,619} \tag{9.10}$$

den Menschen einschließt, wobei M_G die Masse des Gehirns bezeichnet. Diesem Modell liegt als heuristisches Prinzip die Tatsache zugrunde, daß die allometrische Gleichung für die potentielle maximale Lebenszeit (MLZ) die gleiche Form wie Gl. (9.10) hat. Das Produkt aus MLZ und der mittleren intrinsischen Clearance hepatischer Metabolisierungsprozesse (Phase I) aller mit der Nahrung aufgenommenen Xenobiotika (Naturstoffe) scheint danach bei Säugern speziesinvariant zu sein; eine lineare Korrelation zwischen $CL_{int}MLZ$ und M wurde für verschiedene Pharmaka nachgewiesen (Boxenbaum 1982, 1984). Gehirnmasse (M_G) und Lebenszeit (MLZ) sind zwei typische Beispiele für eine starke Abweichung des Menschen vom einfachen allometrischen Gesetz. [Die Voraussage von Gl. (9.1) wäre $MLZ = 27$ Jahre und $M_G = 275$ g anstelle von 1200 g.] Eine Verallgemeinerung von (9.1), die auch die evolutionsbedingte Abweichung bestimmter pharmakokinetischer Parameter des Menschen (wie z. B. CL_{int}) berücksichtigt, erhält man analog zu Gl. (9.10):

$$Y = aM^b M_G^c \tag{9.11}$$

[meistens ist $c \approx 0$, so daß angenähert (9.1) gilt.]

9.2.1.2. Pharmakokinetische Zeit
Bereits in der grundlegenden Arbeit von Dedrick et al. (1970) wurde für Methotrexat gezeigt, daß durch eine allometrische Skalierung der Zeitachse

$$\tilde{t} = B^x t \tag{9.12}$$

Abbildung 9/3
Transformierte Dispositionsdaten (Dedrick-Plot) von Chlordiazepoxid. Konzentrations-Zeit-Daten von Hund (●) und Mensch (○) (nach Boxenbaum und Ronfeld 1983)

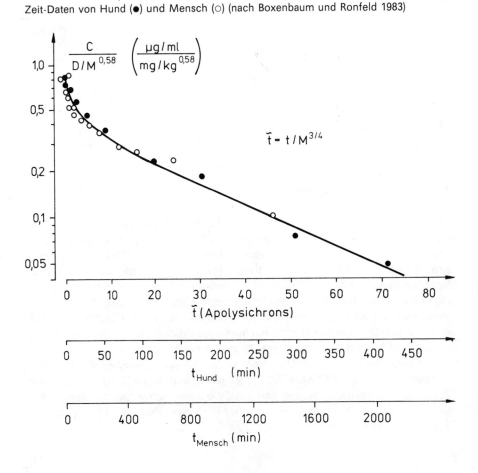

die Dispositionskurven von fünf Spezies (Maus, Ratte, Affe, Hund, Mensch) durch eine einzige Kurve beschrieben werden können, wenn gleichzeitig die Plasmakonzentration entsprechend $C \rightarrow C/(D_{iv}/M^{b_2})$ normiert wird. Die Variable $\tilde{t}$ in (9.12) bezeichnet man als pharmakokinetische Zeit, im Gegensatz zur physikalischen Zeit t; als Maßeinheit für $\tilde{t}$ schlugen Boxenbaum und Ronfeld (1983) den Begriff "Apolysichron" vor (Abb. 9/3).
Dieses Konzept impliziert jedoch eine Ähnlichkeit der Verteilungsdynamik

$$V(t) = v(t)M^{b_2} \tag{9.13}$$

9.2. Allometrische Skalierung

als Verallgemeinerung von (9.3); dann gilt $x = b_2 - b_1$, vgl. (9.6) und (9.7). Unter dieser Bedingung ist die Dispositionsverweilzeitverteilung $F(t)$ speziesinvariant (Weiss 1986). Daraus folgt, daß MDRT und $t_{1/2,z}$ Invarianten sind, wenn sie in Apolysichrons ausgedrückt werden. Mit anderen Worten, die pharmakokinetische Zeit eines bestimmten Säugetiers ist eine Zeitskala (die man durch eine Transformation der physikalischen Zeitskala erhält), in der die Verweilzeitverteilung speziesinvariant wird.

Das Konzept der pharmakokinetischen Zeit hat eine enge Beziehung zu dem der physiologischen oder biologischen Zeit: für viele Zeitparameter, wie die Länge des Herzzyklus, die metabolische Umsatzzeit und die Zirkulationszeit des Blutes (ausgenommen aber die MLZ) gilt:

$$t \sim M^{0,25} \tag{9.14}$$

Den gleichen Exponenten $x \approx 0,25$ fand man empirisch auch in Gl. (9.12) für renal eliminierte Pharmaka; in diesen Fällen ist das Produkt aus Herzfrequenz und terminaler Halbwertszeit bzw. MDRT eine Invariante, d. h., die mittlere Verweildauer des Pharmakons im Körper ist proportional der Herzschlagzeit.

9.2.1.3.
Skalierung der Dosis

Die allometrische Skalierung der Parameter CL und V impliziert eine entsprechende Skalierung der Erhaltungsdosis (proportional zu CL, s. Gl. 13.10) und der Initialdosis (proportional zu V_0, s. Gl. 13.9). Wird das Dosierungsintervall entsprechend Gl. (9.12) transformiert, erhält man bei wiederholter Gabe gleiche Blutspiegelverläufe (für $x = 0,25$ besteht eine Proportionalität zwischen Dosierungsfrequenz und Herzfrequenz). Diese allgemeine Voraussage (Weiss et al. 1977) wurde durch experimentelle Daten bestätigt; auch für die toxischen Dosen (14 Kanzerostatika in 6 Spezies) war eine Interspezies-Skalierung gemäß Gl. (9.1) möglich (Mordenti 1986). Extrapoliert man z. B. die Erhaltungsdosis für die Maus (D_m) auf den Menschen (D_h), gilt:

$$D_h / D_m = (70/0,02)^b, \tag{9.15}$$

wobei b ein empirischer Exponent ist.

Die Speziesabhängigkeit des Vorteils einer lokalen Pharmakoapplikation (z. B. intraarteriell, intraperitoneal, s. Gl. 6.75) wurde von Dedrick (1986) mit allometrischen Methoden untersucht.

9.2.2.
Intraspezies-Skalierung

Im Gegensatz zu der in den vorangegangenen Abschnitten beschriebenen phylogenetischen Variation des Körpergewichts, liegen über den Einfluß der ontogenetischen Veränderungen des Körpergewichtes auf die Pharmakokinetik bisher wenig empirische Daten vor. Prinzipiell sollte man erwarten, daß sich die allometrische Skalierung der Pharmakokinetik auch hier anwenden läßt, wenn man von den Besonderheiten der Neugeborenenperiode und des höheren Lebensalters absieht (z. B. noch nicht voll entwickelte bzw. verminderte Eliminationsprozesse). Für die Dosierung im Kindesalter wurden eine Vielzahl empirischer Formeln vorgeschlagen (z. B. Ritschel 1984). Von diesen Formeln hat die Dosierung nach Körperoberfläche (S) einen indirekten Bezug zur allometrischen Gleichung (9.1):

$$D \sim S = aM^{2/3} \tag{9.16}$$

Es muß aber darauf hingewiesen werden, daß die metabolische Grundumsatzrate nicht proportional S, sondern proportional $M^{0,75}$ ist [daraus folgt Gl. (9.14)]. Es besteht also kein Grund, die Dosis entsprechend Gl. (9.16) zu skalieren, wenn spezifische allometrische Gleichungen für die Dosis eines Arzneimittels vorliegen; z. B. ist die a-priori-Annahme $b = 3/4$ für die Erhaltungsdosis im allgemeinen zutreffender als $b = 2/3$.

Eine besondere Situation liegt vor, wenn die Pharmakokinetik von stark lipidlöslichen Xenobiotika bei Langzeitexposition über einen Zeitraum modelliert werden soll, in dem die wachstumsbedingte Zunahme des Körpergewichtes nicht mehr vernachlässigt werden kann. Die obigen Gleichungen der Körpergewichtsabhängigkeit der Verteilung und Elimination liefern die Grundlage für die Entwicklung entsprechender toxikokinetischer Simulationsmodelle (Lindstrom 1977).

10.
Effektkinetik

Entsprechend dem allgemeinen Systemkonzept (Definition 3.1., Abschn. 3.1.) kann als Outputsignal anstelle der Pharmakonzentration in einer Körperflüssigkeit prinzipiell auch der Zeitverlauf des pharmakologischen Effektes gewählt werden. Die Anwendbarkeit dieses Verfahrens wird durch folgende Bedingungen eingeschränkt:
- Der Effekt muß als Funktion der Zeit meßbar sein (dabei ist die Identität mit der therapeutischen Wirkung keine notwendige Bedingung).
- Das System muß linear sein (die Konzentrations-Effekt-Beziehung ist in der Regel nichtlinear).

Die zweite Forderung ist z. B. nach einer linearisierenden Transformation der Meßwerte erfüllt. Ein weiterer Nachteil von Effekt-Zeit-Kurven im Vergleich zu Konzentrations-Zeit-Kurven ist das Auftreten von Fluktuationen, die eine Auswertung individueller Meßkurven erschweren.

Die Vorteile der Effektkinetik liegen auf der Hand, wenn es um die Analyse der therapeutischen Wirksamkeit geht: Die Plasmakonzentration ist in der Regel nur eine Hilfsgröße zur Bewertung des therapeutischen Effektes. Auf der Basis von Effekt-Zeit-Profilen können u. U. praxisrelevantere Aussagen über die Bioverfügbarkeit von Arzneimitteln gemacht werden (Smolen 1978).

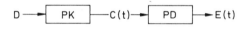

Abbildung 10/1
Zusammenhang zwischen Dosis (D), Pharmakokinetik (PK), Plasmakonzentration [$C(t)$], Pharmakodynamik (PD) und Effekt [$E(t)$]

Kinetische Effektmodelle bestehen aus zwei konsekutiven Subsystemen, dem *pharmakokinetischen System* (PK) und dem *pharmakodynamischen System* (PD) (Abb. 10/1). Da die Konzentration (C_x) in der *Biophase* (Umgebung der Rezeptoren) im allgemeinen nicht meßbar ist, ersetzen wir meist C_x durch die Plasmakonzentration (C) und betrachten vereinfacht den (pharmakokinetisch bedingten) Zusammenhang zwischen C und C_x als Teil des PD-Systems.

10.1.
Pharmakodynamische Modelle (Steady-state)

Die zeitunabhängige Beziehung zwischen Konzentration (C_x) und Effekt entspricht der klassischen Dosis-Wirkungs-Beziehung oder genauer den Konzentrations-Effekt-Beziehungen isolierter Organe bzw. Gewebepräparationen, die für die Entwicklung pharmakodynamischer Modelle (Rezeptortheorie) von grundlegender Bedeutung waren.

10.1.1.
Konzentrations-Wirkungs-Kurven

Sigmoidale Konzentrations-Wirkungs-Kurven können durch die Hill-Gleichung (z. B. Wagner 1975) beschrieben werden:

$$E = \frac{E_{max} C^s}{EC_{50}^s + C^s}, \quad (10.1)$$

dabei ist E_{max} der Maximaleffekt und EC_{50} die Konzentration, welche 50% des Maximaleffektes erzeugt. Der empirische Parameter s beträgt z. B. für d-Tubocurarin 2,3 (Sheiner et al. 1979) und ist meist nicht durch die Rezeptortheorie erklärbar (dort ist s die Anzahl der Pharmakonmoleküle, die mit dem Rezeptor einen Komplex bilden). Oft ist $s \approx 1$ und man erhält das einfache hyperbolische E_{max}-Modell:

$$E = \frac{E_{max} C}{EC_{50} + C}. \quad (10.2)$$

Das gleiche Modell wird auch für andere nichtlineare Beziehungen in der Pharmakokinetik, wie die Michaelis-Menten-Kinetik (s. Gl. 11.1) und die Plasmaproteinbindung (s. Gl. 2.47) verwendet.

Für den Bereich geringer Pharmakonkonzentration ($C \ll EC_{50}$) kann Gl. (10.2) durch das lineare Modell

$$E = aC \quad (10.3)$$

approximiert werden, mit dem sich der Maximaleffekt nicht voraussagen läßt. Beispiele für die Anwendung der Konzentrations-Wirkungs-Beziehungen (10.1) bis (10.3) in der Effektkinetik findet man bei Holford und Sheiner (1982).

10.1.2.
Ausgangswert

In vielen Fällen stellt E die Änderung eines Meßwertes, d. h. die Differenz zwischen dem durch das Pharmakon induzierten Effekt und dem Ausgangswert E_0 dar (z. B. beim Blutdruck); dann ist E in (10.1) bis (10.3) durch $(E - E_0)$ zu ersetzen. Der Ausgangswert ist entweder a priori festgelegt (Null-Linie) oder wird experimentell ermittelt. Oft ist es notwendig, E_0 in einem Referenzexperiment nach Applikation eines Placebopräparates zu bestimmen (E_0 ist dann der Placeboeffekt). Wird die Placebokorrektur nicht vorgenommen, kommt der Placeboeffekt E_0 durch einen positiven (und signifikant von Null verschiedenen) Ordinatenabschnitt des linearen Modells ($E = E_0 + aC_x$) zum Ausdruck (z. B. Kelman und Whiting 1980). Die oft empfohlene Wahl der relativen Effektänderung $(E - E_0)/E_0$ anstelle von $(E - E_0)$ als Systemantwort bringt aus statistischer Sicht im allgemeinen keine Vorteile (Williams et al. 1984).

10.1.3.
Linearisierende Transformation
Bei einer nichtlinearen Konzentrations-Wirkungs-Kurve

$$E = f(C_x)$$

läßt sich durch Umkehrung dieser Beziehung die Effekt-Zeit-Kurve $E(t)$ in die $C_x(t)$-Kurve transformieren und so die Nichtlinearität des Systems eliminieren (Segre 1968). Smolen (1976) entwickelte dafür das Konzept der "relativen Konzentration in der Biophase". Auf der Basis von Dosis-Wirkungs-Kurven, die zu einem bestimmten Zeitpunkt t_1 aus den $E(t)$-Kurven ermittelt werden $[E(t_1) = f(D)]$, erfolgt die Rücktransformation in eine *hypothetische Konzentration* bzw. eine Variable $\tilde{E}$, so daß $\tilde{E}(t)$ als Antwort eines linearen Systems erscheint. Diese Transformation ist dann die Voraussetzung für eine Systemanalyse mit Verhaltensmodellen; bei einer Reihe von Pharmaka (z. B. Antiarrhythmika und Herzglycoside) stellt jedoch bereits das lineare Modell (10.3) eine brauchbare Näherung dar (Übersicht bei Holford und Sheiner 1982).

10.2.
Kinetische Effektmodelle (Transient-state)

Das *Übergangsverhalten* des PD-Systems (s. Abb. 10/1) kann durch einfache parameterfreie Verfahren (Hysteresiskurve), Verhaltensmodelle (Übertragungsfunktion) oder spezielle Kompartmentmodelle (Effektkompartment) analysiert werden. Ein Problem besteht dabei darin, daß unter in-vivo-Bedingungen für das PD-System nur nichtimpulsförmige Inputsignale, wie z. B. Dispositionskurven, zur Verfügung stehen und deshalb die Impulsantwort nicht direkt gemessen werden kann.

10.2.1. Hysteresiskurve

Die Tatsache, daß der Effektverlauf gewöhnlich nicht im Gleichgewicht mit dem Plasmakonzentrationsverlauf steht, kommt durch die *Hysteresiskurve* – d. h. der Schleife, die entsteht, wenn der Effekt als Funktion der Konzentration aufgetragen wird – zum Ausdruck (Abb. 10/2).

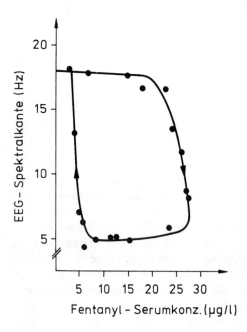

Abbildung 10/2
Hysteresiskurve, resultierend aus der Senkung der Spektralkante (Frequenz, unterhalb der 95% der EEG-Energie vorhanden sind) nach schneller Infusion von Fentanyl bei einem Patienten (nach Scott et al. 1985)

Normalerweise ist der Effekt gegenüber der Plasmakonzentration verzögert und die Hysteresiskurve wird *entgegen* dem Uhrzeigersinn durchlaufen; die Fläche innerhalb der Schleife ist ein Maß für den Grad der Verzögerung. Ein signifikanter Hysteresiseffekt liegt vor, wenn diese Fläche signifikant von Null verschieden ist; z. B. verschwindet die signifikante Verzögerung des Procainamid-Effektes (Verlängerung des QT-Intervalls) gegenüber dem Plasmakonzentrationsverlauf, wenn der Effekt zur Speichelkonzentration in Beziehung gesetzt wird (Galeazzi et al. 1976). Stellt sich das Gleichgewicht zwischen Plasmakonzentration und Effekt sehr schnell ein, wie z. B. bei den durch Thiopental induzierten

10.2. Kinetische Effektmodelle (Transient-state)

EEG-Veränderungen (Äquilibrierungs-Halbwertszeit 1,2 min), so ist der Hysteresiseffekt nur zwischen der arteriellen Konzentration und dem Effekt beobachtbar (Stanski et al. 1984), da der venöse Konzentrationsverlauf schon verzögert ist (vgl. Gl. 4.44). Die Verzögerung ist bei oralen Konzentrations-Zeit-Kurven (langsame Invasion) geringer als bei Dispositionskurven; in einigen Fällen ist der Effekt im Gleichgewicht mit der Konzentration im hypothetischen Gewebskompartment des Zwei-Kompartment-Modells (Abb. 10/3).

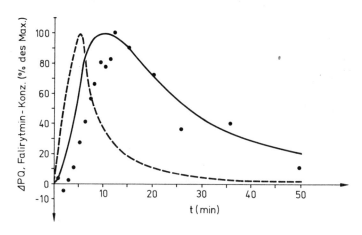

Abbildung 10/3
Durch Falirytmin (50 mg in 5 min i.v.) induzierte PQ-Zeit-Veränderungen im EKG (●) im Vergleich zum Zeitverlauf der Blutkonzentration (– – –) und der Konzentration im peripheren Kompartment des Zwei-Kompartment-Modells (———) (nach Sziegoleit et al. 1977)

Eine Hysteresiskurve, die *im* Uhrzeigersinn durchlaufen wird, läßt sich nicht durch ein zeitinvariantes System erklären; als Ursachen kommen eine Toleranzentwicklung oder Tachyphylaxie in Frage (z. B. Benowitz et al. 1982).

10.2.2.
Übergangsverhalten

Der Zusammenhang zwischen $\tilde{E}(t)$ [bzw. $E(t)$ bei Gültigkeit von (10.3)] und der Plasmakonzentration $C(t)$ wird allgemein durch Gl. (3.11) bzw. (3.15) beschrieben. Die Verzögerung des Effektes kommt durch die Sprungantwort (s. Gl. 3.8) besonders deutlich zum Ausdruck: als Antwort auf einen sprungförmigen Plasmakonzentrationsverlauf erhält man Effektverläufe, die den Akkumulationskurven ähnlich sind (s. Abb. 3/2). Analog zu Gl. (3.47) läßt sich auch für die Bewertung des Übergangsverhaltens eine charakteristische Zeitkonstante mit der Bedeutung einer *mittleren Äquilibrierungszeit* (zwischen Plasmakonzentration und Effekt) definieren:

$$MET = E_{ss}^{-1} \int_0^\infty [E_{ss} - E(t)] \, dt = ABC/E_{ss}, \qquad (10.4)$$

dabei ist E_{ss} der Effekt nach Einstellung des Gleichgewichtes.
Ein sprungförmiger Plasmakonzentrationsverlauf kann theoretisch durch ein spezielles Infusionsschema erzeugt werden (s. Abschn. 13.2.2.1.); die praktische Anwendung dieser Methode ist begrenzt, da dafür die Parameter des pharmakokinetischen Systems bekannt sein müssen. Abb. 10/4 zeigt als Beispiel den Zeitverlauf des Digoxin-Effektes als Antwort auf einen (angenähert) sprungförmigen Plasmakonzentrationsverlauf. Die mit Gl. (10.4) geschätzte mittlere Äquilibrierungszeit zwischen Plasmakonzentration und den durch Digoxin hervorgerufenen EKG-Veränderungen beträgt 12 h (Weiss et al. 1983).

Abbildung 10/4
Antwort der elektromechanischen Systole QS$_2$c (○) auf einen plateauförmigen Serum-Digoxin-Konzentrationsverlauf (●) bei gesunden Probanden (nach Weiss et al. 1983)

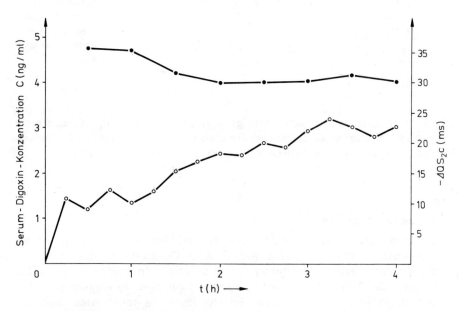

Für beliebige Konzentrations-Zeit-Profile kann die Gewichtsfunktion $h(t)$ durch numerische Dekonvolution (s. Gl. 6.47) aus $E(t)$ und $C(t)$ ermittelt werden (Segre 1968).

10.2. Kinetische Effektmodelle (Transient-state)

Analog zu dem in Abschn. 6.3. für $C(t)$ beschriebenen Verfahren läßt sich die in-vivo-Inputcharakteristik oraler Arzneiformen auch aus dem Effektverlauf $\widetilde{E}(t)$ berechnen (Übersicht bei Smolen 1982).

10.2.3. Effektkompartment

Da der Effektverlauf in den meisten Fällen nicht identisch mit der Pharmakonmenge im Gewebskompartment des Zwei-Kompartment-Modells ist, führen Sheiner et al. (1979) ein hypothetisches Effektkompartment ein, daß die Pharmakokinetik nicht beeinflußt: die Übergangskonstante vom zentralen Kompartment

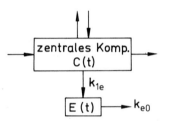

Abbildung 10/5
Effektkompartment [$E(t)$] in einem pharmakokinetisch-pharmakodynamischen Modell

ist sehr groß im Vergleich zur Eliminationskonstanten des Effektkompartments k_{e0} während das Volumen als sehr klein angenommen wird (Abb. 10/5). Die mittlere Äquilibrierungszeit ist dann

$$MET = 1/k_{e0}, \tag{10.5}$$

unter der Annahme, daß der Effekt im Gleichgewicht mit der hypothetischen Menge A_{eff} im Effektkompartment steht. Bei multiexponentieller Dispositionskurve (3.84) läßt sich der Zeitverlauf von $A_{eff}(t)$ leicht voraussagen:

$$A_{eff}(t) = k_{1e} V_0 \sum_{i=1}^{n} \frac{B_i}{(k_{e0} - \lambda_i)} (e^{-\lambda_i t} - e^{-k_{e0} t}). \tag{10.6}$$

Ersetzt man C in Gl. (10.1) durch A_{eff}, erhält man eine analytische Funktion für die $E(t)$-Kurve zur Anpassung an Effekt-Zeit-Daten; die Parameter des PD-Modells E_{max}, EC_{50}^s und k_{e0} lassen sich damit durch nichtlineare Regressionsrechnung schätzen, so daß die Bestimmung der Dosis-Wirkungs-Kurve nach Applikation verschiedener Dosen entfällt.
Parameterfreie Verfahren zur Bestimmung von k_{e0} aus $C(t)$- und $E(t)$-Kurven, die entweder unabhängig von einem PD-Modell sind (Fuseau und Sheiner 1984) oder auch zusätzlich ohne PK-Modell auskommen (Unadkat et al. 1986), beruhen

auf einer Minimierung der Fläche innerhalb der Hysteresisschleife als Optimierungskriterium und benötigen keine a-priori-Modelle. Kelman und Whiting (1980) betrachteten den Effekt als lineare Funktion der Mengen in *mehreren* Kompartments $\left(E = \sum_i a_i A_i\right)$ eines M-Systems (vgl. Abb. 5.2).
Das Konzept des Effektkompartments stellt eine Vereinfachung des von Dahlström et al. (1978) für die analgetische Morphinwirkung vorgeschlagenen Modells dar, bei dem die Effektuierungskette aus mehreren Kompartments besteht.

10.2.4.
Wirkungsinterferenzen

Hier betrachten wir den Fall, daß der beobachtete Effekt durch gleichzeitige Wechselwirkung des Pharmakons mit verschiedenen Rezeptoren zustande kommt. Ein Beispiel dafür ist die Wechselwirkung von Clonidin mit postsynaptischen (α_1) und präsynaptischen (α_2) Rezeptoren des adrenergen Systems, mit dem Resultat eines biphasischen Blutdruckverlaufes. Paalzow und Edlund (1979) entwickelten dafür ein Modell, bei dem der Effekt die Summe der hypothetischen Einzeleffekte (einzelner Rezeptortyp) ist ($E = E_1 + E_2$). Im Falle von Clonidin repräsentiert E_2 die Abnahme und E_1 die Zunahme des Blutdruckes, d. h. wir können anstelle von (10.2) schreiben:

$$E = \frac{E_{1\max} C_1^{s1}}{EC_{50,1} + C_1^{s1}} - \frac{E_{2\max} C_2^{s2}}{EC_{50,2} + C_2^{s2}}. \tag{10.7}$$

Das Modell wird dadurch vereinfacht, daß bei Clonidin die Biophase für beide Rezeptortypen gleich ist ($C_1 = C_2$). Eine Übersicht zur Modellierung derartiger Wirkungsinterferenzen in der Effektkinetik findet man bei Paalzow (1981).
Wellstein et al. (1985) identifizierten das PD-Modell (Transit- und Steady-state) für Propranolol durch in-vitro-Rezeptorbindungsstudien und zeigten in Untersuchungen am Menschen, daß der Parameter EC_{50} mit zunehmender körperlicher Belastung wächst.
Die Kinetik der Rezeptorbesetzung spielt im Vergleich zur Diffusion in die Biophase bzw. zu Verzögerungen in der Effektivierungskette eine untergeordnete Rolle (Van Rossum und Burgers 1984); die entsprechende Zeitkonstante ist im Bereich geringer Konzentrationen der Dissoziationskonstante des Pharmakon-Rezeptor-Komplexes umgekehrt proportional und damit meist vernachlässigbar im Vergleich zu *MET*.

10.3. Momente der Effekt-Zeit-Kurven

Bei linearer Dosis-Wirkungs-Kurve (10.3) oder nach Linearisierung (s. Abschn. 10.1.3.) liefern die Momente der $E(t)$- bzw. $\tilde{E}(t)$-Kurve wichtige Maßzahlen zur Bewertung der Effektkinetik.

10.3.1. Fläche unter der Kurve

Das Verhältnis der 0. Kurvenmomente, d. h. der Flächen unter den Effekt-Zeit-Kurven ($AUCE$) ist nach Gl. (6.65) ein Maß für die Bioverfügbarkeit einer Formulierung. Die effektbezogene Bioverfügbarkeit hat verschiedene Vorteile (Smolen 1978) und ist besonders dann nützlich, wenn keine analytische Methode zur Verfügung steht (Abb. 10/6) oder wenn die Plasmakonzentration nicht als Indikator für den therapeutischen Effekt brauchbar ist. Das praktische Problem besteht darin, einen kontinuierlich meßbaren und nicht zu stark "verrauschten" pharmakologischen Effekt zu finden. Gemessen an den Gruppenmittelwerten ist die Übereinstimmung zwischen der konzentrations- und effektbezogenen Bioverfügbarkeit meist relativ gut, wie das Beispiel Digoxin (Messung der systolischen Zeitintervalle) zeigt (Astorri et al. 1979).

Abbildung 10/6
Ajmalin-induzierte Verlängerung des QRS-Komplexes beim Menschen (Mittelwertskurven, 10 Probanden); nach intravenöser Infusion von D_{iv} = 50 mg in 5 min und oraler Applikation von D_{or} = 200 mg Tachmalin®. Die effektbezogene Bioverfügbarkeit beträgt 46% (nach Weiss et al. 1979)

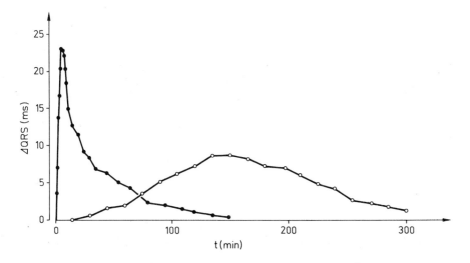

10.3.2.
Mittlere Wirkungszeit

Das normierte 1. Kurvenmoment der Effekt-Zeit-Kurve $[\hat{E}(t)]$ kann als *mittlere Wirkungszeit* bzw. mittlere Zeitdauer des Effektes ($MRTE$) interpretiert werden (Weiss et al. 1979, Garnote und Lücker 1982). Aufgrund der Additivität von MRT für das Konsekutivsystem PK-PD gilt

$$MRTE_{iv} = MET + MDRT \qquad (10.8)$$

bzw.

$$MRTE_{po} = MET + MBRT, \qquad (10.9)$$

dabei ist MET die mittlere Äquilibrierungszeit zwischen Konzentration und Effekt (s. Gl. 10.4). [Bestehen transiente arteriovenöse Konzentrationsdifferenzen, sind diese Gleichungen nur dann korrekt, wenn sich $MBRT$ und $MDRT$ auf die arterielle Konzentration bezieht (s. Abschn. 4.2.3.).]
Die mittlere Äquilibrierungszeit (MET) als Maßzahl des Übergangsverhaltens eines PD-Systems ist danach – falls die Linearitätsbedingung erfüllt ist – die Differenz der $AUMC/AUC$-Werte der $E(t)$- und $C(t)$-Kurven.
Eine Erklärung der physiologischen Einflußfaktoren von MET liefert das Zwei-Kompartment-Organmodell (Abschn. 4.3.2.) unter der Voraussetzung, daß das Gewebskompartment des i-ten Organs die Biophase darstellt (Weiss 1985 b):

$$MET = \frac{V_{B,i} + K_i V_{T,i}}{Q_i} + \frac{K_i V_{T,i}}{P_i}. \qquad (10.10)$$

Die mittlere Äquilibrierungszeit wächst mit zunehmendem Verteilungsvolumen (z. B. mit zunehmendem Verteilungskoeffizienten K_i) und sinkt bei steigender Perfusion (Q_i) und/oder wachsender Permeabilitätskonstanten (P_i).
Aus den Gleichungen (10.8) und (10.9) sowie (6.5) folgt für die mittlere Invasionszeit:

$$MIT = MRTE_{po} - MRTE_{iv}, \qquad (10.11)$$

d. h., auch die Geschwindigkeit der Bioverfügbarkeit kann aus den Momenten der Effekt-Zeit-Kurve ermittelt werden (s. Abb. 10/6).
Ein entscheidender Nachteil bei der Berechnung von Momenten der Effekt-Zeit-Kurve ist die Tatsache, daß meist nur die Mittelwertkurven ausgewertet werden können, da die Kurven individueller Probanden oft starke Fluktuationen aufwei-

10.4. Modelle der Pharmakonwirkung

sen (z. B. Galazzi et al. 1976; Kramer et al. 1979). Auf die damit im Zusammenhang stehenden statistischen Probleme haben Gustafson et al. (1976) hingewiesen (vgl. auch Abschn. 12.3.1.2.).

10.4. Modelle der Pharmakonwirkung

Bei manchen Pharmaka läßt sich die Modellierung des Transient-states $E(t)$ [als Funktion von $C(t)$] nicht auf die Faltungsoperation reduzieren, weil nur eine indirekte Beziehung zwischen Plasmakonzentration und therapeutischer Wirkung besteht. Als Beispiele seien die gerinnungshemmende Wirkung von Warfarin (die sich erst nach einigen Tagen einstellt) und die irreversible Wirkung von Kanzerostatika (zytotoxischer Effekt) genannt. Um den Zeitverlauf der Wirkung in diesen Fällen voraussagen zu können, benötigt man außer dem pharmakokinetischen Modell (PK) noch ein spezifisches kinetisches Modell der Pharmakonwirkung, d. h. die Beschreibung der Dynamik des PD-Modells. Das neuerdings von Veng-Pedersen et al. (1988) vorgeschlagene allgemeine systemtheoretische Konzept der Effektkinetik integriert auch diesen Fall.

Für die Warfarinwirkung liefern relativ einfache Modelle des Prothrombinspiegels im Blut (bestimmt durch Synthese und Abbau) befriedigende Ergebnisse (z. B. Nagashima et al. 1969); diese Modelle bilden die Grundlage einer computergestützten Therapie mit Antikoagulantien (s. Abschn. 13.4.1.). Ein Simulationsmodell der Streptokinasebehandlung wurde von Richter (1982) entwickelt.

Das Wachstum der Tumorpopulation (N) unter der Einwirkung eines Pharmakons in der Krebschemotherapie kann z. B. durch folgende Gleichungen modelliert werden (Duc und Nickolls 1987): Für zyklus-spezifische Stoffe

$$dN/dt = G(N)\,N(t) - e(t)\,G(N)\,N(t) \tag{10.12}$$

und für zyklus-unspezifische Stoffe

$$dN/dt = G(N)\,N(t) - e(t)\,N(t), \tag{10.13}$$

dabei ist $G(N)$ die relative Wachstumsrate, und $e(t)$ beschreibt die Pharmakonwirkung (Tötungsrate) als hyperbolische Funktion der Konzentration in der Biophase (s. Gl. 10.2):

$$e(t) = K_1 C(t)/(K_2 + C(t)); \tag{10.14}$$

z. B. ergibt sich aus Gl. (10.13) bei konstanter relativer Wachstumsrate (exponentielles Wachstum) nach Himmelstein und Bischoff (1973):

$N(t) = N_0 \exp[at - b(t)]$

mit

$$b(t) = \int_0^t e(t')\, dt'.$$

Für die Lösung dieser Gleichungen ist die Kenntnis des Zeitverlaufes der Pharmakonkonzentration am Wirkort erforderlich (s. Gl. 10.14); $C(t)$ läßt sich mit einem pharmakokinetischen Strukturmodell voraussagen, oder man gewinnt die Lösung $N(t)$ durch Kombination von (10.12) oder (10.13) mit den entsprechenden pharmakokinetischen Differentialgleichungen. Eine Übersicht zur Anwendung von Modellen des Tumorwachstums in der Krebschemotherapie findet man bei Swan (1986).

11.
Nichtlineare Kinetik

Ein pharmakokinetisches System ist nichtlinear, wenn das Superpositionsprinzip nicht erfüllt ist (s. Gl. 3.2). Um diese Frage zu prüfen, muß das Verhalten des Systems bei verschiedenen Dosen untersucht werden. Oft wird die Nichtlinearität auch schon bei einer Dosierung deutlich, z. B., wenn die Dispositionskurve in halblogarithmischer Auftragung eine konkav-fallende Form hat (s. Abschn. 11.2.1.); das ist jedoch in der Praxis kein sicheres Kriterium, denn dieses Merkmal ist hinreichend, aber nicht notwendig. Auch die unbegrenzte Akkumulation nach wiederholter Gabe (s. Gl. 11.11) ist kein notwendiges Merkmal der Nichtlinearität.

Die Tatsache, daß die Systeme eigentlich nichtlinear sind (das gilt für biologische *und* physikalische Systeme), steht nicht im Widerspruch zur Dominanz linearer Systeme in der Pharmakokinetik: Meist liegen die therapeutischen Serumkonzentrationsbereiche so niedrig, daß die Vorteile der linearen Systemanalyse — wie Einfachheit und Allgemeingültigkeit der Modelle — ausgenutzt werden können. Die Analyse nichtlinearer Systeme ist wesentlich komplizierter, z. B. existiert hier keine modellunabhängige Formel zur Schätzung der Bioverfügbarkeit. Während eine nichtlineare Kinetik im Bereich therapeutischer Dosen eine Ausnahme darstellt (z. B. Pehnytoin, Salicylate) müssen bei Intoxikationen immer Abweichungen von der linearen Näherung in Betracht gezogen werden.

11.1.
Ursachen der Nichtlinearität

Nichtlinearitäten können in allen grundlegenden pharmakokinetischen Prozessen auftreten:
- bei der Invasion (z. B. Dissolution, Absorption und primäre Leberpassage),
- bei der Verteilung (z. B. Plasmaprotein- und Gewebebindung oder Transportprozesse),
- bei der Elimination (z. B. hepatische Biotransformation und renale tubuläre Sekretion).

Die wichtigste Ursache ist dabei das Sättigungsverhalten der Bindung von Pharmakamolekülen an Plasma- oder Gewebeproteine, Leberenzyme und Carriersysteme (bimolekulare Reaktionen). Während eine Zeitabhängigkeit des Systems per se keine Nichtlinearität nach sich zieht — z. B. kann der Einfluß eines Tages-

oder Jahresrhythmus im Prinzip durch einen geeigneten Versuchsplan ausgeglichen werden – führt eine durch die Wirkung des Arzneimittels verursachte Zeitabhängigkeit der Systemparameter oft zu einem nichtlinearen Verhalten. (Das Pharmakon beeinflußt seine eigene Kinetik.) Beispiele dafür sind die Beeinflussung der Absorption durch eine veränderte Darmdurchblutung (s. Abschn. 6.4.1.), die Abhängigkeit der hepatischen Clearance von der Leberfusion bei Pharmaka mit hoher Extraktionsquote (s. Gl. 2.71) oder die Steigerung der hepatischen Clearance durch Enzyminduktion.

Ist die Nichtlinearität nur verteilungsbedingt, bezeichnet man das pharmakokinetische System auch als *partiell nichtlinear*, da grundlegende Beziehungen der linearen Kinetik, wie die Proportionalität zwischen AUC und der eliminierten Menge (s. Gl. 2.5) u. U. gültig bleiben (Thron 1980).

11.2.
Michaelis-Menten-Elimination

Die hepatische Biotransformation, die renale tubuläre Sekretion und die biliäre Sekretion sind kapazitätslimitierte Eliminationsprozesse. Legt man der Wechselwirkung zwischen Pharmakon (Konzentration C) und dem Carrier- oder Enzymsystem (Konzentration E) das folgende Schema zugrunde,

$$E + C \underset{k_1}{\overset{k_1}{\rightleftarrows}} EC \overset{k_2}{\rightarrow} E + M,$$

erhält man die Michaelis-Menten-Gleichung:

$$\frac{dC}{dt} = \frac{\tilde{V}_m C}{K_m + C}, \qquad (11.1)$$

dabei ist

$$K_m = \frac{k_{-1} + k_2}{k_1} = \frac{(E)_{ss}(C)_{ss}}{(EC)_{ss}} \qquad (11.2)$$

die *Michaelis-Konstante* und $\tilde{V}_m$ die *maximale Eliminationsgeschwindigkeit* [$\tilde{V}_m = k_2(EC)$]. Es muß darauf hingewiesen werden, daß Gl. (11.1) die intrinsische Eliminationsrate am Ort des homogenen Enzym-Substrat-Systems beschreibt (s. Gl. 2.68); da nur die Organclearance (oder Extraktionsquote) und nicht die intrinsische Clearance (2.67) in vivo meßbar ist, benötigt man ein Modell, das die Verbindung zwischen diesen beiden Größen herstellt (s. Abschn. 7.1.). Der empirische Charakter dieser Modelle und das Problem der biologischen Heterogenität (Bass 1985) erlaubt in der Pharmakokinetik meist keine di-

11.2. Michaelis-Menten-Elimination

rekte enzymkinetische Interpretation der Parameter $\tilde{V}_m$ und K_m, die deshalb als empirische Parameter betrachtet werden müssen. Das gilt um so mehr, wenn die Konzentration C in (11.1) durch die gemessene periphere Plasmakonzentration ersetzt wird. Außerdem können bei mehreren parallelen Metabolisierungsprozessen nur die mittleren V_m- und K_m-Werte des "gepoolten" Systems geschätzt werden (Sedman und Wagner 1974a).

11.2.1. Dispositionskurven

Das Dispositionsverhalten von Systemen mit Michaelis-Menten-Eliminationskinetik wurde bisher aufgrund der mathematischen Schwierigkeiten meist mit dem Ein-Kompartment-Verteilungsmodell untersucht; für das Zwei-Kompartment-Modell liegen nur Ergebnisse von Simulationsrechnungen vor (Sedman und Wagner 1974b).
Die Impulsantwort des Ein-Kompartment-Modells ergibt sich analog zu Gl. (11.1) aus der folgenden (empirischen) Differentialgleichung:

$$\frac{dC(t)}{dt} = -\frac{\tilde{V}_m C(t)}{K_m + C(t)}, \quad C(0) = D/V \tag{11.3}$$

K_m ist die Konzentration für die $-dC/dt(C) = \tilde{V}_m/2$ gilt und $\tilde{V}_m = V_m/V$, wobei V_m die maximale Eliminationsrate und V das Verteilungsvolumen ist. Die folgende Lösung der Differentialgleichung (11.3)

$$t = \frac{1}{\tilde{V}_m} \frac{D}{V} - C(t) + K_m \ln \frac{D/V}{C(t)} \tag{11.4}$$

bestimmt die Dispositionskurve $C(t)$ implizit. Eine Lösung an der Stelle t, d. h. die Funktion $C(t)$, erhält man durch numerische Integration der Gl. (11.3) oder durch Berechnung der von Beal angegebenen "expliziten" Lösung mit Hilfe von Tabellen (Beal 1982) bzw. eines als FORTRAN-Programm vorliegenden Algorithmus (Beal 1983).
Mit dem Konzept der linearen Schranken (Tong und Metzler 1980; Godfrey und Fitch 1984) lassen sich allgemeine Eigenschaften von Dispositionskurven mit Michaelis-Menten-Kinetik aufzeigen.
Wenn C_{max} und C_{min} die Maximal- und Minimalwerte von $C(t)$ sind, erhält man als Schranken der Eliminationsrate:

$$\frac{V_m C(t)}{K_m + C_{max}} \leq \frac{dC(t)}{dt} \leq \frac{V_m C(t)}{K_m + C_{min}}. \tag{11.5}$$

Im Falle der Dispositionskurve ist $C_{max} = D/V$ und $C_{min} = 0$, und die linearen Schranken von $C(t)$ folgen aus Gl. (11.5) durch Integration:

$$\frac{D}{V}\exp\left(-\frac{\tilde{V}_m}{K_m}t\right) \leq C(t) \leq \frac{D}{V}\exp\left(-\frac{\tilde{V}_m}{K_m + D/V}t\right). \quad (11.6)$$

Beispiele von Dispositionskurven und die entsprechenden linearen Schranken zeigt Abb. 11/1. Man kann zwei Grenzfälle unterscheiden:
- $K_m > C_0 = D/V$, in diesem Fall besteht kein signifikanter Unterschied zwischen der unteren und oberen Schranke, d. h., das System kann näherungsweise als linear betrachtet werden (Eliminationskonstante $k_e = \tilde{V}_m/K_m$):

$$C(t) = \frac{D}{V_1}\exp[-(\tilde{V}_m/K_m)t]. \quad (11.7)$$

- $K_m \ll C_0$, das System läßt sich durch ein System 0. Ordnung ($dC/dt = -V_m$) approximieren:

$$C(t) = \frac{D}{V_1} - \tilde{V}_m t. \quad (11.8)$$

Bereits für $K_m < 0{,}1 C_0$ ist es schwierig, die nichtlineare Dispositionskurve von einer Kurve 0. Ordnung zu unterscheiden (Godfrey und Fitch 1984). Nur im mittleren Bereich des K_m/C_0-Quotienten hat $C(t)$ die typische "Hockeyschlägerform".

Abbildung 11/1
Dispositionskurven des Ein-Kompartment-Modells mit Michaelis-Menten-Eliminationskinetik (———). Lineare Schranken der Dispositionskurven (– – –) nach Gl. 11.6. Antwort eines Systems 0. Ordnung (–·–·–) nach Gl. 11.8 (Godfrey und Fitch 1984)

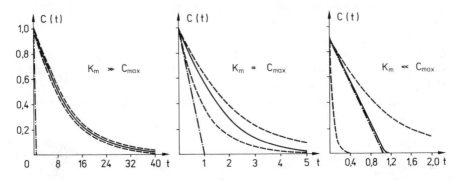

Identifizierbarkeit

Godfrey und Fitch (1984) untersuchten die strukturelle Identifizierbarkeit von Kompartmentmodellen mit Michaelis-Menten-Kinetik mit Hilfe einer Taylor-Entwicklung von $C(t)$ an der Stelle $t = 0$. Das Ein-Kompartment-Modell ist in dieser Hinsicht eindeutig identifizierbar. Im Gegensatz zur strukturellen Identifizierbarkeit (ideale, rauschfreie Daten) ist die numerische Identifizierbarkeit, d. h. die Schätzung der Modellparameter aus realen Meßdaten, in den o. g. Grenzfällen nicht gewährleistet: für $K_m \lesssim 0{,}1 C_0$ ist nur $\tilde{V}_m$ und für $K_m \gtrsim C_0$ nur $\tilde{V}_m / K_m$ mit ausreichender Genauigkeit bestimmbar.

Das Zwei-Kompartment-Modell mit Michaelis-Menten-Elimination aus dem *zentralen* Kompartment ist nicht eindeutig identifizierbar. Dagegen kann die Struktur des Zwei-Kompartment-Modells im Falle der Messung und Bolusapplikation im Kompartment 1 und Michaelis-Menten-Elimination aus dem Kompartment 2 (und Elimination 1. Ordnung aus Kompartment 1) eindeutig identifiziert werden [andererseits ist das entsprechende lineare Modell (s. Abb. 5/5) jedoch unter diesen Bedingungen nicht identifizierbar].

Das Ein-Kompartment-Modell mit einem Inputprozeß 1. Ordnung (Absorption)

$$\frac{dC}{dt} = -\frac{\tilde{V}_m C(t)}{K_m + C(t)} + \frac{FD}{V} k_a \, e^{-k_a t} \qquad (11.9)$$

ist eindeutig identifizierbar, wenn FD/V bekannt ist. Die Parameterschätzung wird schwierig, wenn die Absorption langsam im Vergleich zur Elimination erfolgt (Abflachung der Kurve); wie bei den Dispositionskurven hängt die numerische Identifizierbarkeit der Parameter K_m und $\tilde{V}_m$ davon ab, ob der Quotient K_m/C_{max} in einem mittleren Bereich liegt (Godfrey und Fitch 1984).

11.2.2.
Akkumulationskurven

Bei einer konstanten Inputrate R_{in} erreicht $C_A(t)$ nach der Akkumulationsphase nur dann einen stationären Zustand (C_{ss}), wenn die Inputrate kleiner als die maximale Eliminationsrate des Systems ist; im Falle des Ein-Kompartment-Modells gilt für $t \to \infty$:

$$C_A(t) \to C_{ss} = \frac{k_{in} K_m}{V_m - k_{in}} \quad \text{für} \quad k_{in} = R_{in}/V < \tilde{V}_{max} \qquad (11.10)$$

und

$$C_A(t) \to \infty \quad \text{für} \quad k_{in} = R_{in}/V \geq \tilde{V}_{max}, \qquad (11.11)$$

d. h., für $k_{in} \geq \tilde{V}_{max}$ kommt es zur *unbegrenzten Akkumulation*.

Die linearen Schranken der Akkumulationskurve ergeben sich entsprechend Gl. (11.6):

$$\frac{k_{in}K_m}{V_m}\left[1-\exp\left(-\frac{\tilde{V}_m}{K_m}t\right)\right] \leq C_A(t) \leq \frac{k_{in}(K_m+C_{ss})}{\tilde{V}_m}\left[1-\exp\left(-\frac{\tilde{V}_m}{K_m+C_{ss}}t\right)\right]. \tag{11.12}$$

Lam und Chiou (1979) berechneten aus der Funktion $t = f[C_A(t), K_m, V_m, k_{in}]$ (analog zu Gl. 11.4) die dosisabhängige Aufsättigungszeit $t_{90\%}$. Am Beispiel von Phenytoin wurde gezeigt, wie die Aufsättigungszeit mit der Steady-state-Plasmakonzentration ansteigt: von $t_{90\%} = 2{,}5$ Tage für $C_{ss} = 5$ mg/l auf 19 Tage für $C_{ss} = 40$ mg/l.

11.2.3.
Steady-state nach oraler Applikation

Bezeichnen wir eine als *konstant* angenommene *orale* Applikationsrate (Dosierungsrate) mit R, so wird bei hepatischer Michaelis-Menten-Elimination die resultierende Steady-state-Konzentration — unabhängig von einem bestimmten Strukturmodell der Verteilung im Körper — durch folgende Gleichung bestimmt (Wagner 1984):

$$C_{ss} = \frac{K_m R}{V_m - R}. \tag{11.13}$$

Bei geringen Schwankungen des Blutspiegels infolge der periodischen Applikation (kleines Applikationsintervall oder Retardpräparat) kann R durch $R = D_\tau/\tau$ (z. B. $\tau = 1$ Tag und $D_\tau =$ Tagesdosis) und C_{ss} durch den mittleren Blutspiegel $\bar{C}_{ss}$ ersetzt werden ($\bar{C}_{ss} = AUC_{ss}/\tau$). Aus den Gleichungen (11.13) und (2.69) folgt:

$$\lim_{R \to 0} R/C_{ss} = V_m/K_m = CL_{int}. \tag{11.14}$$

Hat man die Dosisabhängigkeit von C_{ss} gemessen (Abb. 11/2), können die Parameter K_m und V_m mit Hilfe von Gl. (11.13) geschätzt werden; nützlich ist in diesem Fall die linearisierte Form

$$R/C_{ss} = V_m/K_m - (1/K_m) R, \tag{11.15}$$

man erhält eine Gerade mit dem Anstieg $-1/K_m$ und dem Ordinatenabschnitt V_m/K_m. In erster Näherung sind dabei zwei Dosierungsraten ausreichend, wie z. B. Ishizaki und Kubo (1987) für Theophyllin gezeigt haben (s. Gl. 13.36).

11.2. Michaelis-Menten-Elimination

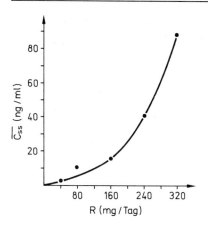

Abbildung 11/2
Abhängigkeit der mittleren Steady-state-Konzentration von Propranolol von der Dosierung bei einem Patienten (Wagner 1985)

Wagner (1984) beschrieb eine Alternativmethode, bei der diese Parameter aus der Fläche unter der Kurve von 0 bis ∞ (AUC) nach einer niedrigen Einzeldosis D_s (z. B. nach der ersten Dosis bei wiederholter Gabe AUC_0) und aus der Fläche unter der Kurve in einer Applikationsperiode im Steady-state (AUC_{ss}^τ) geschätzt werden. Bezeichnet man

$$CL_{ss,i} = R/C_{ss} = D/AUC_{ss}^\tau \qquad (11.16)$$

als "scheinbare" (inputbezogene) Clearance und wendet die Beziehung

$$CL_{int} = D_s/AUC \qquad (11.17)$$

an (s. Gl. 6.72), erhält man aus Gl. (11.13)

$$K_m = R/(CL_{int} - CL_{ss,i}) \qquad (11.18)$$

und

$$V_m = \frac{R}{1 - (CL_{ss,i}/CL_{int})}. \qquad (11.19)$$

Das Flächenverhältnis

$$AUC_{ss}^\tau/AUC_0 = V_m/(V_m - R) \qquad (11.20)$$

ist hier im Gegensatz zur linearen Kinetik (s. Gl. 3.20) stets größer als 1 (wenn AUC nach einer niedrigen Einzeldosis bekannt ist, genügt offenbar V_m um C_{ss}

voraussagen zu können). Vorausgesetzt wurde bei diesem Konzept eine vollständige Absorption des Pharmakons ($F_A = 1$).
Die hepatische Verfügbarkeit als Determinante der Bioverfügbarkeit tritt in den obigen Gleichungen nicht explizit auf; mit einem physiologischen Zwei-Kompartment-Modell (Leber/Körper) erhält man (Wagner et al. 1985):

$$F_{H,ss} = \frac{1}{1 + (V_m - R)/(Q_H K_m)} .$$ (11.21)

Die Bioverfügbarkeit ist abhängig von der Dosierungsrate und damit auch von der Absorptionsgeschwindigkeit (Sawchuk und Rector 1979; Wagner 1985). Das erklärt die Beobachtung, daß manche Retardformulierungen von "First-pass"-Pharmaka mit Michaelis-Menten-Kinetik eine geringere Bioverfügbarkeit als "normale" orale Arzneiformen aufweisen.

11.2.4. Kurvenmomente

Das 0. und 1. Moment der Dispositionskurve sind dosisabhängige Maßzahlen, deren Interpretation sich von der im linearen Fall unterscheidet.

Fläche unter der Kurve
G sei eine differenzierbare Funktion, für die $G(0) = 0$ und $dG/dt > 0$ ist, und der Plasmakonzentrationsverlauf $C(t)$ erfülle die Gleichung

$$\frac{dC}{dt} = -\frac{C(t)}{dG/dt(C)}, \qquad C(0) = C_0 > 0,$$ (11.22)

dann ist die Fläche unter der Kurve durch folgende Gleichung gegeben (Chau 1976):

$$AUC = G(C_0).$$ (11.23)

Dieses Theorem gilt für jede beliebige Anfangszeit t_0, d.h. für $C_0 = C(t_0)$ und

$$AUC = \int_{t_0}^{\infty} C(t) dt.$$

Für das Ein-Kompartment-Modell mit Michaelis-Menten-Elimination (Gl. 11.3) erhalten wir aus Gl. (11.23) mit $dG/dt(C) = (C + K_m)/\tilde{V}_m$:

$$AUC = (C_0^2/2 + K_m C_0)/\tilde{V}_m, \qquad C_0 = D/V,$$ (11.24)

d.h. bei Michaelis-Menten-Elimination ist die AUC-C_0- bzw. AUC-D-Beziehung

11.2. Michaelis-Menten-Elimination

konvex. Für ausreichend hohe Dosen ist $C_0/2 \gg K_m$ und $AUC = D^2/(2V_1^2 \tilde{V}_m)$; kleine Dosisänderungen verursachen dann starke Veränderungen der Fläche unter der Konzentrations-Zeit-Kurve.

Erstes Kurvenmoment (AUMC)
Berechnet man für das Ein-Kompartment-Modell mit Michaelis-Menten-Kinetik die Maßzahl $AUMC = \int_0^\infty tC\,dt$ erhält man ausgehend von Gl. (11.3) für das Verhältnis der Kurvenmomente (Chow und Jusko 1987):

$$\frac{AUMC}{AUC} = \frac{K_m}{\tilde{V}_m} + \frac{C_0}{6\tilde{V}_m} \cdot \frac{2C_0 + 3K_m}{C_0 + 2K_m}. \qquad (11.25)$$

Ebenso wie AUC ist dieses Momentverhältnis modellabhängig (im Gegensatz zur linearen Kinetik) und kann auch nicht mehr als mittlere Verweildauer des Pharmakons im Körper interpretiert werden. Die beiden Gleichungen (11.24) und (11.25) sind nützliche Hilfsmittel für die Schätzung der Eliminationsparameter K_m und $\tilde{V}_m$ aus einer Dispositionskurve.

11.2.5.
Bioverfügbarkeit
Aufgrund der Konzentrationsabhängigkeit der Clearance ist die eliminierte Menge nicht mehr proportional zu AUC; deshalb kann die auf Gl. (2.5) beruhende klassische Formel (2.7) für die Bioverfügbarkeit nicht mehr angewendet werden (AUC_{or} hängt jetzt auch von der Absorptionsgeschwindigkeit ab.).
Bei nichtlinearen Systemen benötigt man zur Berechnung der Bioverfügbarkeit entweder ein spezifisches Eliminationsmodell, wie z. B. Michaelis-Menten-Metabolisierung plus renale Elimination (als Prozeß 1. Ordnung) bei Phenytoin (Jusko et al. 1976), oder man wendet die (in dieser Beziehung) modellunabhängige Methode von Veng-Pedersen (1985) an. (Die Annahme eines Ein-Kompartment-Modells für die Verteilung im Körper liegt beiden Methoden zugrunde.)
Ausgangspunkt des Verfahrens von Veng-Pedersen ist die folgende allgemeine Gleichung für Dispositionskurven

$$dC_{iv}/dt = -q(C_{iv}), \qquad (11.26)$$

die auch für die Michaelis-Menten-Elimination gilt. Bei einer Invasionsrate $I(t)$ folgt daraus die Differentialgleichung für die Kurve nach oraler Applikation

$$dC_{po}/dt = -q(C_{po}) + I(t)/V \qquad (11.27)$$

und nach Integration

$$FD_{po} = \int_0^\infty I(t)\,dt = V\int_0^\infty q[C_{po}(t)]\,dt. \qquad (11.28)$$

Die Funktion q kann empirisch aus der Dispositionskurve ermittelt werden:

$$q(x) = -\dot{C}_{iv}[C_{iv}^{-1}(x)], \qquad (11.29)$$

dabei ist $\dot{C}(t) = dC/dt$, und C^{-1} bezeichnet die inverse Funktion, d. h. $t = C_{iv}^{-1}(C)$. Berücksichtigt man $V = D_{iv}/C_{iv}(0)$, erhält man aus Gl. (11.28):

$$F = \frac{D_{iv}}{D_{or}C_{iv}(0)}\int_0^\infty q[C_{or}(t)]\,dt. \qquad (11.30)$$

Die Vernachlässigung des Einflusses der Verteilungsdynamik ist bei Pharmaka mit kurzer Verteilungsphase im Vergleich zur Absorptionsphase eine brauchbare Näherung. Neben der Anpassung empirischer Funktionen an die Daten ist für die Auswertung von (11.30) ein numerisches Verfahren zur Berechnung der inversen Funktion $t = C_{iv}^{-1}(C)$ erforderlich.

Beide Methoden haben den Nachteil, daß der Einfluß der Nichtlinearität des First-pass-Effektes nicht berücksichtigt wird. (Die periphere Plasmakonzentration ist nicht identisch mit der Konzentration in der Leber.) Deshalb können diese Verfahren nur auf Pharmaka mit geringer hepatischer Extraktionsrate angewendet werden. Bei Einzeldosen von Pharmaka mit hoher Extraktionsquote und Michaelis-Menten-Metabolisierung ist man auf Simulationsrechnungen angewiesen (Rubin und Tozer 1984). Die Bioverfügbarkeit im Steady-state (bei vollständiger Absorption) kann durch Gl. (11.21) abgeschätzt werden, wie Wagner (1985) für Propranolol gezeigt hat.

11.3.
Langmuir-Proteinbindung

Pharmakonmoleküle werden intravaskulär an Plasmaproteine und extravaskulär im Gewebe gebunden. Für die Gesamtkonzentration im Plasma gilt (s. Gleichungen 2.47 und 2.48):

$$C = C_u + aC_u/(b + C_u). \qquad (11.31)$$

Analog kann man für die Gewebekonzentration schreiben:

$$C_T = C_{u,T} + cC_{u,T}/(d + C_{u,T}). \qquad (11.32)$$

11.4. Michaelis-Menten-Transportprozesse

Im Gleichgewichtszustand ist $C_{u,T}$ proportional zu C_u (s. Gl. 2.53); oft setzt man näherungsweise $C_{u,T} = C_u$. Die Konzentrationsabhängigkeit der freien Fraktion im Plasma (f_u) und/oder im Gewebe ($f_{u,T}$) führt zur Konzentrationsabhängigkeit des Verteilungsvolumens (s. Gl. 2.54, abhängig von f_u und $f_{u,T}$) und der Clearance (s. Gleichungen 2.65 und 2.70, abhängig von f_u). Quantitative Aussagen sind durch Simulationsrechnungen möglich. Legt man ein Ein-Kompartment-Modell zugrunde, erhält man anstelle der log-linearen Dispositionskurven $C(t)$, bei linearer Kinetik log-konvexe Kurven durch den Einfluß der Bindung auf die Clearance (bei Pharmaka mit geringer intrinsischer Clearance) und log-konkave Kurven durch den Einfluß der Bindung auf das Verteilungsvolumen (McNamara et al. 1979a). Dieses Phänomen kann zu einer Fehlinterpretation der Dispositionskurven als biexponentielle Kurven eines linearen Systems führen; McNamara et al. (1979b) untersuchten die Konsequenzen in bezug auf die Voraussage des Akkumulationsverhaltens und diskutierten Möglichkeiten der Vermeidung dieses Fehlers.

11.4.
Michaelis-Menten-Transportprozesse

Außer dem Eliminationsprozeß können auch bestimmte Transportprozesse der Verteilung des Pharmakons im Körper kapazitätslimitiert sein. Das gilt z. B. für den Transport zwischen extravaskulärer Flüssigkeit und Gewebe, wenn der Membrantransport kein Prozeß 1. Ordnung ist (im Gegensatz zu Gl. 4.51). Gengo et al. (1984) analysierten die kapazitätslimitierte Verteilung von Methizillin in Kaninchen durch Postulierung der folgenden Michaelis-Menten-Gleichung für die relative Transferrate k_{21} des Zwei-Kompartment-Modells (s. Abschn. 5.3.1.):

$$k_{21} = \frac{T_{max}/V_1}{K_m + C} \qquad (11.33)$$

(Der Rücktransport mit der Transferkonstanten k_{12} wird als konzentrationsunabhängig betrachtet.) Die daraus resultierende Konzentrationsabhängigkeit des Steady-state-Volumens (s. Gl. 5.37)

$$V_{ss} = V_1 + \frac{T_{max} V_2}{(K_m + C_{ss}) k_{12}}, \qquad (11.34)$$

wurde für Methizillin experimentell bestätigt. Im Gegensatz zur Michaelis-Menten-Elimination ist dieses System nur *partiell* nichtlinear; die klassischen Formeln für die Clearance und AUC bleiben gültig.

12.
Planung und Auswertung pharmakokinetischer Versuche

Der Ablauf einer pharmakokinetischen Untersuchung läßt sich in folgende Stufen gliedern:

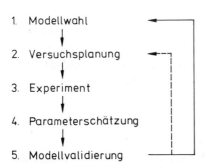

1. Modellwahl
2. Versuchsplanung
3. Experiment
4. Parameterschätzung
5. Modellvalidierung

Gegenstand dieses Kapitels sind der zweite und vierte Schritt. (Aus didaktischen Gründen werden Fragen der Versuchsplanung nach der Parameterschätzung behandelt.)
Die Versuchsplanung spielt bei der Modellidentifikation in verschiedener Hinsicht eine Rolle: Die *theoretische (a-priori) Identifizierbarkeit* hängt von der Struktur des Input-Output-Experiments ab (s. Abschn. 5.4); da bei der Wahl des Ortes der Applikation und der Probennahme in der Praxis (vor allem in der klinischen Pharmakokinetik) prinzipielle Schranken bestehen, muß häufig das Modell den experimentellen Bedingungen angepaßt werden. Das Thema dieses Kapitels, die *praktische (a-posteriori-) Identifizierung*, ist ein essentieller Bestandteil jedes pharmakokinetischen Versuches. Im Gegensatz zu den Annahmen bei der Behandlung der a-priori-Identifizierbarkeit, sind die Beobachtungswerte nicht "rauschfrei"; die Messung selbst ist mit Fehlern behaftet, dazu kommt noch die Variabilität des pharmakokinetischen Systems. Statistische Konzepte bilden deshalb die Basis der Parameterschätzung und der damit zusammenhängenden Frage der Versuchsplanung (z. B. Festlegung des Schemas der Probennahme).
Trotzdem sind in der Praxis für die Auswertung von Einzelkurven oft schon relativ einfache numerische Verfahren (z. B. numerische Integration) ausreichend. Das gilt auch für nichtparametrische Analysemethoden, wie die numerische Konvolution und Dekonvolution.

Bei der konventionellen Versuchsauswertung schließt sich die statistische Analyse (z. B. der interindividuellen Variabilität) an die Schätzung der Individuumsparameter an; moderne Methoden der Populationspharmakokinetik kombinieren beide Schritte. Populationskinetische Daten können – besonders bei unvollständigen Meßkurven – als Vorinformation bei der Parameterschätzung verwendet werden (Bayes-Schätzung, s. Abschn. 13.3.3.).

12.1. Konvolution und Dekonvolution

Bei der Berechnung der Outputvariablen, d. h. der Systemantwort aus der Inputvariablen (Konvolution) und der inversen Operation (Dekonvolution) ist man im allgemeinen auf numerische Methoden angewiesen. Das wichtigste Anwendungsgebiet in der Pharmakokinetik ist die Bestimmung der Invasionsrate des Pharmakons in den Körper (s. Kap. 6). Wir bezeichnen hier die Systemantwort (z. B. Plasmakonzentration, Urinausscheidungsrate, Effekt) mit $Y(t)$ und die Inputfunktion (z. B. Absorptionsrate oder Dissolutionsrate) mit $I(t)$. Das Konvolutions- oder Faltungsintegral (vgl. Gl. 3.11)

$$Y(t) = \int_0^t h(t-t')I(t')\,dt' \qquad (12.1)$$

kann relativ einfach unter Anwendung der Trapez-Methode (vgl. Gl. 12.9) berechnet werden (Langenbucher und Möller 1983):

$$Y_i = \left[\sum_{j=1}^{i-1} I_j h_{i-j} + 0{,}5(I_0 h_i + I_i h_0)\right] \Delta t \qquad (12.2)$$

Der inverse Algorithmus ist dann:

$$I_i = \left(2Y_i/\Delta t - I_0 h_i - 2\sum_{j=1}^{i-1} I_j h_{i-j}\right)\bigg/ h_0. \qquad (12.3)$$

Vaughan und Dennis (1978) beschrieben eine Dekonvolutionsmethode, die auf einer stufenförmigen Approximation der Inputfunktion beruht (sog. "Punkt-Flächen-Methode"). Für Systeme mit biexponentieller Dispositionsfunktion als Impulsantwort, $h(t) = A\,e^{-\alpha t} + B\,e^{-\beta t}$, lautet der entsprechende numerische Algorithmus (Iga et al. 1986):

$$I_i = \frac{Y_i - \left(\sum_{j=1}^{i-1} I_j a_j\right) e^{-\alpha t_i} - \left(\sum_{j=1}^{i-1} I_j b_j\right) e^{-\beta t_i}}{a_i e^{-\alpha t_i} + b_i e^{-\beta t_i}}, \qquad (12.4)$$

hierbei ist

$$a_i = (A/\alpha)(e^{\alpha t_i} - e^{\alpha t_{i-1}}), \quad b_i = (B/\beta)(e^{\beta t_i} - e^{\beta t_{i-1}})$$

und $Y_i = Y(t_i)$. Die Inputrate ist zwischen t_{i-1} und t_i konstant, $I(t) = I_i$ (Treppenfunktion). Wenn I die Absorptionsrate ist, kann die kumulativ absorbierte Menge daraus leicht berechnet werden: $A_a(t) = \sum_i I_i \Delta t_i$. Proost (1985a) wies darauf hin, daß die Methode von Vaugham und Dennis auch anwendbar ist, wenn $h(t)$ nicht als analytische Funktion (Kurvenfit), sondern nur als Meßkurve vorliegt.

Die häufig angewendete *Loo-Riegelman-Methode* zur Berechnung der kumulativen Absorption hat den Nachteil, daß sie modellabhängig ist (Zwei-Kompartment-Modell). Vaughan und Dennis (1980) bewiesen nachträglich, daß es sich dabei um ein spezielles numerisches Dekonvolutionsverfahren handelt und deshalb keinerlei Annahmen über die innere Struktur des Systems erforderlich sind. Die von Chiou (1980) empirisch entwickelte Methode zur Voraussage des Absorptionsprofils ist nichts anderes als eine spezielle Form des "Punkt-Flächen"-Dekonvolutionsalgorithmus (Vaughan 1981); die Approximation der Impulsantwort durch eine Stufenfunktion kann dabei zur Instabilität des Algorithmus führen. Sowohl die Loo-Riegelman- als auch die Chiou-Methode haben deshalb keine Vorteile gegenüber den Dekonvolutionsverfahren.

Die o. g. Methoden (besonders Gl. 12.3) führen nur bei fehlerfreien Daten und nicht zu großen Samplingintervallen zu befriedigenden Ergebnissen. (Oft ist eine Glättung der Meßkurven erforderlich.) Sind diese Bedingungen nicht näherungsweise erfüllt, stellen die Dekonvolutionsverfahren auf der Basis der Methode der kleinsten Quadrate von Cutler (1978a,b) und Veng-Pedersen (1980a,b) eine brauchbare Alternative dar. Die Stabilität dieser Verfahren gegenüber Datenstreuungen, wie sie in der Pharmakokinetik typisch sind, wurde von den Autoren durch Simulationsrechnungen demonstriert.

Cutler (1978a) verwendet dabei entweder ein spezifisches (a-priori-) Inputmodell (Gl. 6.54) oder approximiert die Inputfunktion durch ein Polynom unter Anwendung orthogonaler Funktionen (Cutler 1978b). Die Methode von Veng-Pedersen ist für lineare Systeme mit multiexponentieller Impulsantwort anwendbar, vereinfacht sich aber wesentlich, wenn $Y(t)$ auch durch eine Summe von Exponentialtermen approximiert wird:

$$C_B(t) = \sum_{i=1}^{m} C_i e^{-\beta_i(t-t_0)}, \qquad (12.5)$$

wobei t_0 die Verzögerungszeit bezeichnet, und die Bedingung $\sum_{i=1}^{m} C_i = 0$ erfüllt ist (unimodale Kurve, vgl. auch Gl. 6.12). Das FORTRAN-Programm für den entsprechenden Dekonvolutionsalgorithmus (Gillespie und Veng-Pedersen 1985) ist auch für Mikrorechner geeignet.

12.2. Parameterschätzung

Die Parameterschätzung ist nicht nur im Zusammenhang mit der Identifikation theoretischer und empirischer Modelle zu sehen, sondern stellt auch eine Methode der Datenreduktion dar. Eine Reduzierung der in den pharmakokinetischen Daten enthaltenen Information auf eine Anzahl von Parametern (ohne Verlust wesentlicher pharmakokinetischer Information) ist modellunabhängig mit der Momentenmethode möglich.

Wenn im folgenden außer der nichtlinearen Regression noch andere (teilweise einfachere) Methoden der Parameterschätzung behandelt werden, so hat das vor allem zwei Gründe: Erstens benötigt man in der Regel Startwerte für die Kurvenanpassung, und zweitens steht in bestimmten Fällen (z. B. nach oraler Applikation) keine geeignete analytische Funktion (theoretisches oder empirisches Modell) zur Verfügung.

12.2.1. Abschälverfahren

Der Begriff "Abschälen" bezieht sich auf die stufenweise Analyse der exponentiellen Kurvenphasen, $C(t) = \sum_{i=1}^{n} B_i e^{-\lambda_i t}$, durch log-lineare Regression; man erhält die Parameter B_i und λ_i ($i = 1, 2, \ldots, n$), ohne die Anzahl n der Exponentialterme vorzugeben. Als BASIC-Programme können z. B. das dialogorientierte Verfahren STRIPE (Johnston und Woollard 1983) und die automatische Abschälmethode ESTRIP (Brown und Manno 1978) empfohlen werden. Das Verfahren stößt an seine Grenzen, wenn je Kurvenphase weniger als drei Meßpunkte zur Verfügung stehen und wenn die Bedingung $\lambda_1 \gg \lambda_2 \gg \lambda_3 \gg \ldots \gg \lambda_n$ nicht erfüllt ist. Das BASIC-Programm JANA (Dunne 1985) hat den Vorteil, daß keine Annahmen über das Größenverhältnis der Abklingkonstanten erforderlich sind.

Terminale log-lineare Regression

Die terminale log-lineare Regression bildet nicht nur die Basis des Abschälverfahrens, sondern kann unabhängig vom Kurvenmodell zur Bestimmung der terminalen Halbwertszeit und des Verteilungsvolumens V_Z der terminalen Gleichgewichtsphase (s. Gl. 3.77) verwendet werden:

$$\lambda_Z = \frac{\sum_{i=1}^{m} t_i \ln C_i - \left(\sum_{i=1}^{m} t_i \sum_{i=1}^{m} \ln C_i / m \right)}{\sum_{i=1}^{m} t_i^2 - \left(\sum_{i=1}^{m} t_i \right)^2 / m}, \qquad (12.6)$$

wobei m Meßpunkte $C_i = C(t_i)$ in der terminalen Phase liegen ($t_i \geq t_z$). Die Schätzung der terminalen Abklingkonstanten λ_z ist auch eine Voraussetzung für die Berechnung der Kurvenmomente durch numerische Integration (s. Abschn. 12.2.2.).

DLP-Methode
Die DLP-Methode ("direct linear plot") liefert eine robuste Schätzung der Parameter einer Monoexponentialfunktion (z. B. Endrenyi und Tang 1980). Die Methode beruht auf der linearen Beziehung der Parameter a und b in der Gleichung $y = a + bx$ ($a = \ln B$ und $b = \lambda$). Koup (1981) schätzte damit die Parameter der Multiexponentialfunktion durch Kombination mit dem oben erwähnten Abschälverfahren. Ein BASIC-Programm für die DLP-Schätzung der Parameter der Michaelis-Menten-Gleichung (z. B. V_m und K_m in Gl. 11.1) wurde von Kaminski und Domino (1987) veröffentlicht.

Log-log-Plot
Wird bei einer Gammakurve (s. Gl. 3.96) der Einfluß der terminalen Exponentialphase vernachlässigt, gilt näherungsweise $C(t) = At^{-a}$. Mit $y = \log C(t)$ und $x = \log t$ erhält man eine Gerade $y = \log A - ax$, d. h. eine Schätzung der Parameter A und a ist dann durch lineare Regression (im Anfangsteil der Kurve) möglich. (Die Abklingkonstante b erhält man, wie oben beschrieben, durch terminale log-lineare Regression.) Ein log-log-Plot der $C(t)$-Daten ist auch ein nützliches Hilfsmittel bei der Entscheidung zwischen Multiexponentialfunktion und Gammakurve.

12.2.2.
Numerische Integration (Kurvenmomente)
Die Berechnung der Kurvenmomente M_0 (AUC) und M_1 ($AUMC$) [in Ausnahmefällen auch des 2. Momentes $M_2 = \int_0^\infty t^2 C(t)\, dt$] durch numerische Integration aus den Wertepaaren (t_i, C_i) erfolgt in zwei Stufen: Integration von 0 bis t_N (Zeitpunkt des letzten Meßwertes) mit Hilfe eines numerischen Integrationsverfahrens und Integration des terminalen Kurventeiles durch analytische Integration, basierend auf der zur Extrapolation verwendeten Monoexponentialfunktion (s. Gl. 3.74). Für das 0. und 1. Moment erhält man für den extrapolierten Teil:

$$AUC_{t_N,\infty} = \int_{t_N}^{\infty} B\, e^{-bt}\, dt = \frac{B}{b}\, e^{-bt_N} \tag{12.7}$$

$$AUMC_{t_N,\infty} = \int_{t_N}^{\infty} tB\, e^{-bt}\, dt = \frac{B}{b^2}(1 + bt_N)\, e^{-bt_N} \tag{12.8}$$

12.2. Parameterschätzung

Nur selten kann auf die Extrapolation verzichtet werden; der Fehler, der durch das "Abschneiden" der Kurve entsteht, wurde in Abschn. 3.4.3.3. abgeschätzt.
Die in der Pharmakokinetik am häufigsten angewandte Integrationsmethode beruht auf der Trapez-Regel. Diese einfache Methode ist bei starker Kurvenkrümmung und/oder großen Abständen zwischen den Meßpunkten mit einem Fehler verbunden (größere Fläche bei konvexen und kleinere Fläche bei konkaven Kurven). Im konvexen Teil der Kurve läßt sich der Fehler u. U. reduzieren, wenn die lineare Interpolation nach logarithmischer Transformation der Daten erfolgt (logarithmische Trapez-Methode, Chiou 1978). Ein Kriterium für die Entscheidung zwischen der linearen und der logarithmischen Trapez-Regel wurde von Proost (1985b) angegeben. Als alternative Algorithmen kommen in Frage die Lagrange-Methode (Interpolation durch kubische Polynome) und die Spline-Methode (glatte Kurven durch Anschlußbedingungen für die Polynome). Eine Beschreibung dieser Verfahren (und weiterführende Literaturangaben) findet der Leser bei Yeh und Kwan (1978). Bei fehlerfreien Daten ist die Spline-Methode den anderen Methoden überlegen. (Spline-Funktionen können auch als Ausgleichsfunktionen dienen, s. Abschn. 12.2.2.2.) Bei der Auswertung von Einzelkurven kann der Einfluß des Meßfehlers durch Methoden der Kurvenglättung (z. B. Finegood und Bergman 1983) minimiert werden.
Die Erfahrung zeigt, daß die einfache Trapez-Methode hinsichtlich der AUC-Mittelwerte einer Gruppe durchaus mit aufwendigen Kurvenanpassungsverfahren konkurrieren kann (Ritschel et al. 1985; Shumaker 1986). Der Algorithmus der Trapez-Methode lautet:

$$AUC_{t_1,t_N} = \frac{1}{2}\sum_{i=2}^{N}(C_{i-1} + C_i)(t_i - t_{i-1}) \qquad (12.9)$$

und

$$AUMC_{t_1,t_N} = \frac{1}{2}\sum_{i=2}^{N}(C_{i-1}t_{i-1} + C_i t_i)(t_i - t_{i-1}) \qquad (12.10)$$

[Taschenrechnerprogramme z. B. bei Weiss (1982b) und Gouyette (1983).]
Bei der Berechnung von AUC ist t_1 eigentlich der Zeitpunkt der Applikation ($t_1 = 0$). Praktisch kann die Fläche zwischen 0 und t_1 (erste Probennahme) bei Dispositionskurven oft vernachlässigt werden, oder man bestimmt $C_1 = C(0)$ durch Extrapolation der Kurve auf die Ordinate. Der damit verbundene Fehler hängt vom Schema der Probennahme ab und beeinflußt u. a. direkt den Schätzwert des Initialverteilungsvolumens (s. Abb. 12/1). Bei oraler Applikation ist die erste Stützstelle $t_1 = C_1 = 0$; und im Falle einer Verzögerungszeit L ist $t_1 = L$ und $C_1 = 0$. Die Schätzwerte der Momente erhält man schließlich als Summe der

Teilflächen: $M_0 = AUC_{t_1,t_N} + AUC_{t_N}$, [(12.7) und (12.9)] und $M_1 = AUMC_{t_1,t_N} + AUMC_{t_N}$, [(12.8) und (12.10)].

Bis zu einem relativen Meßfehler von etwa 10% hat die Datenstreuung bei der üblichen Anzahl von Meßpunkten ($N \approx 10$) im Vergleich zur Verteilung der Meßpunkte einen geringen Einfluß auf die Schätzwerte der Kurvenmomente; der Schätzfehler hängt von der Ordnung des Momentes ab und liegt für VRT nicht selten bei 20–30% (Nüesch 1984).

12.2.2.1.
Kurvenmomente der Biexponentialfunktion

Aus den Schätzwerten der Kurvenmomente M_0, M_1 und M_2 können die Parameter der Bateman-Funktion (s. Gl. 6.12) ermittelt werden:

$$\lambda_2 = \frac{2}{MBRT - 2VBRT - MBRT^2}, \qquad (12.11)$$

$$\lambda_1 = \frac{1}{MBRT - 1/\lambda_2}, \qquad (12.12)$$

$$A = AUC_B \lambda_1 \lambda_2. \qquad (12.13)$$

Die Parameter biexponentieller Dispositionskurven $[C_D(t) = B_1 e^{-\lambda_1 t} + B_2 e^{-\lambda_2 t}]$ erhält man mit Hilfe der SHAM-Methode (Caprani et al. 1975). Anstelle des 2. Kurvenmomentes kommen hier die Parameter $dC/dt(0)$ und $C(0)$ hinzu [SHAM ist abgeleitet von "initial slope" (S), "initial height" (H), "area" (A) und "moment" (M)]. Mit $S = dC/dt(0)$, $H = C(0)$, $A = AUC$ und $M = AUMC$ ergeben sich die Parameter B_1, B_2, λ_1 und λ_2 aus den folgenden Gleichungen:

$$(HM - A^2)\lambda_2^2 + (HA + SM)\lambda_2 - (SA + H^2) = 0 \qquad (12.14)$$

$$\lambda_1 = (H - A\lambda_2)/(A - \lambda_2 M),$$

$$B_1 = (H_2 - S)/(\lambda_2 - \lambda_1), \quad B_2 = (S - H\lambda_1)/(\lambda_2 - \lambda_1). \qquad (12.15)$$

Caprani et al. beschrieben auch ein iteratives Verfahren zur Verbesserung der Schätzwerte von H und S.

Für die am häufigsten beobachteten Kurventypen (Bateman-Funktion und Biexponential-Dispositionskurve) lassen sich mit dem SHAM-Verfahren die Startwerte für die Kurvenanpassung gewinnen (als Alternative zum Abschälverfahren).

12.2. Parameterschätzung

12.2.2.2.
Momentberechnung und Kurvenanpassung

Knolle (1986a,b) entwickelte eine neue Methode zur Schätzung der Maßzahlen *AUC* und *MRT*, die auf der Anpassung empirischer Funktionen an die $C(t)$-Daten und der Gauß-Quadratur beruht. Auch das Programmpaket KINPAK (Betzien et al. 1985a) basiert auf Ausgleichskurven (Anpassen einer flexiblen empirischen Regressionsfunktion). Dieses Verfahren liefert die Momente (einschließlich *VRT*) und weitere modellunabhängige Maßzahlen. Die Schätzung der Spline-Funktionen bzw. der daraus abgeleiteten AUC_{t_1,t_N}-Werte mit Hilfe der Methode der kleinsten Quadrate (Capizzi et al. 1983) ist dann vorteilhaft, wenn zu einem Zeitpunkt mehrere unabhängige Meßwerte vorliegen ("gepoolte" Daten, vgl. Abschn. 12.3.1.3.) und kein Kurvenmodell zur Verfügung steht.

12.2.3.
Spektralanalyse

Betrachtet man die Dispositionsverweilzeitverteilung als Mischung von Exponentialverteilungen (s. Gl. 3.105), erhält man die Parameter von Multiexponentialfunktionen durch Analyse des diskreten Spektrums $s(\lambda)$ (s. Gl. 3.106). Theoretisch erscheint es aber vorteilhafter, die kontinuierliche Verteilungsfunktion $s(\lambda)$ direkt zu schätzen, anstatt dafür eine feste Form vorzugeben. Die grundlegende Idee besteht also darin, Gl. (3.105) so zu transformieren, daß $C_D(t)$ eine Funktion der unabhängigen Variablen λ wird. Gewöhnlich wird die Fourier-Transformierte von $s(\lambda)$ berechnet (deshalb wird dieses Verfahren der Parameterschätzung auch als Fourier-Transformationsmethode bezeichnet). Die Rücktransformation (numerische Dekonvolution) ergibt dann das Spektrum $s(\lambda)$, dessen Peaks die Werte der Abklingkonstanten λ_i markieren. Dieses Verfahren wird vor allem in der Biophysik für die on-line-Auswertung von Relaxationsprozessen eingesetzt (z. B. Provencher 1976). Mikkelsen et al. (1985) erreichten z. B. mit einer für Mikrocomputer entwickelten Methode bei 2% Rauschen noch eine Auflösung von Abklingprozessen, deren Konstanten sich um den Faktor 3 unterschieden. Dem Vorteil, daß dieses Verfahren auch die *Anzahl* der Exponentialterme schätzt, steht bei der Anwendung in der Pharmakokinetik der Nachteil gegenüber, daß eine hohe Samplingrate erforderlich ist. Bei kontinuierlicher Messung der Plasmakonzentration (Radioisotope) wurde diese Methode mit Erfolg angewendet (Bourne et al. 1979).

Ein klassisches Verfahren zur Identifikation linearer Systeme ist die *Frequenzgang-Analyse*, d. h. die Messung des Steady-state-Outputs $y = \tilde{A} \sin(\omega t + \varphi)$ als Antwort auf eine sinusförmige Inputfunktion $x = A \sin(\omega t)$ innerhalb eines weiten Frequenzbereiches. Ein Plot der Phasenverschiebung (φ) und des Amplitudenverhältnisses $\log(\tilde{A}/A)$ als Funktion von $\log \omega$ wird als *Bode-Diagramm* bezeichnet und bildet die Basis der Systemidentifikation [Schätzung der Parameter der Übertragungsfunktion $\hat{h}(s)$]; z. B. bei Systemen mit multiexponentieller Impulsantwort $\left[h(t) = \sum_{i=1}^{h} B_i\, e^{-\lambda_i t} \right]$:

$$\hat{h}(s) = \sum_{i=1}^{n} \frac{B_i}{s + \lambda_i}. \tag{12.16}$$

Die Anwendbarkeit der Frequenzgang-Analyse in der Pharmakokinetik wird vor allem dadurch begrenzt, daß die Zeitkonstanten der Systeme relativ groß im Vergleich zur experimentell realisierbaren Periodendauer des Inputsignals $\tau = 1/\omega$ sind. Bei Pharmaka mit kurzer Verweildauer im Körper, wie Noradrenalin (Segre 1968) und Acetylcholin (Bergmann et al. 1975), wurde z. B. die Blutdruckantwort auf eine sinusförmige Infusion dieser Pharmaka analysiert. Für effektkinetische Untersuchungen ist diese Methode deshalb besonders geeignet, weil das Outputsignal kontinuierlich gemessen werden kann.

Die Frequenzgang-Analyse auf der Basis des Bode-Diagramms läßt sich auch bei nichtperiodischen Inputsignalen beliebiger Form anwenden, wenn die Auswertung mit Computer erfolgt ("pulse testing"). Theoretisch wäre ein impulsförmiges Inputsignal am geeignetsten; in der Praxis ist zu beachten, daß die Breite der Inputfunktion (z. B. Injektionszeit) klein genug gehalten wird, damit auch die hohen Frequenzen enthalten sind (möglichst kleiner als die Hälfte der kleinsten interessierenden Zeitkonstanten). Kuehn et al. (1976) untersuchten mit diesem Verfahren die Dynamik der durch Chlorpromazin induzierten Abnahme des Pupillendurchmessers bei Kaninchen und fanden eine gute Übereinstimmung mit den Ergebnissen der konventionellen Kurvenfittechnik (Anpassen einer Multiexponentialfunktion an die Impulsantwort). Der prinzipielle Vorteil der Frequenzgang-Analyse im Vergleich zur nichtlinearen Regression ist, daß keine a-priori-Kenntnisse über das System erforderlich sind.

12.2.4.
Nichtlineare Regression

Das Anpassen von Modellfunktionen an Beobachtungswerte (Datenfit) bzw. das Schätzen der Parameter pharmakokinetischer Modelle ist ein Problem der nichtlinearen Regressionsrechnung.

Der Einfachheit halber nehmen wir an, daß die Modellgleichung $C = M(t)$ nur die Abhängigkeit einer abhängigen Variablen C (z. B. Konzentration) von einer unabhängigen Variablen t (z. B. Zeit) beschreibt. Bezeichnen wir den i-ten Meßwert der Konzentration mit C_i und den Modellwert mit M_i, können wir bei N Beobachtungen schreiben:

12.2. Parameterschätzung

$$C_i = M_i + e_i = M(t_i,\mathbf{p}) + e_i, \quad i = 1,2,\ldots,N \tag{12.17}$$

Die Modellparameter sind in dem *Parametervektor* $\mathbf{p} = (p_1 \ldots p_k)^T$ zusammengefaßt. Der zufällige Beobachtungsfehler e_i kann als Differenz zwischen der gemessenen Konzentration C_i und der vom Modell vorausgesagten Konzentration $M_i = M(t_i,\mathbf{p})$ interpretiert werden. Es wird angenommen, daß der Erwartungswert der zufälligen Variablen e_i Null ist $[E(e_i) = 0]$.
Die Gleichung (12.17) enthält im Grunde zwei Modelle: 1. das *pharmakokinetische Modell M* (Verhaltens- oder Strukturmodell) und 2. das *Varianzmodell* $V(t_i,\mathbf{p},\mathbf{q})$ der zufälligen Fehler: $\sigma_i^2 = Var(e_i) = V(t_i,\mathbf{p},\mathbf{q})$. Dabei bezeichnet $\mathbf{q}$ den Vektor der spezifischen Parameter des Varianzmodells. Wir definieren $\mathbf{e} = (e_1,\ldots,e_N)^T$ und nehmen an, daß die Fehler nicht korreliert sind, d. h. $cov(\mathbf{e}) = diag\,(\sigma_1^2,\sigma_2^2,\ldots,\sigma_m^2)$.
Sowohl der eigentliche Meßfehler (Fehler der analytischen Methode) als auch die intraindividuelle biologische Variabilität und der (zum Teil systematische) Fehler, der mit der Modellwahl verbunden ist, liefern Beiträge zur Zufallsabweichung e_i.
Man spricht von *nichtlinearer* Regressionsrechnung, da das Modell M nichtlinear in den Parametern ($\mathbf{p}$) ist; z. B. ist $C = (D/V)e^{-kt}$ nichtlinear in V und k; die Linearität bezüglich D ist ein Zeichen für die Linearität des pharmakokinetischen Systems (Gültigkeit des Superpositionsprinzips).
Bei der Entwicklung von Methoden der Parameterschätzung auf der Basis der nichtlinearen Regressionsrechnung sind folgende Probleme zu lösen:
— statistische Analyse,
— Anwendung von Optimierungsalgorithmen,
— Computer-Implementierung.
In diesem Abschnitt beschränken wir uns auf die Analyse individueller Konzentrations-Zeit-Kurven (Punktschätzung von Individuumsparametern); die Schätzung von Populationsparametern (Berücksichtigung der interindividuellen Variabilität) wird in Abschn. 12.3. behandelt.

12.2.4.1.
Schätzfunktion

Eine Schätzfunktion ist eine Funktion, die eine Beziehung zwischen den gemessenen Daten und den Schätzwerten der unbekannten Parameter herstellt.
Am häufigsten wird die Methode der kleinsten Quadrate ("least squares") angewendet; die *LS-Schätzwerte* sind diejenigen Werte der Parameter, die die Summe der Abweichungsquadrate zwischen den Beobachtungs- und Modellwerten als Zielfunktion

$$J_{LS} = \sum_{i=1}^{N}[C_i - M(t_i,\mathbf{p})]^2 \text{ minimieren;} \tag{12.18}$$

d. h. für den LS-Schätzwert $\hat{p}_{LS}$ von **p** gilt:

$$J_{LS}(\hat{p}_{LS}) = \min_{p} J_{LS}(p) \tag{12.19}$$

Die Schätzwerte $\hat{p}_{LS}$ stimmen mit den Maximum-Likelihood-Schätzwerten überein, wenn die Fehler e_i normalverteilt sind und ihre Varianz konstant ist. Die Maximum-Likelihood-Schätzung ist unverzerrt, d. h. ohne systematischen Fehler (Bias) und konsistent (asymptotisch erwartungstreu). Der Tatsache, daß die Varianz VAR_i in der Regel nicht konstant ist (oft besteht eine Korrelation zwischen der Größe des analytischen Fehlers und der Höhe des gemessenen Konzentrationswertes), wird durch eine *Wichtung* Rechnung getragen ("weighted least squares"):

$$J_{WLS} = \sum_{i=1}^{N} W_i [C_i - M(t_i, \mathbf{p})]^2. \tag{12.20}$$

Wir erhalten hier nur dann eine Maximum-Likelihood-Schätzung, wenn die Varianzen bekannt sind und daraus die Wichtungsfaktoren bestimmt werden ($W_i = 1/\sigma_i^2$). In der Praxis ist man dabei meist auf Vermutungen angewiesen; die Wahl geeigneter Wichtungsfaktoren ist aber von entscheidender Bedeutung für eine möglichst verzerrungsfreie Schätzung. Diese Schwierigkeiten werden bei der ELS-Schätzung ("extended least squares") weitgehend umgangen; anstelle von Gl. (12.20) erhält man mit der Maximum-Likelihood-Methode (e_i normalverteilt) folgende Zielfunktion (Peck et al. 1984):

$$J_{ELS} = \sum_{i=1}^{N} \frac{[C_i - M(t_i, \mathbf{p})]^2}{V(t_i, \mathbf{p}, \mathbf{q})} + \ln V(t_i, \mathbf{p}, \mathbf{q}) \tag{12.21}$$

Mit der ELS-Methode werden also außer den Parametern des pharmakokinetischen Modells ($\hat{p}_{ELS}$) noch zusätzlich die Parameter des Varianzmodells ($\hat{q}_{ELS}$) geschätzt. Voraussetzung dafür ist ein a-priori-Varianzmodell; z. B. kann man σ_i^2 als Potenzfunktion von M_i betrachten (s. Gleichungen 12.23 bis 12.25):

$$\sigma_i^2 = \sigma^2 M^{\kappa}(t_i, \mathbf{p}) \tag{12.22}$$

(dann ist $\mathbf{q} = (\sigma, \kappa)^T$).

Die ELS-Schätzung ist unverzerrt und auch bei nicht-normalverteilten e_i konsistent.

12.2.4.2.
Optimierungsalgorithmen

Die Aufgabe, eine Kombination von Parameterwerten zu finden, die die Zielfunktion minimiert (s. Gl. 12.19), erfordert eine sequentielle Suche aller Kombinationen der Parameterwerte p_i ($i = 1,...,k$), d. h. ein Durchsuchen des k-dimensionalen Parameterraumes nach einem Minimum der Zielfunktion (z. B. für $k = 2$ tiefster Punkt eines Tales). Auch wenn diese Arbeit dem Computer überlassen wird (s. Abschn. 12.2.4.2.), sollen einige wesentliche Charakteristika der Optimierungsalgorithmen, die für den Anwender von Interesse sein können, hier erläutert werden.

Ausgehend von einer Zielfunktion $J(\mathbf{p})$ und einem Startpunkt $\mathbf{p}_0$ (Anfangswerte der Parameter), beruhen nahezu alle Optimierungsalgorithmen auf iterativen ("trial-and-error"-)Methoden, wobei die Iterationen durch einen bestimmten Suchalgorithmus gesteuert werden. Man kann diese Algorithmen in drei Klassen einteilen: direkte Suchverfahren, Gradientenverfahren und stochastische Suchverfahren. Kriterien für die Brauchbarkeit dieser Verfahren sind ihre Schnelligkeit und Zuverlässigkeit. Keiner der in der Pharmakokinetik bisher angewendeten Algorithmen garantiert, daß das Minimum von $J(\mathbf{p})$ ein globales Minimum der Zielfunktion ist. Verfahren, die mit hoher Wahrscheinlichkeit zu lokalen Minima führen, sind nicht zuverlässig.

Die Gittermethode ist das einfachste *direkte Suchverfahren*. Die Zielfunktion wird an jedem Gitterpunkt des Parameterraumes (vorgegebene Umgebung des Startpunktes) berechnet. Der Gitterpunkt mit dem kleinsten Wert der Zielfunktion dient als neuer Startpunkt, und die Gittermaschen werden verkleinert. Dieses Verfahren ist zuverlässig, aber in der Praxis zu langsam.

Effektiver ist in dieser Hinsicht die *Simplexmethode*. Hier wird die Zielfunktion an den Eckpunkten eines Polyeders (ein gleichseitiges Dreieck im 2-dimensionalen Raum) berechnet. Der Eckpunkt mit dem ungünstigsten Wert wird durch sein Spiegelbild ersetzt. Die Methode ist für $k < 10$ ausreichend schnell und erfordert keine genauen Anfangswerte.

Bei den *Gradientenmethoden* wird eine Richtung im Parameterraum gewählt, die zur stärksten Verminderung des Wertes der Zielfunktion führt (Richtung des steilsten Abstieges). Diese Information ist in den partiellen Ableitungen enthalten. Viele Gradientenverfahren sind Varianten der Gauß-Newton-Methode (Approximation des Modells durch eine lineare Funktion). Ein Nachteil dieser Methode ist, daß für eine erfolgreiche Anwendung der Startpunkt $\mathbf{p}_0$ in der Nähe des Optimums liegen muß. Eine relativ effektive und sehr häufig angewendete Variante ist die Levenberg-Marquardt-Methode. (Steilster Abstieg bei relativ großem Abstand zum Minimum und Linearisierung in der Nähe des Minimums.) Eine detaillierte Beschreibung dieser Methoden findet man z. B. bei Bunke et al. (1977).

Bei den *stochastischen Suchmethoden* wird die Richtung im Parameterraum zufällig gewählt (Evolutionsstrategie). Diese Methoden sind robuster als Gradientenverfahren und haben wie die direkten Verfahren den Vorteil, daß keine Ableitungen berechnet werden müssen. In der Pharmakokinetik wurden sie bisher wenig angewendet. [Als Übersicht zu stochastischen Verfahren der Optimierung kann das Buch von Müller et al. (1986) empfohlen werden.]
Die allgemeine Verfügbarkeit von Computerprogrammen darf nicht darüber hinwegtäuschen, daß vom Anwender stets noch wichtige Entscheidungen zu treffen sind, die der Computer nicht abnehmen kann. Eine vollkommen automatisierte Parameterschätzung ist in der Regel nicht möglich. Das betrifft außer der Wahl des Computerprogrammes (problemadäquate Zielfunktion und Optimierungsalgorithmus) die Bestimmung der Startwerte, die Frage der Datenwichtung und die Beurteilung der Güte der Anpassung (Wahl des Modells).

12.2.4.3.
Startwerte

Ausgangspunkt der Parameteroptimierung sind entweder Startwerte der Parameter (Startpunkt p_0) oder (z. B. bei stochastischen Suchverfahren) Intervalle, in denen die Parameter vermutet werden (Gebiet des Parameterraumes, in dem **p** liegt).
Im Prinzip können alle in den vorangegangenen Abschnitten (12.2.1. bis 12.2.3.) beschriebenen Verfahren zur Bestimmung der Anfangswerte angewendet werden. Beim Multiexponentialmodell (als pharmakokinetisches "Standardmodell") wird am häufigsten das Abschälverfahren gewählt. In einigen Computerprogrammen zur Schätzung pharmakokinetischer Parameter ist dieses Verfahren dem Optimierungsalgorithmus vorgeschaltet, so daß die Berechnung automatisch erfolgt; zuverlässiger ist jedoch ein Dialogverfahren, das dem Anwender Eingriffsmöglichkeiten in dieser Phase eröffnet.
Für Biexponentialfunktionen stellt die Momentenmethode [Gleichungen (12.11) bis (12.13) für unimodale oder (12.14) und (12.16) für monoton fallende Funktionen] eine brauchbare Alternative zum Abschälverfahren dar. Die Methode der numerischen Integration von Foss (1970) ist auf multiexponentielle Dispositionskurven und für unimodale Kurven (Fresen und Juritz 1986) anwendbar.
Da nur wenige Optimierungsverfahren robust in bezug auf die Wahl der Anfangswerte sind, ist der Bestimmung der Startwerte besondere Aufmerksamkeit zu widmen. In einer Simulationsuntersuchung war der Einfluß der Startwerte nur dann vernachlässigbar, wenn diese nicht mehr als -20 bis $+60\%$ von den wahren Werten abwichen (Cobelli und Salvan 1977).

12.2.4.4.
Datenwichtung

Gewöhnlich wird in der Pharmakokinetik die gewichtete LS-Methode mit der Zielfunktion (12.20) angewendet, da die Meßwerte in einem Datensatz [z. B. $C(t)$-Kurve] nicht mit gleicher Genauigkeit bestimmt werden können. Anders ausgedrückt, die Varianzen $VAR_i = Var(e_i)$ sind unterschiedlich (s. Gl. 12.7.). Folgende empirische Wichtungsfaktoren stehen dabei gewöhnlich zur Auswahl (Peck et al. 1984):

Wichtung:	Varianzmodell:	
$W_i = 1$	$\sigma_i^2 = \sigma^2 = const.$	(12.23)
$W_i = 1/C_i$	$\sigma_i^2 = \sigma^2 M(t_i,\mathbf{p})$	(12.24)
$W_i = 1/C_i^2$	$\sigma_i^2 = \sigma^2 M^2(t_i,\mathbf{p})$	(12.25)

(Die Wahl der Wichtung impliziert unter der Bedingung $W_i = 1/\sigma_i^2$ ein bestimmtes Varianzmodell.)

Beispiele für (12.24) und (12.25) sind Assays, die mit Radioaktivitätsmessungen verbunden sind (Varianz proportional der mittleren Zählrate) bzw. bei größeren Meßbereichen Verdünnungsreihen beinhalten (konstanter Variationskoeffizient). Aufwendiger aber exakter ist die Bestimmung der Varianz der analytischen Methode in einem zusätzlichen Versuch; Kramer et al. (1974) fanden z. B. für eine radioimmunologische Digoxin-Bestimmung folgende empirische Beziehung: $W_i = 351 \exp(-0{,}294 C_i)$.

Erfolgt die Wichtung nicht proportional $1/VAR_i$, kann das zu systematischen Fehlern bei der Parameterschätzung führen. So wiesen Chennavasin et al. (1981) nach, daß die Unterschiede zwischen den für Furosemid publizierten pharmakokinetischen Parametern auf eine unterschiedliche Datenwichtung zurückzuführen ist (20fache Variation bei $t_{1/2,z}$ und 65% Schwankungen bei CL). Auch Untersuchungen zur Paracetamolkinetik zeigten die besondere Empfindlichkeit der terminalen Halbwertszeit in bezug auf die Datenwichtung [7fache Variation der $t_{1/2,z}$-Schätzwerte bei Wichtung entsprechend den Gleichungen (12.23) bis (12.25), Clements und Prescottt 1976]. Es existiert jedoch keine objektive Methode für die Auswahl der Wichtungsfaktoren. Auch das Fitten der gleichen Daten mit unterschiedlicher Wichtung (s. Gleichungen 12.23 bis 12.25) bei anschließender Beurteilung der Residuen-Plots [$C_i - M(t_i,\mathbf{p})$ als Funktion von t_i oder von $M(t_i,\mathbf{p})$] enthält einen subjektiven Faktor (Auswahl derjenigen Wichtung, die eine homogene zufällige Verteilung der Punkte entlang der Abszisse liefert).

Metzler (1987) empfiehlt die Wichtung $1/C_i$ oder entsprechend dem inversen Wert der Modellvoraussage. In einigen Computerprogrammen werden die Wichtungsfaktoren als Funktion der Parameterwerte nach jeder Iteration neu bestimmt ("iteratively reweighted least squares"- oder IRLS-Methode).

Eine Lösung dieses Problems könnte die ELS-Methode liefern (Peck et al. 1984). Nur bei dieser Methode ist das Varianzmodell ein Bestandteil der Zielfunktion (s. Gl. 12.21) und die Wahl der W_i entfällt. Theoretisch ist die ELS-Schätzung – im Gegensatz zur WLS-Schätzung bei ungeeigneter Wichtung – unverzerrt. Ob in der Praxis die ELS-Schätzung bei der Analyse individueller Meßkurven den traditionellen Methoden (LS, WLS, IRLS) überlegen ist und als Methode der Wahl empfohlen werden kann, muß nach Metzler (1987) jedoch noch in weiteren Untersuchungen geklärt werden.

12.2.4.5.
Güte der Anpassung

Die Güte der Kurvenanpassung als Ergebnis der Parameterschätzung läßt sich durch den Minimalwert der Zielfunktion (s. Gl. 12.19), die restliche Summe der gewichteten Abweichungsquadrate, bewerten:

$$J_{min} = WSQ(\text{Rest}) = \sum_{i=1}^{N} W_i [C_i - M(t_i, \hat{p})]^2. \tag{12.26}$$

Eine Schätzung von σ^2 in Gl. (12.23) bzw. (12.24) und (12.25) erhält man aus:

$$\hat{\sigma}^2 = \frac{1}{N-k} WSQ(\text{Rest}) \tag{12.27}$$

Ein Maß für die Stärke des Zusammenhangs zwischen den gemessenen und berechneten Werten ist der Korrelationskoeffizient:

$$r = \frac{\sum_{i=1}^{N} (C_i - \bar{C})(M - \bar{M}_i)}{\sum_{i=1}^{N} (C_i - \bar{C})^2 \sum_{i=1}^{N} (\bar{M} - M_i)^2}, \tag{12.28}$$

dabei ist $\bar{C} = C_i/N$, $\bar{M} = M_i/N$ und $M_i = M(t_i, \hat{p})$.

Stehen mehrere Modelle zur Auswahl, kann mit Hilfe des *Informationskriteriums von Akaike* (Akaike 1973; Yamaoka et al. 1978a) entschieden werden, welches Modell am geeignetsten ist. Das beste Modell ist nach dem *"Prinzip der Sparsamkeit"* das mit dem kleinsten *AIC*-Wert:

$$AIC = N \ln WSQ(\text{Rest}) + 2k. \tag{12.29}$$

12.2. Parameterschätzung

Bei diesem Modellvergleich wird außer der Güte der Anpassung auch die Anzahl der Parameter des Modells (k) berücksichtigt. Damit wird z. B. die Frage nach der Anzahl der Exponentialterme einer Dispositionskurve beantwortet. Eine alternative (aufwendigere) Methode ist die Anwendung des F-Test (Boxenbaum et al. 1974). Eine Kombination von AIC, F-Test und χ^2-Test ist besonders effektiv (Jones et al. 1984).

12.2.4.6.
Genauigkeit der Schätzung

Ausgehend von der linearen Regressionstheorie können Näherungsaussagen zu den statistischen Eigenschaften der Parameterschätzwerte gemacht werden, die jedoch mit Vorsicht zu interpretieren sind. Die Genauigkeit der Schätzung bewertet man durch die Kovarianzmatrix **V(p)** der geschätzten Parameter. Wenn die Schätzung unverzerrt ist, stellt die Informationsmatrix eine geeignete Approximation der Kovarianzmatrix dar; denn dann liefert die *Fischersche Informationsmatrix* **I** mit den Elementen

$$I_{ij} = \sum_{l=1}^{N} \frac{1}{\sigma_l^2} \frac{\partial M_l}{\partial P_i} \frac{\partial M_l}{\partial P_j} \qquad (12.30)$$

eine untere Schranke für die Kovarianzmatrix von $\hat{p}$:

$$\mathbf{V}(\hat{\mathbf{p}}) \geq \mathbf{I}^{-1} \qquad (12.31)$$

(Rao-Cramersche Ungleichung, z. B. Carson et al. 1983).
Die Diagonalelemente $v_{ii}(\hat{p}_i)$ sind die asymptotischen Varianzen der Parameterschätzwerte. Ein geeignetes Maß für die Genauigkeit *(a-posteriori-Identifizierbarkeit)* von $\hat{p}_i$ ist der Variationskoeffizient $\sqrt{v_{ii}(\hat{p}_i)}/\hat{p}_i$; d. h. der Variationskoeffizient $\sqrt{(I^{-1})_{ii}}/\hat{p}_i$ ist ein Maß für die erreichbare Genauigkeit des Parameterschätzwertes $\hat{p}_i$. Der asymptotische Korrelationskoeffizient zwischen den Schätzwerten der Parameter $\hat{p}_i$ und $\hat{p}_j$ ist durch $v_{ij}/(v_{ii}v_{jj})^{1/2}$ gegeben. (Beim Gauß-Newton-Algorithmus benötigt man die partiellen Ableitungen, so daß in entsprechenden Programmen auch die approximativen Varianzen berechnet werden.)
Eine schlechte Kurvenanpassung äußert sich in großen Standardabweichungen und hohen Korrelationen der Parameterschätzwerte. Zusammen mit dem Akaike-Kriterium (12.29) liefert die Kovarianzmatrix der Parameterschätzwerte Informationen für die Einschätzung der Modellvalidität bzw. für die Entscheidung zwischen verschiedenen konkurrierenden Modellen.
Die pharmakokinetischen Grundparameter (z. B. CL, V_{ss} und $MDRT$) sind in der

Regel Funktionen der geschätzten Modellparameter; ein Verfahren, mit dem die lineare Näherung bei der Analyse der Fehlerfortpflanzung umgangen werden kann, ist die *Reparameterisierung* des Modells.
Eine Übersicht zu diesen Methoden, einschließlich der Berechnung von Vertrauensintervallen, gibt Sheiner (1986). Allgemeingültigere Informationen über die Fehlerbreite von Parameterschätzungen können durch Monte-Carlo-Simulation gewonnen werden (z. B. Peck et al. 1984; Betzien et al. 1985b; Metzler 1987).

12.2.4.7.
Computerprogramme

Die Anwendung von Computern ist in der Pharmakokinetik vor allem bei der Parameterschätzung mittels nichtlinearer Regressionsrechnung notwendig. An erster Stelle ist dabei das weit verbreitete Programm NONLIN (Metzler et al. 1974) zu nennen. Ein Test verschiedener FORTRAN-Programme (für Großrechner) zeigte, daß alle zu den gleichen Ergebnissen führen, solange die Datenstreuung klein genug ist und die Meßkurven ausreichende Informationen über das anzupassende Modell enthalten (Wijnand und Timmer 1979). Trotz der Vorzüge dieser Programmpakete besteht aus praktischen Gründen heute ein großes Interesse an der Implementierung von Programmen auf Mikrorechnern bzw. Personalcomputern. Eine Vielzahl effektiver BASIC- oder FORTRAN-Programme steht dafür zur Verfügung. So wird z. B. auch von NONLIN 84 (eine Weiterentwicklung des o. g. Programms) auch eine Version PCNONLIN für IBM-kompatible Personalcomputer angeboten (Weiner 1986). Bei einigen Programmen, wie MULTI (Yamaoka et al. 1981) ist der Optimierungsalgorithmus vom Anwender wählbar, was für die Konvergenz bei ungünstigen Startwerten von Vorteil ist. Das BASIC-Programm R'EVOL (Koeppen und Hamann 1980) stellt insoweit eine Besonderheit dar, daß die Parameteroptimierung auf einer einfachen Evolutionsstrategie beruht. Zur Zeit dominieren noch WLS-Schätzungen; die ersten ELS-Programme ELSFIT (Sheiner 1981) und ELSNLR (Nichols und Peck 1981) sind Adaptionen des Programms NONMEM (Beal und Sheiner 1979), das für populationskinetische Untersuchungen entwickelt wurde. Eine Auswahl verfügbarer Programme findet man in Tabelle 12/1.

Komplizierte Inputfunktionen des pharmakokinetischen Systems erfordern spezielle Programme für die Berechnung der Modellfunktion. Johno et al. (1986) entwickelten zur Kombination mit MULTI (s. Tab. 12/1) ein BASIC-Programm für die Analyse von Konzentrations-Zeit-Verläufen nach wiederholter Applikation, wobei weder die Dosen noch die Applikationsintervalle als konstant angenommen werden müssen. Das Programm PKM-MULTI (Kaniwa et al. 1984) ist für Modellfunktionen mit Unstetigkeiten bei einer diskontinuierlichen Absorption im Magen-Darm-Kanal anwendbar.

12.2. Parameterschätzung

Tabelle 12/1
Computerprogramme zur Parameterschätzung

Programm[1]		Schätzung	Algorithmus	Computer[2]	Quelle
NONLIN	(F)	WLS	Gradient		Metzler et al. (1947)
AUTOMOD	(F)	WLS	Gradient		Gomeni und Gomeni (1979)
FUNFIT	(F)		Simplex		Veng-Pedersen (1977)
ADAPT	(F)	WLS	Simplex		D'Argenio und Schumitzky (1979)
COMPT[3]	(B)	WLS	direktes Suchverfahren und Gradient	M	Pfeffer (1973)
MULTI[3]	(B)	WLS	Gradient oder Simplex	M(5 K)	Yamaoka et al. (1981)
R'EVOL[3]	(B)	WLS	stochastisches Suchverfahren	M(3 K)	Koeppe und Hamann (1980)
KINONITE/BAS[3]	(B)	WLS	Gradient	M(16 K)	Nielsen-Kudsk (1983)
SIMP[3]	(B)	WLS	Simplex	M(16 K)	Johnston (1985)
PCNONLIN	(F)	WLS	Gradient oder Simplex	M(320 K)	Weiner (1986)
EXPOLYNOM	(F)	WLS	Momente	M	Knolle (1986a)
NONTI-59[3]		WLS	Gradient	TI-59	Nielsen-Kudsk (1981)
NONMEM	(F)	ELS			Beal und Sheiner (1979)
ELSFIT	(B)	ELS	Gradient	M(HP-85)	Sheiner (1981)
ELSMOS	(F)	ELS	Gradient	M(30 K)	Francis (1984)
PHARM	(F)	ELS		M	Gomeni (1984)
MULTI(ELS)[3]	(B)	ELS	Gradient oder Simplex	M(256 K)	Yamaoka et al. (1986)
MULTI-FORTE	(F)	WLS	Gradient oder Simplex	M(100 K)	Bourne (1986)

[1] F = FORTRAN   B = BASIC
[2] M = Mikrorechner, angegebener RAM-Bedarf in KByte bezieht sich auf Originalimplementierung
TI-59 = programmierbarer Taschenrechner
keine Angaben = größerer Computer
[3] Quelltexte in Veröffentlichungen enthalten

12.3.
Pharmakokinetische Variabilität

In den vergangenen Abschnitten wurde nur die Schätzung der individuellen Parameterwerte diskutiert. In den meisten Fällen ist man aber primär an Informationen über die "mittleren" pharmakokinetischen Eigenschaften eines Pharmakons in der Grundgesamtheit interessiert. Für die Bewertung eines Arzneimittels im Rahmen der klinischen Prüfung sind z. B. Informationen über den Mittelwert und die Streuung der Bioverfügbarkeit von Bedeutung und nicht der entsprechende Wert für einen bestimmten Probanden.

Um die für eine Normal- oder Patientenpopulation typischen pharmakokinetischen Eigenschaften eines Arzneimittels ermitteln zu können, muß in einer Stichprobe jedem Probanden bzw. Patienten das Arzneimittel appliziert und die Blutkonzentration gemessen werden. Bei der traditionellen Methode werden zuerst aus individuellen Konzentrations-Zeit-Kurven (etwa 10–15 Konzentrationswerte) die Individuumsparameter mit Hilfe der in Abschn. 12.2. beschriebenen Verfahren geschätzt und danach die Populationsparameter berechnet. Sowohl aus ethischen Günden als auch in Anpassung an die Möglichkeiten des Routinebetriebs in einer Klinik wurden alternative Methoden entwickelt, für die sich der Begriff *"Populationspharmakokinetik"* (bzw. Populationsmodelle) eingebürgert hat (s. Abschn. 12.3.2.2.). Bei diesen Methoden werden nur wenige Blutproben je Patient benötigt, außerdem sind Aussagen über den Zusammenhang zwischen den pharmakokinetischen und physiologischen (bzw. anatomischen) Parametern möglich.

Außer der Kenntnis des "mittleren" pharmakokinetischen Verhaltens eines Arzneimittels sind in der Pharmakotherapie quantitative Informationen über die interindividuelle Variabilität von großem Interesse; denn Aussagen über die Variabilität der Dosis-Konzentrations-Beziehung sind von grundlegender Bedeutung für eine Individualisierung der Pharmakotherapie auf pharmakokinetischer Basis (s. Kap. 13).

Als Ursachen der interindividuellen Variabilität sind z. B. genetische Faktoren, das Alter, Krankheiten, Wechselwirkung mit anderen Xenobiotika und Umwelteinflüsse zu nennen. Den an Modellen der pharmakokinetischen Variabilität stärker interessierten Leser verweisen wir auf Rowland et al. (1985).

12.3.1.
Analyse experimenteller Daten

Pharmakokinetische Experimente am Tier bzw. im Rahmen der klinischen Pharmakokinetik am gesunden Probanden (oder an Patienten, um Krankheitseinflüsse zu untersuchen) werden meist so geplant, daß je Individuum ein auswertbarer Datensatz (z. B. Konzentrations-Zeit-Kurve) verfügbar ist. Die Anzahl der

12.3. Pharmakokinetische Variabilität

Individuen in einer Gruppe liegt meist zwischen 6 und 20. Das Schema der Blutabnahme (Versuchsplan) ist normalerweise für alle Individuen gleich (etwa 10–20 je Proband) und zielt auf eine maximale Information über die individuelle Kinetik.
Aus ethischen Gründen oder wenn der Blutverlust, z. B. bei kleinen Säugetieren, begrenzt werden muß, ist diese Standardmethode oft nicht anwendbar. Eine Möglichkeit der Auswertung besteht dann darin, die Konzentrations-Zeit-Kurve aus den Konzentrationswerten verschiedener Individuen "zusammenzusetzen".
Um die *interindividuelle Variabilität* zu berücksichtigen, erweitern wir das Modell (12.17) für die Beobachtung zur Zeit t_{ij} am Individuum j:

$$C_{ij} = M(t_{ij}, p_i) + e_{ij}, \quad i = 1, \ldots, N_j, \quad j = 1, \ldots, n \quad (12.32)$$

Der Populationsmittelwert der Parameter (μ_p) wird durch $\hat{\mu}_p = \bar{p}$ geschätzt.

12.3.1.1. Standardmethode

Nehmen wir an, in einer Stichprobe von n Individuen werden die pharmakokinetischen Parameter jedes Individuums bestimmt. Schreiben wir p_j für einen beliebigen pharmakokinetischen Parameter des j-ten Individuums, dann können aus der konkreten Stichprobe $\hat{p}_1, \ldots, \hat{p}_n$ Schätzwerte des Erwartungswertes und der Varianz der Verteilung des Merkmals p in der Grundgesamtheit bestimmt werden. Erwartungstreue Schätzungen für normalverteilte Merkmale sind:

$$\bar{p} = \frac{1}{n} \sum_{j=1}^{n} \hat{p}_j \quad (12.33)$$

$$s_p^2 = \frac{1}{n-1} \sum_{j=1}^{n} (\hat{p}_j - \bar{p})^2 \quad (12.34)$$

Häufig ist die Verteilung rechtsschief bzw. die Parameter sind log-normalverteilt (Westlake 1973; Steinijans et al. 1982; Friedman et al. 1986). Man berechnet dann $\bar{p}(\ln)$ und $s_p(\ln)$ der transformierten Werte $\ln \hat{p}_j$ oder das mit $\bar{p} = \exp[\bar{p}(\ln)]$ identische *geometrische Mittel*:

$$\bar{p}_g = \left(\prod_{j=1}^{n} \hat{p}_j \right)^{1/n}. \quad (12.35)$$

Die Berechnung des *harmonischen Mittels*

$$\bar{p}_h = \frac{n}{\sum_{j=1}^{n}(1/\hat{p}_j)} \qquad (12.36)$$

ist besonders für die Halbwertszeit angezeigt; eine approximative Varianz s_p^2 kann dabei mit der Jackknife-Methode (s. folgenden Abschn.) geschätzt werden (Lam et al. 1985).

12.3.1.2. Mittelwertskurven

Im Gegensatz zur Standardmethode, bei der nach Analyse der Einzelkurven als erstem Schritt die statistische Auswertung als zweiter Schritt folgte, berechnen wir hier zunächst aus den individuellen Daten durch Mittelung der Beobachtungswerte an jedem Meßzeitpunkt t_i eine "mittlere Kurve", die die Stichprobe charakterisiert:

$$\bar{C}_i = \frac{1}{n}\sum_{j=1}^{n} C_{ij}, \qquad i = 1, 2, \ldots, N. \qquad (12.37)$$

Aus der Mittelwertskurve erhält man z. B. mit der Trapez-Methode oder nichtlinearer Regressionsrechnung den Populationsmittelwert von p; Aussagen über die interindividuelle Varianz sind jedoch nicht möglich. Diese einfache Methode stellt nur dann eine Alternative zur Standardmethode dar, wenn die Einzelkurven starke Fluktuationen aufweisen (z. B. bei Effekt-Zeit-Kurven). Die Mittelwertsbildung führt dann zu einer Glättung der Kurve. Voraussetzung ist eine geringe interindividuelle Varianz.
Für monoexponentielle Dispositionskurven kann die Verzerrung, die bei der Schätzung des Parameters k_e aus der Mittelwertskurve auftritt [$\hat{k}_{e,MK} > E(k_e)$, vgl. Gl. (5.60)] mit Hilfe der Ungleichungen von Jensen nachgewiesen werden (Matis und Tolley 1979).
Der aus den $\bar{C}_i$ nach Gl. (12.9) berechnete *AUC*-Wert (AUC_{MK}) stimmt mit dem der Standardmethode (s. Gl. 12.33) überein, wenn der Einfluß der Kurvenextrapolation vernachlässigbar ist (Cocchetto et al. 1980).
Ein entscheidender Nachteil der Mittelwertskurven ist das Verdecken individueller Kurvencharakteristiken, z. B. nach oraler Applikation.

12.3. Pharmakokinetische Variabilität

12.3.1.3. Fitten "gepoolter" Daten

Bei der nichtlinearen Regressionsrechnung können die Beobachtungswerte von n Individuen (N_i Beobachtungen beim i-ten Individuum) simultan verarbeitet werden, wenn Gl. (12.20) durch

$$J_{WLS} = \sum_{i=1}^{n} \sum_{j=1}^{N_i} W_{ij}[C_{ij} - M(t_i, \mathbf{p})] \qquad (12.38)$$

ersetzt wird. Im Vergleich zur Auswertung der Mittelwertskurve hat diese Methode einen größeren Anwendungsbereich; sie ist aber ebenfalls nur dann brauchbar, wenn die interindividuelle Varianz relativ gering ist (es wird nicht zwischen zufälliger inter- und intraindividueller Variabilität unterschieden). Anwendung findet diese Methode u. a., wenn "zusammengesetzte" Kurven ausgewertet werden, weil – z. B. aus ethischen Gründen – die Anzahl der Blutproben je Patient begrenzt ist (Colburn und Gibson 1984).
Hat man keine Anhaltspunkte für ein bestimmtes Modell, kann die nichtextrapolierte Fläche unter der Kurve (12.9) bei N unabhängigen Meßwerten zu jedem Zeitpunkt t_i durch Anpassung von Spline-Funktionen mit der Methode der kleinsten Quadrate geschätzt werden; das Jackknife-Verfahren liefert in diesem Fall Schätzwerte des Mittelwerts (AUC) und der Varianz, so daß auch hier Gruppenvergleiche, d. h. statistische Tests möglich sind (Capizzi et al. 1983). Das Prinzip der Jackknife-Methode (Elfron und Gong 1983) besteht hier darin, N Pseudowerte des Parameters dadurch zu erzeugen, daß jeweils die Daten des j-ten Individuums ($j = 1, 2, \ldots, N$) beim Datenfit weggelassen werden. Anschließend schätzt man aus den Pseudowerten mit Hilfe der Gleichungen (12.33) und (12.34) Mittelwert und Varianz. Dieses Verfahren eignet sich auch für die Analyse "gepoolter" Daten, wenn jedes Individuum z. B. nur einen oder zwei Meßpunkte der $C(t)$-Kurve liefert.

12.3.1.4. NONMEM-Methode

Beim "NONlinear Mixed Effect Model" (Sheiner und Beal 1981a; Beal 1984) wird ein Parameter des j-ten Individuums p_j in Gl. (12.32) als Summe aus dem Mittelwert μ_p (fester Effekt) und einer zufälligen Abweichung η_j (zufälliger Effekt) betrachtet:

$$p_j = \mu_p + \eta_j. \qquad (12.39)$$

Linearisiert man danach (12.32) durch eine Taylor-Entwicklung in den zufälligen

Effekten, kann analog zur Anwendung von Gl. (12.21) bei individuellen Kurven (s. Gl. 12.17) eine ELS-Schätzung durchgeführt werden. Damit ist außer der Schätzung der Populationsmittelwerte und der Restvarianz (zufällige intraindividuelle Variabilität, Meßfehler, Fehlen durch Modellwahl) eine direkte Schätzung der interindividuellen Varianz der Parameter möglich. Implementiert wurde diese Methode in dem Computerprogramm NONMEM (Beal und Sheiner 1979).
Sheiner und Beal (1981 c) analysierten damit biexponentielle Dispositionskurven

$$M_{ij} = D_j[A_j \exp(-\alpha_j t_{ij}) + B_j \exp(-\beta_j t_{ij})],\qquad(12.40)$$

wobei für die interindividuelle Variabilität der Parameter folgender Ansatz gemacht wurde:

$$\ln(A_j) = \ln(A) + \eta_j \qquad(12.41)$$

(ebenso für B, α und β). Trotz der Approximation war NONMEM der Standardmethode (SM) etwa gleichwertig; beide Methoden waren der Daten-Pooling-Methode (DPM) überlegen. Besonders effektiv ist NONMEM hinsichtlich der Varianzschätzungen; die SM-Schätzungen der Varianz können nach oben verzerrt sein. Den größten systematischen Fehler weisen die aus Mittelwertskurven (MK) geschätzten Parameter auf (Übersicht bei Steimer und Mallet 1985). Hinsichtlich der Genauigkeit der Mittelwertsschätzung gilt die Abstufung MK < DPM < SM ≈ NONMEM und für die Zuverlässigkeit der Schätzung der interindividuellen Varianz NONMEM > SM (mit MK und DPM sind keine Varianzschätzungen möglich). Vorteile von SM sind die Möglichkeit, genauere Informationen über die Verteilung der Parameter (Histogramm) zu gewinnen und die bessere Verifizierbarkeit des Modells.
Während sich bei der Analyse vollständiger experimenteller Meßkurven die Vor- und Nachteile von SM und NONMEM in etwa die Waage halten, ist NONMEM die Methode der Wahl bei der Analyse von klinischen Routinedaten.

12.3.2.
Analyse von klinischen Routinedaten (Populationspharmakokinetik)

Das Konzept der *Populationspharmakokinetik* ist direkt auf die Charakterisierung der Pharmakokinetik in der Grundgesamtheit orientiert und weicht damit von den traditionellen Methoden ab, bei denen die individuelle Kinetik die grundlegende Rolle spielt. Mit der Anwendung von NONMEM auf klinische Routinedaten wurde dieses experimentelle Paradigma aufgegeben: Im Gegensatz zum klassischen Versuchsplan bei pharmakokinetischen Untersuchungen

12.3. Pharmakokinetische Variabilität

benötigt man nur wenige (im Extremfall nur eine) Blutproben je Patient. Die Blutproben können zu verschiedenen Zeiten abgenommen werden, und die Patientengruppen müssen nicht homogen sein (z. B. Patienten mit unterschiedlichen Krankheiten). Außerdem lassen sich Meßwerte auch dann in die Analyse einbeziehen, wenn sie von unterschiedlichen Inputfunktionen herrühren (z. B. Dispositions- und Steady-state-Daten). Populationskinetische Untersuchungen sind deshalb auch *retrospektiv* möglich, z. B. mit Daten, die bei der Routinekontrolle der Plasmakonzentration (Drug monitoring) gewonnen wurden. Aus Daten, die in Phase III und IV der klinischen Prüfung erhoben werden, erhält man so ohne zusätzliche Experimente wertvolle pharmakokinetische Informationen.

Ein weiterer wichtiger Vorteil von NONMEM ist die Möglichkeit der Analyse des Zusammenhangs zwischen pharmakokinetischen Parametern und physiologischen Maßzahlen (z. B. Gewicht, Kreatinin-Clearance). Durch die Modellierung der Abhängigkeit pharmakokinetischer Parameter p_i von solchen sog. *Indikatorvariablen* x_i – das sind meßbare Größen, die den physiologischen bzw. pathophysiologischen Zustand des Patienten charakterisieren – kann die interindividuelle Variabilität dieser Parameter erklärt und so die Varianz reduziert werden (die Variablen x_i sind dann die festen Effekte). Beispiele für die Beziehung $p_i(x_i)$ sind die Abhängigkeit des Verteilungsvolumens von der Körpermasse G_i (vgl. Abschn. 9.2.1.)

$$(V_{ss})_i = aG_i \qquad (12.42)$$

und der Clearance von der Kreatinin-Clearance CL_{Kr} (bei renaler Elimination)

$$CL_i = a_1 CL_{Kr} + a_0 . \qquad (12.43)$$

So fanden Sheiner et al. (1977) durch eine NONMEM-Analyse von 586 Digoxin-Plasmaproben (141 Patienten), daß sich die Parameter a_0 und a_1 in Gl. (12.43) bei Patienten mit Herzinsuffizienz signifikant von denen der Patienten ohne Herzinsuffizienz unterschieden. Mit dem Ansatz (12.43) konnten 50 % der interindividuellen Variabilität der Clearance erklärt werden.

Die Parameter können natürlich auch Funktionen mehrerer Indikatorvariablen sein $\left(z. B. \ p_i = a_0 + \sum_l a_l x_{il}\right)$.

Sheiner und Beal (1981 a) definieren deshalb das von ihnen entwickelte Konzept der Populationskinetik als *"typische Beziehungen zwischen Physiologie und Pharmakokinetik, die interindividuelle Variabilität in diesen Beziehungen und deren restliche nichterklärbare intraindividuelle Variabilität".*

Gegenwärtig wird das Programmpaket NONMEM in der klinischen Pharmakokinetik primär mit folgenden Zielstellungen angewendet:
– Schätzung der Populationsparameter,

– Untersuchung der Abhängigkeit von physiologischen Variablen,
– Voraussage der individuellen Pharmakokinetik auf der Basis der Populationswerte und der Messung individueller Blutspiegel (Bayessche Schätzung, s. Abschn. 13.3.3.).

Weitere Anwendungsbeispiele findet man z. B. in den Arbeiten von Grasela und Sheiner (1984) (Procainamid), Grasela et al. (1986) (Alprazolam) und Vozeh und Follath (1984) (Mexiletin und Lidocain).

12.3.3.
Bioäquivalenz

Die Bioverfügbarkeit eines Präparates ist ein typisches Beispiel für einen Parameter, von dem nur der Populationsmittelwert von Interesse ist. Ein spezifisches statistisches Problem bei der Planung und Auswertung von Bioverfügbarkeitsstudien stellt die Prüfung auf Bioäquivalenz dar, d. h. die Beantwortung der Frage, ob zwei extravasal applizierte Formulierungen des gleichen Arzneistoffes als äquivalent eingeschätzt werden können. Dazu vergleicht man gewöhnlich ein Test- mit einem Standardpräparat, in dem man beide Präparate den gleichen Probanden nach einem bestimmten Plan verabreicht und die beobachtete relative Bioverfügbarkeit (s. Gl. 6.66)

$$\frac{F_T}{F_S} = \frac{AUC_T D_S}{AUC_S D_T} \qquad (12.44)$$

statistisch auswertet. Dabei ist jedoch das Testen der Nullhypothese "kein Unterschied zwischen den Formulierungen" ungeeignet, die Gleichwertigkeit der Präparate nachzuweisen, denn dann würde eine große Streuung, verursacht durch die Variabilität des Testproduktes, den Meßfehler und/oder die Heterogenität der Versuchsgruppen, eine Bioäquivalenz vortäuschen. So kann eine unkritische Anwendung klassischer statistischer Tests zu dem paradoxen Ergebnis führen, daß Testpräparate mit geringerer Bioverfügbarkeit dann als bioäquivalent eingeschätzt werden, wenn diese eine große Variabilität aufweisen. Umgekehrt ist ein signifikanter Unterschied möglicherweise in quantitativer Hinsicht für die klinische Praxis völlig irrelevant. Um solche Fehlentscheidungen zu vermeiden, müssen die Risiken entsprechend der zu prüfenden Fragestellung richtig vorgegeben werden; dabei spielt die Varianz, der Stichprobenumfang und die gewählte Signifikanzgrenze eine Rolle (z. B. Peil und Häselbarth 1985).

Eine problemadäquate Alternative stellen Entscheidungen auf der Basis von (symmetrischen oder unsymmetrischen) Vertrauensbereichen dar (Übersicht bei Steinijans und Diletti 1983). Eine übliche Vereinbarung legt fest, daß die Testformulierung mit 95%iger Sicherheit eine Bioverfügbarkeit haben sollte, die zwischen 80 und 120% des Wertes der Standardformulierung liegt; z. B. ist der

95 % Vertrauensbereich der mittleren relativen Bioverfügbarkeit AUC_T/AUC_S für den einfachen Crossover-Versuch ohne Periodeneffekt:

$$\frac{AUC_T \pm t(n-1;\ 0{,}975)s_d/n}{AUC_S}.\qquad(12.45)$$

Basierend auf dem verbundenen t-Test ist dabei n die Anzahl der Probanden und s_d der Schätzwert der Standardabweichung der individuellen Differenzen, $AUC_T - AUC_S$. Bei schiefen oder multimodalen Verteilungen sind verteilungsfreie Verfahren (Steinijans und Diletti 1985) besonders geeignet.
Für die wichtigsten Verfahren sind Computerprogramme in BASIC (Wijnand und Timmer 1983; Meineke 1987) oder FORTRAN (Steinijans und Diletti 1983) verfügbar. Gouyette (1984) veröffentlichte ein Taschenrechnerprogramm der asymmetrischen Konfidenzintervallmethode von Westlake (1976).

12.4. Versuchsplanung

Ein optimaler Versuchsplan ist von großer Bedeutung für die Effektivität der Parameterschätzung. (Wir behandeln hier nur die Planung von Experimenten zur Schätzung der individuellen Parameter.) Dabei spielen folgende Fragestellungen eine Rolle:
— Wahl der Applikationsroute (z. B. i.v., oral, rektal),
— Wahl der Inputfunktion (z. B. Bolusinjektion, Infusion, wiederholte Applikation),
— Wahl der Outputfunktion, d. h. Art und Ort der Probennahme bzw. Messung (z. B. Blut- oder Urinkonzentration, Pharmakon- oder Metabolitkonzentration, Effektmessung),
— Wahl des Schemas der Probennahme (Anzahl der Proben und Zeitpunkte der Probennahme oder kontinuierliche Probennahme).
Die Versuchsplanung ist dabei weitgehend durch die Zielstellung des Experiments (z. B. i.v.-Applikation, wenn die Dispositionsparameter bestimmt werden sollen) oder äußere Bedingungen determiniert. Trotz der theoretischen Vorteile, die Akkumulationskurven bei der Parameterschätzung bieten, scheidet z. B. die Dauerinfusion als Input für die Pharmaka mit relativ langer Verweildauer aus praktischen Gesichtspunkten aus. Die Messung im Steady-state nach wiederholter Applikation stellt aber in einigen Fällen eine brauchbare Alternative zur Einzelapplikation dar.
Obwohl die Messung der Pharmakonkonzentration in der Kreislaufflüssigkeit dominiert, kommen je nach Fragestellung auch Speichel und Urin dafür in Frage. Im Tierexperiment können auch Gewebskonzentrationen oder der Zeitverlauf der Gesamtmenge im Körper bestimmt werden.

Offen bleibt der letzte Punkt: Wieviel Blutproben sind erforderlich und zu welchen Zeitpunkten sollen sie abgenommen werden? Der statistische Begriff "optimale Versuchsplanung" bezieht sich hier auf diese Fragestellung.

12.4.1. Optimale Zeitpunkte der Probennahme

Zuerst muß die allgemeine Bedingung erfüllt sein, daß die Anzahl der Meßpunkte wesentlich größer als die Anzahl der freien Parameter des Modells ist. Bei der Planung des Samplingschemas spielen zwei verschiedene Aspekte eine Rolle, die *Modelldiskrimination* und die *Parameterschätzung*. Abb. 12/1 zeigt ein Beispiel für ein schlechtes Samplingschema, das zur Annahme eines falschen Modells führt. Natürlich resultiert daraus auch eine fehlerhafte Parameterschätzung bei Anwendung modellunabhängiger Verfahren (z. B. bei *AUC*). Für die Modelldiskrimination ist die Wahl der Beobachtungszeitpunkte und nicht die Anzahl der Beobachtungen entscheidend (Lacey und Dunne 1984). Bei der Planung des Samplingschemas muß deshalb ein Kompromiß zwischen den Erfordernissen für die Modelldiskrimination und für die Parameterschätzung geschlossen werden, wenn das Modell nicht genau bekannt ist: ein Plan, der für die Parameterschätzung eines bekannten Modells optimal ist, kann für die Modelldiskrimination ungeeignet sein.

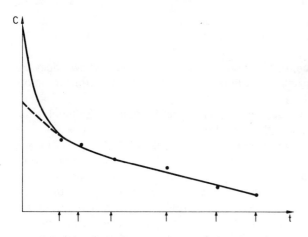

Abbildung 12/1
Abhängigkeit der Modellidentifizierbarkeit vom Samplingschema

Beschränken wir uns zunächst auf die Parameterschätzung, so kann die Aufgabe so formuliert werden: Wie müssen die Zeitpunkte der Probennahme gewählt werden, damit aus diesen Daten der Parametervektor **p** mit größter Genauigkeit geschätzt werden kann? Ausgehend von der Kovarianzmatrix $V(\hat{p})$ als Maß für die Genauigkeit bzw. von der Informationsmatrix (12.30) als Maß für die Infor-

12.4. Versuchsplanung

mation, die das Samplingschema über die zu schätzenden Parameter liefert (s. Gl. 12.31), basiert das am häufigsten angewendete Verfahren auf einer Maximierung der Determinante det(J) der Fisherschen Informationsmatrix (*D-optimaler Versuchsplan*, z. B. Fedorow 1972). D-Optimalität ist im Vergleich zu anderen Optimalitätskriterien in diesem Anwendungsfall aus theoretischer Sicht günstiger und auch numerisch robuster.

Wenn die Anzahl der Beobachtungen N und das Zeitintervall $[t_1, t_2]$, in dem gemessen werden soll, vorgegeben sind, kann die Optimierungsaufgabe so formuliert werden:

$$\det(\mathbf{J}) \to min, \quad \text{bezüglich} \quad t_i \quad (i = 1, \ldots, N), \quad t_i \in [t_1, t_2]. \quad (12.46)$$

Ein D-optimales Schema der Probennahme für eine monoexponentielle Dispositionskurve ($Be^{-\lambda t}$) besteht darin, die Hälfte der N Beobachtungen zum frühesten möglichen Zeitpunkt nach Bolusinjektion (t_1) und die andere Hälfte zum Zeitpunkt $t_2 = 1/\lambda$ auszuführen (vorausgesetzt die Varianz ist konstant). Dieses Beispiel – jeder Experimentator würde diesen Plan intuitiv ablehnen – zeigt die Hauptschwierigkeit bei der Anwendung der optimalen Versuchsplanung in der Pharmakokinetik: die wahren Werte der Parameter (und natürlich das Modell selbst) müssen a priori bekannt sein. Trotzdem erhält man durch diese Voraussagen wertvolle Orientierungspunkte für die Wahl des Samplingschemas. Bei einem Modell mit k Parametern besteht ein D-optimales Samplingschema meist in einer Verteilung der vorgewählten N Proben auf k Meßzeitpunkte. Bei einer biexponentiellen Dispositionskurve (Leberfunktionstest mit Bromsulphtalein) konnte z. B. die Clearance aus vier optimalen Blutproben mit nahezu der gleichen Genauigkeit bestimmt werden wie mit 11 nichtoptimalen (Cobelli et al. 1983).

Um Informationen zu erhalten, die auch eine Modellverifizierung ermöglichen, weichen die "praktischen" Pläne von den D-optimalen dadurch ab, daß die Meßpunkte über einen größeren Bereich verteilt sind (Endrenyi 1981). So hat das übliche Samplingschema mit geometrisch zunehmenden Abständen zwischen den Meßpunkten bei multiexponentiellen Dispositionskurven eine D-Effektivität von 70–80 % [suboptimale D-Designs werden von Landaw (1985) diskutiert]. Daß Programme zur Berechnung optimaler Samplingschemata [verfügbar z. B. im Programmpaket NONLIN (Metzler et al. 1974)] so wenig genutzt werden, mag mit der Unklarheit darüber zusammenhängen, wie robust diese Strategie gegenüber Fehlern in den angenommenen Nennwerten von **p** ist.

Eine größere praktische Relevanz hat das sequentielle Schätzverfahren von D'Argenio (1981): Bei der Untersuchung einer Gruppe von Individuen werden die Ergebnisse des vorangegangenen Versuchs dazu benutzt, beim nachfolgenden Individuum das Schema der Probennahme zu optimieren. Monte-Carlo-Simulationen zeigten, daß damit eine zuverlässigere Schätzung der Populationspa-

Abbildung 12/2
Monte-Carlo-Simulation des Einflusses einer sequentiellen Optimierung des Samplingschemas auf die Schätzung der Eliminationskonstanten von Lidocain
a) konventioneller Versuchsplan;
b) optimaler Versuchsplan (nach D'Argenio 1981)

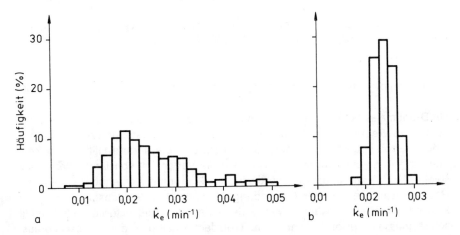

Abbildung 12/3
Konventionelles und optimales Samplingschema zur Schätzung der mittleren Dispositionsverweildauer (*MDRT*) von Digoxin (nach D'Argenio und Katz 1983)

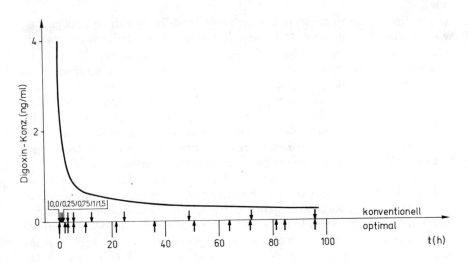

rameter (besonders der interindividuellen Varianz) möglich ist (Abb. 12/2). Ein anderes robustes Verfahren der pharmakokinetischen Versuchsplanung basiert auf der Annahme einer bestimmten Verteilung für **p** in der Grundgesamtheit (Pronzato und Walter 1985).

Das Verfahren der Versuchsplanung für die Schätzung der mittleren Verweildauer durch numerische Quadratur (die bisherigen Ausführungen bezogen sich auf die nichtlineare Regressionsrechnung) von D'Argenio und Katz (1983) liefert eine theoretische Begründung für die Notwendigkeit einer häufigeren Probennahme in der terminalen Kurvenphase (Abb. 12/3). (Bei den konventionellen Samplingschemata wurde die Bedeutung einer möglichst genauen Kurvenextrapolation oft nicht berücksichtigt.)

12.4.2. Kontinuierliche Probennahme

Die Methode der kontinuierlichen Blutabnahme (Vogelstein et al. 1977) ist besonders geeignet für eine exakte Bestimmung der Fläche unter der Konzentrations-Zeit-Kurve, *AUC* (und damit der Clearance, s. Gl. 2.7) und hat außerdem verschiedene praktische Vorteile (weniger Konzentrationsmessungen, nur eine Venenpunktur). Dabei wird das venöse Blut kontinuierlich mit einer Flußrate von 4–8 ml/h über einen speziellen heparinisierten Katheter mittels einer Pumpe entnommen, wobei der Beobachtungszeitraum durch Wechseln der Sammelröhrchen in Intervalle aufgeteilt werden kann. Gemessen wird dann die mittlere Konzentration $\bar{C}$ in einem Intervall $[t_1, t_2]$:

$$\bar{C}_{1,2} = \int_{t_1}^{t_2} C(t)\, dt/(t_2 - t_1). \tag{12.47}$$

Ist man nur an *AUC* bzw. *CL* interessiert und wird der Arzneistoff im Beobachtungszeitraum nahezu vollständig eliminiert (ein Kriterium dafür ist Gl. 3.82), würde theoretisch eine Konzentrationsmessung ($\bar{C}$) genügen, denn nach Gl. (12.47) gilt

$$CL = D/AUC = \bar{C} t_2,$$

wenn die Applikation und die Probennahme zur Zeit $t = 0$ begonnen, zur Zeit $t_2 \gtrsim t_{90\%}$ beendet wird. Da man in der Praxis selten so lange messen kann, muß *AUC* durch Extrapolation bestimmt werden. In diesem Fall – und auch wenn die Parameter des Kurvenmodells bestimmt werden sollen – ist eine Aufteilung des Beobachtungszeitraumes $[t_0, t_N]$ in N Intervalle notwendig:

$$AUC = \sum_{i=1}^{N} \bar{C}_i(t_i - t_{i-1}) + AUC_{t_N, \infty}. \tag{12.48}$$

Der extrapolierte Flächenanteil wird analog zu Gl. (12.7) durch log-lineare Regression der Terminalphase bestimmt [ln $\bar{C}_i$ als Funktion von $(t_{i-1} + t_i)/2$]. Zur Schätzung der höheren Momente oder anderer Kurvenparameter können die üblichen Verfahren angewendet werden; dabei wird der Meßwert C_i an der Stelle t_i durch $\bar{C}_i$ an der Stelle $(t_i + t_{i-1})/2$ ersetzt. Vogelstein et al. verwendeten für Amikacin (Biexponentialkurve) fünf 15-min-Proben, gefolgt von fünf 30-min-Proben. Mit dieser Methode ist man in der Lage, die Fläche unter der Kurve auch im Anfangsteil exakt zu bestimmen (die oft fehlerhafte Extrapolation der Kurve nach $t = 0$ wird vermieden, vgl. Abb. 12/1). Außerdem muß die Injektion nicht stoßförmig erfolgen.

12.4.3.
Analyse der Auswaschkurve

Wenn der Konzentrations-Zeit-Verlauf in verschiedenen Organen gemessen werden soll, ist es notwendig, das Tier zur Organ- bzw. Gewebeentnahme zu töten. Aus ökonomischen Gründen werden dazu meist nur kleine Labortiere (Mäuse) verwendet. Sowohl das begrenzte Blutvolumen dieser Tiere als auch die Organentnahme erfordern eine spezielle Methodologie, bei der jedes Tier nur einen Beobachtungswert der Verlaufskurve liefert. In diesen Fällen kann es vorteilhaft sein, anstelle der Plasmakonzentration den Zeitverlauf der Arzneimittelmenge im Körper nach Bolusinjektion (A_D) zu analysieren.

Zur Messung der $A_D(t)$-Kurve wird gewöhnlich das Tier homogenisiert und die Konzentration gemessen (z. B. Burkham et al. 1974). (Bei unveränderter renaler Ausscheidung des Pharmakons muß vorher der Urin aus der Blase entfernt werden.) Unter bestimmten einschränkenden Bedingungen ist eine Analyse der $A_D(t)$-Kurven mit dem Zwei-Kompartment-Modell (s. Abschn. 5.3.1.) möglich (Notari et al. 1974).

Die Auswaschkurve ist besonders geeignet für die modellunabhängige Schätzung der mittleren Verweildauer und der relativen Dispersion (s. Gleichungen 3.38 und 3.39); die Fläche unter der $A_D(t)/D_{iv}$-Kurve ist gleich *MDRT*. Mit Hilfe der Jackknife-Methode (s. Abschn. 12.3.1.2.) kann auch bei dieser speziellen Versuchsanlage "ein Tier, ein Beobachtungswert" die Varianz der Parameter geschätzt werden.

13.
Dosierungsoptimierung

Pharmakokinetische Modelle finden eine direkte Anwendung in der klinischen Praxis bei der Ermittlung optimaler Dosierungsschemata. Die Aufgabe, durch die Dosierung einen bestimmten therapeutischen Effekt zu erreichen und dabei unerwünschte Nebenwirkungen auf ein Minimum zu reduzieren, führt auf ein Problem der optimalen Steuerung dynamischer Systeme. Voraussetzung für die Anwendung dieses theoretischen Konzepts sind
- ein pharmakokinetisches Modell des individuellen Patienten und
- die Formalisierung der therapeutischen Zielstellung durch eine Zielfunktion, d. h. ein praxisrelevantes Kriterium auf der Basis einer beobachtbaren Systemantwort.

Das Problem besteht dann darin, die Dosierung so zu wählen, daß der Wert der Zielfunktion optimiert wird. Als Systemantwort kommt aus praktischen Gründen (Meßbarkeit) in erster Linie die Plasmakonzentration des Arzneimittels in Frage *(Targetkonzentrationsstrategie)*; bisher gibt es nur wenige Beispiele für die Verwendung der Gewebskonzentration oder des pharmakologischen Effektes; trotz der theoretischen Attraktivität einer effektorientierten Dosierungsoptimierung (Smolen et al. 1972) wurde dieses Konzept bisher meist nur in On-line-Verfahren (s. Abschn. 13.4.) angewendet.

Die Targetkonzentrationsstrategie beruht auf der Tatsache, daß für die meisten Pharmaka mit geringer therapeutischer Breite ein *therapeutisch optimaler Konzentrationsbereich* (oder therapeutisches Fenster) zwischen C_{eff} und C_{tox} definiert werden kann: Unterhalb der Schwellenkonzentration für die Effektivität C_{eff} nimmt die Wahrscheinlichkeit der Unwirksamkeit zu, und oberhalb der Schwelle für die toxische Wirkung C_{tox} steigt die Wahrscheinlichkeit der Intoxikation an. Die Optimierung der Dosierung erfolgt also sowohl in bezug auf die *Effektivität* $(C > C_{eff})$ als auch die *Sicherheit* $(C < C_{tox})$ *der Therapie*.

Da der therapeutische Bereich für die Patientenpopulation definiert ist, haben diese Aussagen für den einzelnen Patienten aufgrund der interindividuellen Variabilität der Empfindlichkeit nur Wahrscheinlichkeitscharakter. Der Begriff der Targetkonzentration bezieht sich außerdem immer auf die Steady-state-Konzentration C_{ss}, d. h. auf einen Gleichgewichtszustand zwischen Konzentration und Effekt.

Die bisher entwickelten Dosierungsmethoden lassen sich im Kontext der Analogie zwischen der Therapieoptimierung und der optimalen Steuerung linearer Systeme bzw. der Regelungstheorie klassifizieren (Vozeh und Steimer 1985). Die

Anwendung moderner Verfahren aus dem Bereich der Technik wird in der Zukunft zu weiteren Fortschritten bei der Steuerung pharmakokinetischer Systeme führen. Das betrifft z. B. die stochastische Regelungstheorie, die u. a. berücksichtigt, daß die Messung fehlerbehaftet ist und die pharmakokinetischen Parameter des Patienten nicht genau bekannt sind (Schumitzky 1986).
Unter praktischen Gesichtspunkten bietet sich folgende Unterteilung der Dosierungsmethoden an:
1. Dosierungsoptimierung ohne Kontrollmessung des Blutspiegels (a-priori-Methoden).
2. Dosierungsoptimierung mit Kontrollmessung des Blutspiegels oder des Effektes (Therapiesteuerung durch Rückkopplung).

Die a-priori-Methoden gehen entweder davon aus, daß das pharmakokinetische Modell und die individuellen Parameter (bzw. die Populationsmittelwerte) bekannt sind und liefern optimale Dosierungsschemata für den einzelnen Patienten (bzw. für einen fiktiven "mittleren" Patienten) (Abschn. 13.2.2.), oder die Optimierung erfolgt für die Grundgesamtheit auf der Basis der Populationscharakteristik, d. h. unter Berücksichtigung der interindividuellen Variabilität (Abschn. 13.2.3.).
Diese theoretischen Konzepte haben einen bedeutenden heuristischen Wert, entsprechen aber in der Regel nicht den Bedingungen der klinischen Praxis, da die individuellen Parameter nicht bekannt sind. Bei einer Variabilität der pharmakokinetischen Parameter von 30–40 % in der Patientenpopulation ist die *Individualisierung* der Dosierung ein primäres Ziel. Das geschieht durch eine Rückkopplung von Informationen über die individuelle Pharmakokinetik durch (wenige) Kontrollmessungen des Blutspiegels. Wenn die Erkennung des individuellen pharmakokinetischen Systems im Verlaufe der Therapie ein Bestandteil der Dosierungsstrategie ist, bezeichnet man das Verfahren als *adaptiv*.
Die Kombination von Pharmakokinetik und Regelungstheorie liefert somit die theoretische Basis für die Planung und Auswertung von Blutspiegelmessungen im Rahmen des *klinisch-pharmakologischen Therapieservice* (Jelliffe 1986). Wenn der Wert des Drug monitoring (im Sinne einer Kosten-Nutzen-Rechnung) angezweifelt wird, so ist das oft darauf zurückzuführen, daß der Informationsgehalt der Blutspiegelmeßwerte nicht rational verwertet wurde, weil die Dosiskorrektur intuitiv ohne Anwendung mathematischer Modelle erfolgte (Vozeh 1987). Für verschiedene Pharmaka mit geringer therapeutischer Breite konnte nachgewiesen werden, daß die computerunterstützte Dosierung einer auf der Intuition erfahrener Ärzte basierender Dosierung überlegen ist (Burton et al. 1985a).

13.1.
Dosierungsschemata und Optimierungskriterien

Entsprechend der Definition 3.1. (s. Abschn. 3.1.) betrachten wir ein Outputsignal des pharmakokinetischen Systems $y(t)$ (Konzentration oder Effekt), das durch eine Dosierung $x(t)$ als Input erzeugt wird:

$$y(t) = f[x(t)], \qquad (13.1)$$

dabei ist f eine Funktion, die den Zusammenhang zwischen der Dosierung und dem beobachteten Konzentrations- bzw. Effektverlauf vermittelt.

Dosierungsschemata

Die häufigste Form der Therapie – im folgenden verwenden wir Therapie synonym zu Dosierungsschemata – ist die wiederholte Applikation von Einzeldosen d_i, wobei $x(t)$ eine periodische Funktion mit einer Periode $T_D = 24\,\text{h}$ ist, d. h., die Funktion

$$x_D(t) = \sum_{i=1}^{N_D} d_i\, \delta(t' - t'_i), \qquad x(t + T_D) = x(t), \qquad 0 \leq t' < T_D \qquad (13.2)$$

stellt den sich wiederholenden Zyklus der Inputfunktion $x(t)$ dar; die Dosen d_i werden jeweils zur gleichen Tageszeit t'_i appliziert (die Dosierungsintervalle innerhalb des Zyklus sind im allgemeinen nicht gleich). Der zeitliche Mittelwert der Konzentration im Steady-state (C_{ss}) hängt dann nur von der Tagesdosis

$$D = \sum_{i=1}^{N_D} d_i \qquad (13.3)$$

ab.

Die Auswahl der d_i und t'_i unterliegt einschränkenden Bedingungen, die durch die Tablettendosis (d_i ist ein Bruchteil, d. h. 1/4 oder 1/2, bzw. ein Vielfaches davon) und die Forderung nach einer hohen Einnahmezuverlässigkeit des Patienten ($N_D < 4$ bei ambulanten Patienten) vorgegeben sind (Janku 1983).

Ein allgemeines Therapieschema bei intravenöser Infusion ist eine Sequenz von N Infusionsraten ($r_1, r_2, \ldots, r_N$), die jeweils in den Intervallen $[t_{i-1}, t_i]$ konstant sind:

$$x(t) = \sum_{i=1}^{N} s(t - t_i)(r_i - r_{i-1}), \qquad r_0 = 0 \qquad (13.4)$$

Prinzipiell kann eine beliebige Inputfunktion $R(t)$ durch gesteuerte Infusionspumpen realisiert werden; diese Methode wird aus praktischen Gründen in der Klinik im wesentlichen nur bei der automatischen Dosierung im On-line-Verfahren angewendet (s. Abschn. 13.4).

Optimierungskriterien
Ein geeignetes Optimierungskriterium für die Targetkonzentrationsstrategie ist die Minimierung einer Verlustfunktion, die ein Maß für die Abweichung der durch ein pharmakokinetisches Modell vorausgesagten Konzentrationswerte $C_{M,i}$ von den Targetkonzentrationswerten $C_{T,i}$ zu den Zeitpunkten $t_i (i = 1, 2, ..., N)$ darstellt; z. B. eine quadratische Verlustfunktion:

$$J = \frac{1}{N} \sum_{i=1}^{N} (C_{T,i} - C_{M,i})^2 \to \min. \tag{13.5}$$

Die Wahl des Wirkungsfunktionals hängt von der Problemstellung ab: Soll das Dosierungsschema (13.2) so optimiert werden, daß das Steady-state-Profil $C_{ss}(t')$ im therapeutischen Bereich liegt, bietet sich eine Verlustfunktion an, die im therapeutischen Bereich 0 ist und außerhalb mit dem Quadrat der Abweichung von den Schwellenwerten (C_{eff} und C_{tox}) ansteigt (Abb. 13/1); Alternativen werden von Richter und Reinhardt (1982) diskutiert. Kriterien dieser Art bilden auch die implizite Basis einer empirischen Wahl der Dosierung (z. B. durch Modellsimulation der $C_{ss}(t)$-Kurve).

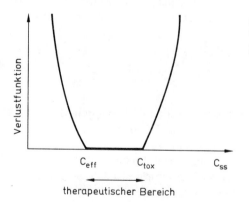

Abbildung 13/1
Verlustfunktion in der Dosierungsoptimierung

13.2.
A-priori-Methoden der Therapieoptimierung

13.2.1.
Voraussage des Steady-state-Profils

13.2.1.1.
Deterministische Verfahren

Es wurde bereits im Abschn. 3.1.2.4. gezeigt, daß die mittlere Steady-state-Konzentration bei konstantem Dosierungsintervall der Fläche unter der Kurve nach einer Einzelapplikation proportional ist (s. Gl. 3.20). Allgemein kann man bei einem periodischen Dosierungsschema (s. Gl. 13.2) schreiben:

$$\bar{C}_{ss} = \frac{FD}{T_D CL}. \tag{13.6}$$

Das einfachste a-priori-Verfahren zur Voraussage der Erhaltungsdosis D besteht darin, in Gl. (13.6) den Populationsmittelwert der Clearance ($\overline{CL}$) einzusetzen. Die Akkumulationsphase ist nach einer Zeit von weniger als $3{,}7\,MDRT$ praktisch abgeschlossen, d. h. dann ist der mittlere Plateauwert zu 90% erreicht. Das gesamte Konzentrations-Zeit-Profil erhält man aus den Kurven nach Einzelapplikation durch das Superpositionsverfahren. So schwankt $C_{ss}(t)$ bei wiederholter i.v. Bolusinjektion im Abstand τ im Falle einer multiexponentiellen Dispositionskurve (s. Gl. 3.84) zwischen

$$C_{ss,min} = \sum_{i=1}^{n} \frac{B_i e^{-\lambda_i \tau}}{1 - e^{-\lambda_i \tau}} \tag{13.7}$$

am Anfang und

$$C_{ss,max} = \sum_{i=1}^{n} B_i/(1 - e^{-\lambda_i \tau}) \tag{13.8}$$

am Ende des konstanten Applikationsintervalls τ. Diese Formeln können approximativ auch bei oraler Applikation angewendet werden, wenn die Absorption sehr schnell im Vergleich zur Elimination erfolgt, d. h. für $MIT \ll MDRT$. Im allgemeinen ist man jedoch auf eine Computersimulation angewiesen, um den Konzentrationsverlauf nach wiederholter Gabe aus dem nach Einzelapplikation modellierten Kurvenverlauf vorauszusagen (z. B. Iben und Anderson 1975; Fead 1981; Iliadis et al. 1986).

Außer dem zeitlichen Mittelwert ist für die Therapie auch das Ausmaß der Schwankungen um C_{ss}, d. h. das Verhältnis $C_{ss,max}/C_{ss,min}$ von Bedeutung. Wagner (1987) fand empirisch, daß dieses Verhältnis etwa 2 beträgt (Oszillationen von etwa $\pm 33\% \bar{C}_{ss}$), wenn die Länge des Applikationsintervalls gemäß $\tau = MAT + MDRT$ bei monoexponentiellen und $\tau = 1{,}35\ (MAT + MDRT)$ bei biexponentiellen Dispositionskurven gewählt wird.

13.2.1.2.
Stochastische Verfahren

Da die individuellen Parameter nur selten bekannt sind, stellt sich die Frage, welche Auswirkungen die interindividuelle Variation der pharmakokinetischen Parameter zwischen den Patienten auf den Konzentrationsverlauf nach wiederholter Gabe hat. Mit anderen Worten, in welchem Konzentrationsbereich kann $\bar{C}_{ss}$ erwartet werden? (Das Dosierungsschema ist ungeeignet, wenn der therapeutische Bereich überschritten wird.) Lago (1987) entwickelte einen Algorithmus zur Voraussage von entsprechenden Konfidenzbereichen der Konzentration auf der Basis der Populationsmittelwerte ($\bar{p}$) und Varianzen ($\sigma_{\bar{p}}^2$) der Modellparameter. Dabei wurden Methoden der Empfindlichkeitsanalyse angewendet; ebenso wie in einer früheren Arbeit (Soong 1972), in der der Einfluß stochastischer Schwankungen der Transferkonstanten auf die optimale Steuerung der Dosierung in Kompartmentmodellen untersucht wurde.

Ein anderes stochastisches Problem betrifft die Voraussage der Auswirkungen von zufälligen Fluktuationen der Dosis bzw. Bioverfügbarkeit und des Dosierungsintervalls auf den Steady-state-Blutspiegel eines Arzneimittels (vgl. Gl. 13.6). Diese Fragestellung ist praxisrelevant im Hinblick auf Einnahmeungenauigkeiten (Noncompliance) und Nahrungseinflüsse in der ambulanten Therapie sowie für die Voraussage von Steady-state-Spiegeln bei Xenobiotika (z. B. Genußmittel), die nicht in konstanten Zeitintervallen und Dosen aufgenommen werden. Brill und Moon (1980) behandelten dieses pharmakokinetische Problem mit Methoden der Bedienungstheorie.

13.2.2.
Optimales Konzentrations-Zeit-Profil

Das deterministische Konzept der Inputoptimierung in bezug auf eine vorgegebene Outputfunktion (Konzentrations-Zeit-Profil) ist in der Pharmakotherapie vor allem unter zwei Gesichtspunkten von Interesse:
– Erzielung eines Plateaueffektes und dadurch verzögerter Wirkungseintritt (Vermeidung der Aufsättigungsphase bei wiederholter Gabe oder Dauerinfusion),

13.2. A-priori-Methoden der Therapieoptimierung

- Erzeugung eines Profils mit einem bestimmten circadianen Rhythmus.

Als Grundlage der Optimierungsalgorithmen wird meist eine quadratische Verlustfunktion gewählt (s. Gl. 13.5).

13.2.2.1.
Plateaueffekt

Beim Ein-Kompartment-Modell ist die Lösung relativ einfach: Der Initialdosis

$$D_I = C_{max} V_0 / F \tag{13.9}$$

folgt die modellunabhängige Erhaltungsdosis

$$D = C_{ss} T_D CL / F \tag{13.10}$$

(s. Gl. 13.6), d. h., das Schema lautet D_I, D, D, ... jeweils im Abstand T_D.
Da die Erhaltungsdosis unabhängig von dem pharmakokinetischen Modell und T_D konstant ist, bleibt nur die Initialdosis (und evt. das erste Dosierungsintervall) zu berechnen (Krüger-Thiemer 1966). Durch Anwendung von Methoden der optimalen Steuerung können bei diesem Optimierungsproblem auch Nebenbedingungen (z. B. Begrenzung der Gesamtdosis) berücksichtigt werden (Bellman 1971; Buell et al. 1969; Wheeler und Sheiner 1976). Während die tägliche Dosis unter der Bedingung $\bar{C}_{ss} > C_{eff}$ unabhängig vom Dosierungsintervall ist, steigt für $C_{ss,min} > C_{eff}$ die Tagesdosis D exponentiell mit τ an; wenn letztere Bedingung gilt, ist ein konstantes Dosierungsintervall τ optimal (Kusuoka et al. 1981).
Für Pharmaka mit multiexponentiellen Dispositionskurven kann ein ideales Plateauprofil ($C_T = const.$) theoretisch durch eine Bolusinjektion der Dosis D_I zur Zeit $t = 0$, gefolgt von einer Infusion mit exponentiell abnehmender Geschwindigkeit, erzielt werden (Vaughan und Tucker 1976). Für die Initialdosis D_I folgt Gl. (3.91),

$$D_I = C_T \Big/ \Big(\sum_{i=1}^{n} B_i \Big),$$ und für die Infusionsrate $R(t)$ erhält man aus

$$[D_I \delta(t) + R(t)] * \sum_{i=1}^{n} B e^{-\lambda_i t} = C_T \tag{13.11}$$

(vgl. Gl. 3.12) die Lösung:

$$R(t) = D_I \Big(r - \sum_{i=1}^{n-1} c_i U_i e^{-c_i t} \Big) \tag{13.12}$$

Abbildung 13/2
Schnelles Erreichen eines Plateau-Serumspiegels von Digoxin (●) durch gesteuerte Infusion und einer Bolusdosis D bei gesunden Probanden (nach Weiss et al. 1983)

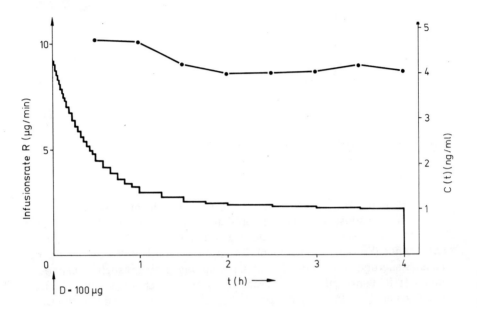

Die Konstanten r, c_i und U_i lassen sich für $n = 2$ und 3 explizit als Funktionen der B_i und λ_i angeben.

Abb. 13/2 zeigt die Anwendung dieser Methode für Digoxin; da von den Populationsmittelwerten ausgegangen wurde, ergab sich für die Mittelwertskurve ein angenähertes Plateau. Mit dem gleichen Konzept berechnete Schwilden (1981) Infusionsschemata für linear bis zu einem Plateau ansteigende Konzentrationsverläufe im zentralen oder peripheren Kompartment eines Zwei-Kompartment-Modells. Sebalt et al. (1984) infundierten Lidocain mit exponentiell abnehmender Geschwindigkeit, um eine schnelle Einstellung des Targetblutspiegels zu erreichen; die entsprechende Steuerung der Infusionspumpe wurde bereits von Daniel et al. (1975) beschrieben.

Abb. 13/3 zeigt den Konzentrationsverlauf nach optimal gesteuerter Infusion (C) im Vergleich mit zwei empirischen Infusionsschemata: einer initialen Infusionsrate gefolgt von der Erhaltungsdosis (A) und einer konstanten Infusionsrate mit initialer Bolusinjektion der Dosis D_i (B).

Für die klinische Anwendung ist das approximative Verfahren von Takada et al. (1985), das auf der sequentiellen Berechnung (konstanter) Infusionsraten beruht, besonders geeignet.

13.2. A-priori-Methoden der Therapieoptimierung

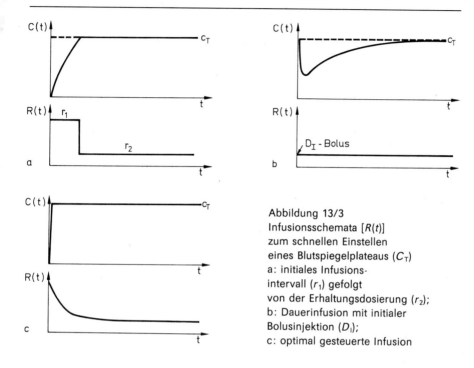

Abbildung 13/3
Infusionsschemata [R(t)]
zum schnellen Einstellen
eines Blutspiegelplateaus (C_T)
a: initiales Infusionsintervall (r_1) gefolgt
von der Erhaltungsdosierung (r_2);
b: Dauerinfusion mit initialer
Bolusinjektion (D_l);
c: optimal gesteuerte Infusion

13.2.2.2.
Circadianes Profil

Die Behandlung der Parkinson-Krankheit mit Levodopa ist ein Beispiel für eine Therapie, bei der ein bestimmter circadianer Rhythmus des Blutkonzentrationsverlaufes erwünscht ist: Maxima in den Phasen körperlicher Aktivität und Minima in den Ruhepausen, d. h., es wird ein Dosierungsschema (s. Gl. 13.2) gesucht, das zu möglichst geringen Abweichungen des erzeugten Konzentrationsverlaufes $C(t)$ vom Targetprofil $C_T(t)$ im Intervall [0, T_D] führt. Hacisalihzade und Mansour (1985) lösten dieses Problem der optimalen Steuerung durch lineare Programmierung. Ein verbessertes Verfahren (Hacisalihzade et al. 1987) optimiert nicht nur die Dosen d_i, sondern auch die Applikationszeitpunkte t_i; dabei wird das Optimierungskriterium (13.2) durch

$$J = \int_0^{T_D} [C(t) - C_T(t)]^2 \, dt + wN_D \qquad (13.13)$$

ersetzt, um die Anzahl der Applikationen in den Optimierungsprozeß einzube-

Abbildung 13/4
Optimales Dosierungsschema (d_i in mg) zur Erzeugung eines circadianen Levodopa-Konzentrationsverlaufes (– – –) im Vergleich zum gewünschten Profil (——) (Hacisalihzade et al. 1987)

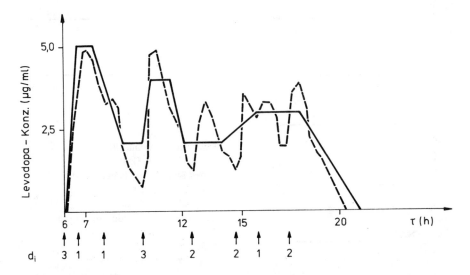

ziehen (Abb. 13/4). Ein Nachteil dieser Verfahren ist, daß sie nur auf Pharmaka angewendet werden können, die bei chronischer Gabe nicht kumulieren, d. h. eine sehr kurze Dispositionsverweildauer aufweisen (was für Levodopa zutrifft).

13.2.2.3.
Gewebskonzentrationsverlauf

Es wurde bereits in Abschn. 10.2. darauf hingewiesen, daß aufgrund der *Äquilibrierungszeit* zwischen Plasmakonzentration und Gewebskonzentration (Biophase) nur im Steady-state eine direkte Beziehung zwischen Plasmakonzentration und Effekt besteht, so daß eigentlich nur in diesem Fall der Begriff "Targetkonzentration" einen Sinn hat. Bei transienten Zuständen, z. B. nach Einmalapplikation ist die Plasmakonzentration $C(t)$ keine geeignete Bezugsgröße für die Wirkung zum Zeitpunkt t; es sei denn, man befindet sich in der terminalen Gleichgewichtsphase ($t > t_z$). Andererseits ist *AUC* u. U. ein brauchbares Maß für die Gesamtwirkung (vgl. Abschn. 10.3.1.). Abb. 3/2 illustriert diese Problematik: obwohl die Digoxinplasmakonzentration von etwa 4 ng/ml in einem Intervall von 4 h im toxischen Bereich liegt ($C_{tox} = 2$ ng/ml), werden in diesem Zeitraum keine Intoxikationsanzeichen beobachtet.

13.2. A-priori-Methoden der Therapieoptimierung

Die Tatsache, daß die Menge bzw. Konzentration des Arzneimittels in einem peripheren Kompartment auch im transienten Zustand oft gut mit dem Effekt korreliert, eröffnet Möglichkeiten der Optimierung von Infusionsschemata, z. B. in bezug auf einen schnellen Wirkungseintritt (Schwilden 1981). Uccellini et al. (1986) untersuchten den Einfluß der Infusionsdauer (bei bestimmter Dosis) auf den Gewebsspiegel von Chemotherapeutika (Zeitintervall, in dem die minimale Hemmkonzentration überschritten wird) durch Simulation. Dabei zeigt sich, daß in Abhängigkeit von der Dosis, durch Verlängerung der Infusionszeit u. U. eine Verlängerung dieses Intervalls erreicht werden konnte, d. h. für eine Dosis eines bestimmten Pharmakons existiert eine optimale Infusionszeit, einschließlich der Bolusinjektion.

13.2.2.4.
Effektverlauf

Die Dosierungsoptimierung erfolgt hier häufig – wie bei der Voraussage der Gewebskonzentration – empirisch durch Simulation; ein Beispiel ist die Streptokinasetherapie (Richter 1982). Ein optimales a-priori-Dosierungsschema für die Anwendung des β-Blockers Tertatolol als Antihypertonikum wurde von Cherruault et al. (1986) aus dem Effektverlauf vorausgesagt. Modelle des Tumorwachstums können zur Berechnung der Dosierung von Cancerostatika benutzt werden (vgl. Abschn. 10.4.).

Eine Besonderheit stellt die Optimierung der Dosierung von Hormonen bei Substitutionstherapie dar, da die Wechselwirkung mit dem körpereigenen Regulationssystem berücksichtigt werden muß. Die Rolle des Effektes spielt hier die Plasmakonzentration des *Hormons*; bei Schilddrüsenhormonen z. B. das zirkulierende Triiodthyronin (T_3) und/oder Thyroxin (T_4) nach Applikation von T_4. Eine Lösung für die Substitutionsdosierung von Schilddrüsenhormonen auf der Basis der optimalen Steuerungstheorie (Maximumprinzip von Pontrjagin) entwickelten Mak und DiStefano III (1978).

13.2.3.
Targetstrategie für die Patientenpopulation

Gaillot et al. (1979) demonstrieren am Beispiel von Lithium die Anwendung von a-priori-Dosierungsschemata, die auf den Populationsmittelwerten und Varianzen der pharmakokinetischen Parameter basieren. Bei Berücksichtigung der interindividuellen Variabilität zwischen den Patienten ist das vorausgesagte Dosierungsschema optimal in bezug auf die Grundgesamtheit und nicht für den individuellen Patienten.

Ausgehend von einer Verlustfunktion $Z(C)$ der in Abb. 3/1 gezeigten Form, wird eine Risikofunktion J_i für den i-ten Patienten definiert:

$$J^x(\mathbf{p}_i) = \frac{1}{24} \int_0^{24} Z[C_{ss}^x(\tau, \mathbf{p}_i)] \, d\tau, \tag{13.14}$$

dabei ist $C_{ss}^x(\tau, \mathbf{p}_i)$, $\tau \in [0, 24]$, das Steady-state-Profil, das beim Patienten mit dem Parametervektor $\mathbf{p}_i$ durch das Dosierungsschema x (s. Gl. 13.2) erzeugt wird. Als Optimierungskriterium dient dann der Erwartungswert der zufälligen Variablen $J^x(P)$ bezüglich der Dichte P der Parameterverteilung; diese Zielfunktion hängt nur noch vom Dosierungsschema x ab.
Obwohl mit dieser Methode wichtige allgemeine Informationen zur Optimierung der Lithiumdosierung gewonnen werden konnten (Anzahl der täglichen Dosen, Wahl zwischen konventioneller oder Retardtablette), war die Voraussage einer effektiven und sicheren Therapie (96 % der Patienten im therapeutischen Bereich) nur durch eine Individualisierung unter Berücksichtigung der Nierenfunktion der Patienten möglich (s. nächster Abschn.).
Richter und Reinhardt (1982) wandten bei der Voraussage von Dosierungsschemata für Theophyllin vier verschiedene Optimierungskriterien an: außer der Minimierung der Verlustfunktion (13.14) z. B. die Maximierung der Wahrscheinlichkeit, daß für ein Dosierungsschema $x = x(D, T_D)$ sowohl die C_{max}- als auch die C_{min}-Werte im therapeutischen Bereich liegen; die Gewinnfunktion lautet dann: $J(x) = P(C_{min} > C_{eff}, C_{max} < C_{tox}|x)$. Die Autoren zeigten, daß $J(x)$ anstatt aus der Verteilung der pharmakokinetischen Parameter auch empirisch direkt aus den C_{min}- und C_{max}-Werten der Probanden in der zugrundeliegenden pharmakokinetischen Studie ermittelt werden kann.
Die Voraussage populationsorientierter Dosierungsschemata ist von besonderer Bedeutung bei der Einführung neuer Arzneimittel.

13.2.4.
A-priori-Individualisierung der Therapie

Als klinische Parameter der Patienten, die für eine a-priori-Dosierungsoptimierung verwendet werden können, kommen in erster Linie das *Körpergewicht* (u. U. nur die fettfreie Körpermasse) und der *Serumkreatininwert* in Frage. Dabei hat die Proportionalität zwischen Verteilungsvolumen und anatomischem Körpervolumen (s. Gl. 2.54) je nach Grad der Gewebsbindung eine unterschiedliche praktische Relevanz.
Der Serumkreatininwert ist nur für die Pharmaka von Bedeutung, bei denen die renale Exkretion eine wesentliche Rolle spielt ($f_R \geq 20\%$). Daß die renale Clearance (CL_R) bei Verminderung der renalen Funktion parallel mit der glomerulären Filtrationsrate (*GFR*) abnimmt – auch wenn die Elimination durch tubuläre Sekretion erfolgt – erklärt man mit der Hypothese der "intakten Nephrone"

13.2. A-priori-Methoden der Therapieoptimierung

(z. B. Dettli 1977). Als Maß für die *GFR* wird die Kreatinin-Clearance (CL_{Kr}) verwendet:

$$CL_R = aCL_{Kr} \tag{13.15}$$

dabei ist *a* eine substanzspezifische Konstante. Da die Kreatininproduktion u. a. vom Geschlecht, Alter und Körpergewicht abhängt, müssen diese Faktoren bei der Abschätzung von CL_{Kr} aus einem oder mehreren Serumkreatininwerten berücksichtigt werden. Dazu sind verschiedene approximative Verfahren, z. B. als Computerprogramm (Jelliffe und Jelliffe 1972) oder Nomogramm (Siersbach-Nielsen et al. 1971), verfügbar [Übersichten findet man bei Bjornsson et al. (1983) und einen Methodenvergleich mit Anwendung auf die Digoxindosierung bei Tsujimoto et al. (1982).]
Da die Pharmaka gewöhnlich nicht vollständig renal eliminiert werden, basiert die a-priori-Individualisierung der Dosierung (z. B. Anwendung von Gl. 13.6) auf folgender empirischen Beziehung:

$$CL = aCL_{Kr} + b \tag{13.16}$$

Auf dieser Grundlage entwickelten bereits Jelliffe et al. (1970) ein Computerprogramm zur Berechnung von Dosierungsschemata von Digoxin und konnten damit eine signifikante Reduzierung der Nebenwirkungsrate von 31% auf 12% erreichen. Diese relativ einfache Methode der Individualisierung der Erhaltungsdosis (z. B. Dettli 1977) hat auch für modernere Verfahren (Abschn. 13.3.) noch eine Bedeutung hinsichtlich der Schätzung der Anfangswerte der Parameter, d. h. der Wahl des initialen Dosierungsschemas.
Die empirischen Beziehungen zwischen Patientencharakteristika und pharmakokinetischen Parametern wurde später durch populationskinetische Untersuchungen verifiziert (z. B. für Digoxin, s. Gleichungen 12.42 und 12.43).
Bei vorwiegend hepatischer Elimination fehlen brauchbare Indikatorvariable für CL_H (außerdem ist der Zusammenhang zwischen Lebererkrankungen und CL_H-Veränderungen nicht so klar wie im Falle der Niere). Eine Besonderheit stellen Pharmaka mit hoher hepatischer Extraktionsquote ($E_H \approx 1$) dar; hier führt eine Verminderung des Leberblutflusses zu einer Reduzierung der Erhaltungsdosis. Ein Beispiel ist die Dosierung von Lidocain bei Patienten mit Herzinsuffizienz (z. B. Vozeh et al. 1984).

13.3.
Individualisierung durch Blutspiegelkontrolle

In der Pharmakotherapie besteht das Individualisierungsproblem darin, daß exakte Methoden der Voraussage durch vollständige Charakterisierung der Pharmakokinetik (z. B. Impulsantwort) für die klinische Routineanwendung zu aufwendig sind, während einfache und schnelle Methoden der Dosierungsoptimierung auf der Basis weniger Blutspiegelbestimmungen den Nachteil hoher Ungenauigkeit haben.

Auch wenn es in Einzelfällen, in denen besonders hohe Anforderungen an die Zuverlässigkeit der Therapie gestellt werden, gerechtfertigt sein kann, die individuellen pharmakokinetischen Parameter mit den konventionellen Methoden (s. Kap. 12) zu schätzen (z. B. Luyckx et al. 1985), sind für die Individualisierung der Dosierung Methoden zu fordern, die ein Maximum an pharmakokinetischen Informationen aus möglichst wenig Daten extrahieren; z. B. aus ein oder zwei Blutproben nach einer Initialdosis (Ein- und Zwei-Punkt-Methode). *Adaptive Methoden* passen dabei die Modellparameter an die individuelle Kinetik an (Parameterschätzung), während bei nichtadaptiven Verfahren die Dosiskorrektur durch empirische Näherungsverfahren erfolgt. Die deterministischen adaptiven Verfahren (z. B. Zwei-Punkt-Methoden) haben den Nachteil, daß damit nur maximal zwei Parameter geschätzt werden können, d. h. es wird mit der Ein-Kompartment-Näherung (Parameter CL und V) gearbeitet. Bayessche Schätzverfahren verwenden zusätzlich Populationsparameter als Vorinformation und sind deshalb dieser einschränkenden Bedingung nicht unterworfen.

13.3.1.
Ein-Punkt-Methode

Die von Slattery et al. (1980) entwickelte Methode zur Voraussage der Erhaltungsdosis unter Verwendung *einer* Blutprobe nach der Initialdosis beruht auf der Annahme eines Ein-Kompartment-Modells, d. h. einer monoexponentiellen Impulsantwort. Dieses Modell ist eine brauchbare Approximation, wenn die Verteilung und die Invasion (bei oraler Applikation) sehr schnell im Vergleich zur mittleren Dispositionsverweilzeit erfolgt. Dann gilt für die Plasmakonzentration C^* zur Zeit t^* (Zeitpunkt der Probennahme) nach Applikation der Initialdosis D^*:

$$C^* = \frac{FD^*}{V} e^{-kt^*}, \quad k = CL/V \qquad (13.17)$$

und mit Gl. (13.6) folgt:

$$\frac{C_{ss}}{C^*} = \frac{D}{T_D D^* k\, e^{-kt}}, \qquad (13.18)$$

13.3. Individualisierung durch Blutspiegelkontrolle

woraus man die im Abstand $\tau = T_D$ applizierte Erhaltungsdosis (bzw. die innerhalb von $T_D = 24$ h applizierte Tagesdosis) erhält:

$$D = C_{ss}T_D D^* \varphi(k, t^*)/C^*, \qquad (13.19)$$

dabei ist

$$\varphi(k, t^*) = k\, e^{-kt^*}. \qquad (13.20)$$

Die zweite grundlegende Annahme (außer der des Ein-Kompartment-Verhaltens) ist, daß φ im Bereich der für die Patientenpopulation typischen k-Werte relativ konstant bleibt. (φ wird nicht direkt von der Variabilität der Parameter CL und V beeinflußt, sondern hängt nur von der Variabilität des Verhältnisses CL/V ab.) Die Brauchbarkeit dieser Hypothese, $\varphi(k, t^*) = \varphi^* = const.$, wurde für verschiedene Pharmaka empirisch bestätigt (Abb. 13/5).

Offen bleibt die Wahl des Zeitpunktes der Probennahme: t^* sollte möglichst so gewählt werden, daß die individuelle Variabilität der Parameter CL und V die Funktion φ' möglichst wenig beeinflußt. Verfahren, die von Annahmen über die Verteilung der k-Werte in der Grundgesamtheit ausgehen, z. B. t^* gleich dem Modalwert der $1/k$-Werte (Slattery 1981) oder eine Optimierung von t^* mit Hilfe der Varianz normalverteilter k-Werte (Unadkat und Rowland 1982), ermöglichen relativ genaue Schätzungen von D für Patienten, deren k-Werte in der Mitte oder im mittleren Bereich der Verteilung liegen; am Rande der Verteilung sind dagegen die vorausgesagten Dosen zu groß.

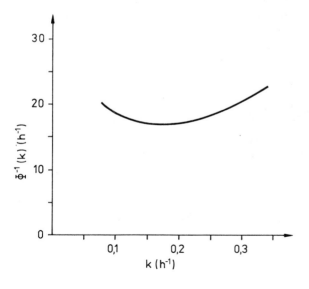

Abbildung 13/5
Dosierungsparameter Φ (s. Gl. 13.19) für Chloramphenicol ($t^* = 6$ h) als Funktion der Eliminationskonstanten (k) in einer Patientenpopulation (Koup et al. 1979)

Minimax-Verfahren
Praktikabler ist das sog. Minimax-Verfahren von Bahn und Landaw (1987), bei dem das Risiko gefährlicher Überdosierung (oder umgekehrt einer ineffektiven Therapie) vermieden wird und Verteilungscharakteristika der k-Werte nicht erforderlich sind.
Voraugesetzt die k-Werte liegen im Intervall $[k_{min}, k_{max}]$, dann ergibt sich aus dem Minimax-Kriterium $\varphi(k_{min}, t_M^*) = \varphi(k_{max}, t_M^*)$ der Wert

$$t_M^* = \frac{\ln q}{k_{min}(q-1)} = \frac{\ln q}{k_{max}[1-(1/q)]} \, , \tag{13.21}$$

dabei ist $q = k_{max}/k_{min} > 1$. Aus dem Minimax-Wert von

$$\varphi_M' = \frac{2k_{min}}{q^{1/(q-1)} + (e \ln q)/(q-1)} \tag{13.22}$$

erhält man schließlich den Schätzwert der Erhaltungsdosis D oder der Infusionsrate R bei Dauerinfusion des Arzneimittels:

$$D/T_D = R = C_{ss} D^* \varphi_M' / C^* . \tag{13.23}$$

Die maximale relative Abweichung (Unter- oder Überdosierung) bleibt kleiner als 20%, solang $q < 6$ ist.
Die Ein-Punkt-Methode ist unbrauchbar, wenn die Bandbreite der k-Werte in der Grundgesamtheit sehr groß ist; die Minimax-Methode liefert ein konservatives Kriterium für die Anwendbarkeit des Ein-Punkt-Verfahrens bei vorgegebenem maximal zulässigem Fehler.

13.3.2.
Adaptive Steuerung der Therapie
Im Kontext der Regelungstheorie spricht man von *adaptiver Steuerung,* wenn *die steuernde Einwirkung in Richtung auf den optimalen Systemzustand aufgrund von Informationen erfolgt, die während der Steuerung erworben wurden.* Hier geht es um die Schätzung von pharmakokinetischen Parametern des Patienten aus (wenigen) Plasmakonzentrationswerten, die während der Therapie gemessen werden (Abb. 13/6). Grundlage ist das pharmakokinetische Modell und a-priori-Kenntnisse über die Parameter (z. B. Populationsmittelwerte). Dabei müssen nur die Parameter angepaßt werden, deren interindividuelle Variabilität groß ist.

13.3. Individualisierung durch Blutspiegelkontrolle

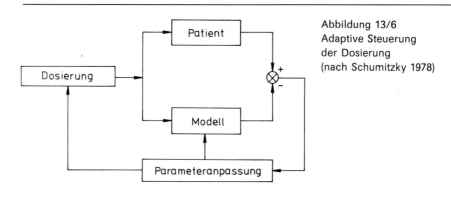

Abbildung 13/6
Adaptive Steuerung
der Dosierung
(nach Schumitzky 1978)

13.3.2.1. Deterministische Methoden

Das Prinzip dieser Methoden besteht darin, aus wenigen (meist 2 bis 4) Plasmakonzentrationswerten, die in der Anfangsphase der Therapie (intravenöse Applikation) gemessen werden, die pharmakokinetischen Parameter des Patienten zu schätzen und daraus die individuelle Erhaltungsdosierung zu berechnen. Unter der Annahme exponentiell verteilter Dispositionsverweilzeiten erhält man die Modellparameter k und V mittels nichtlinearer Regressionsrechnung (Sawchuk und Zaske 1976; Koup et al. 1983) oder direkt aus nur zwei Beobachtungswerten (teilweise unter Anwendung iterativer Verfahren). Diese Methoden wurden primär für zwei in der Praxis dominierende Dosierungsschemata entwickelt: eine wiederholte intravenöse Infusion (typisch für Gentamycin) oder eine Dauerinfusion nach einer initialen Dosis (typisch für Theophyllin).

Zu den deterministischen adaptiven Verfahren gehört natürlich auch die aus theoretischer Sicht optimale Methode, der a-posteriori-Identifizierung des Systems, d. h. der Schätzung der Parameter des vollständigen Modells aus der Dispositionskurve (initiale i.v. Bolusinjektion als Testdosis). Der hohe Aufwand häufiger Probennahme über einen längeren Zeitraum erscheint aber nur in wenigen Fällen gerechtfertigt, wie z. B. für die Individualisierung der Krebschemotherapie mit hohen Methotrexat-Dosen (Luyckx et al. 1985).

Periodische intravenöse Infusion

Bei periodischer Kurzzeit-Infusion, charakterisiert durch ein Infusionsintervall T und eine Dosierungsperiode τ ($T < \tau$), erhält man bei Annahme einer monoexponentiellen Disposition (vgl. Gl. 13.17) für die Maximalkonzentration am Ende des Infusionsintervalls:

$$C_{max} = \frac{R_T}{kV}(1 - e^{-kT}) + C_{min,pre}e^{-kT}, \qquad (13.24)$$

dabei ist $C_{max} = C(t_i + T)$, $C_{min, pre} = C(t)$ für $t_i = i\tau$, $i = 0, 1, 2, \ldots$ und R_T die Infusionsrate im Intervall $[t_i, t_i + T]$ (Abb. 13/7).

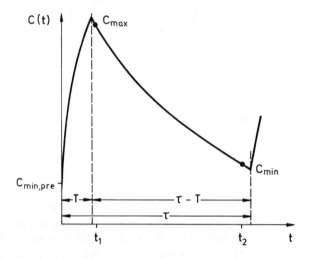

Abbildung 13/7
Konzentrationsverlauf und Probennahme nach periodischer intravenöser Infusion (Infusionszeit T und Dosierungsperiode τ) vor Erreichen des Steady-state

Der Konzentrationsverlauf in einem Intervall der Länge $(\tau - T)$ nach einer Infusion ist

$$C_{post}(t') = C_{max}\, e^{-k(t' - T)}, \qquad T \leq t' < \tau. \tag{13.25}$$

Dabei ist t' die Zeit nach Beginn der Infusion. Im Steady-state ist

$$C_{min, pre} = C_{min, ss},$$
$$C_{min, ss} = C_{max, ss}\, e^{-k(\tau - T)}, \tag{13.26}$$

und aus Gl. (13.24) folgt:

$$C_{max, ss} = \frac{(D/T)(1 - e^{-kT})}{kV(1 - e^{-k\tau})}, \tag{13.27}$$

hier bezeichnet D die in der Zeit T infundierte Dosis ($R = D/T$).

Methode von Sawchuk und Zaske
Diese ursprüngliche, für die Aminoglykosid-Therapie entwickelte Methode (Sawchuk und Zaske 1976), basiert auf einer WLS-Schätzung der Parameter k und C_{max} aus minimal 3 Serumkonzentrationswerten der Dispositionsphase (C_{post}) (bei Gentamycin wurden die Blutproben unmittelbar nach Infusionsende

13.3. Individualisierung durch Blutspiegelkontrolle

und 1,0 h und 2,0 h später entnommen). Das Verteilungsvolumen ergibt sich dann aus Gl. (13.24):

$$\hat{V} = \frac{(D/T)(1 - e^{-\hat{k}T})}{\hat{k}(\hat{C}_{max} - \hat{C}_{min,pre} e^{-\hat{k}T})}, \tag{13.28}$$

dabei ist $\hat{C}_{min,pre} = 0$, wenn die Probennahme nach der ersten Dosis erfolgt (sonst muß $\hat{C}_{min,pre}$ zusätzlich gemessen werden). Durch Umstellung der Gl. (13.27) erhält man dann die Infusionsrate

$$R_T = D/T = C_{ss,max}\hat{k}\hat{V}\frac{(1 - e^{-\hat{k}T})}{(1 - e^{-\hat{k}\tau})}, \tag{13.29}$$

wenn der Targetspiegel $C_{ss,max}$ erreicht werden soll, und

$$R_T = C_{ss,min}\frac{(e^{-\hat{k}T} - 1)}{(e^{-\hat{k}\tau} - 1)}, \tag{13.30}$$

wenn ein Steady-state-Konzentrationsverlauf $C_{ss}(t)$ oberhalb von $C_{ss,min}$ gewünscht wird. In der Praxis kommt es meist darauf an, daß $C_{ss}(t)$ in einem bestimmten Bereich (z. B. im therapeutischen Serumkonzentrationsbereich) liegt, d. h. $C_{ss,min} > C_{eff}$ und $C_{ss,max} < C_{tox}$. Das gelingt durch die Wahl der Dosierungsperiode bei einem geeigneten Infusionsintervall T und vorgegebenem Verhältnis $C_{min,ss}/C_{max,ss}$:

$$\tau = -\ln(C_{ss,min}/C_{ss,max})/\hat{k} + T \tag{13.31}$$

Methode von Koup
Anstelle des abhängigen Parameters $k = CL/V$ schätzten Koup et al. (1983) die Modellparameter CL und V direkt aus zwei Punkten $C(t_1)$ und $C(t_2)$ einer beliebigen Dispositionsphase (s. Gl. 13.23) zwischen der ersten und sechsten infundierten Dosis. [Die Formeln für die Modellwerte $M(t_i)$ lassen sich mit Hilfe des Superpositionsprinzips leicht aus den Gleichungen (13.24) und (13.25) ableiten.] Die LS-Schätzwerte CL und V wurden in dieser Arbeit mit dem Programm R'EVOL (Koeppe und Hamann 1980) bestimmt (vgl. Gl. 13.38). Daraus erhält man mit den Gleichungen (13.30) und (13.31) das Dosierungsschema (R_T und τ bei vorgegebenem T). Trotz Reduzierung auf zwei Konzentrationswerte (Zwei-Punkte-Methode) bestand kein signifikanter Unterschied zu den Voraussagen der Sawchuk-Zaske-Methode.

Methode von Hamilton und Chow
Nehmen wir bei dem gleichen, oben erläuterten, Dosierungsschema multipler

Infusionen an, daß die erste Blutprobe zur Zeit t_x und die zweite zum Zeitpunkt t_y nach Beginn der Therapie entnommen wird, so folgt für das Verhältnis der Konzentrationswerte aus den Gleichungen (13.24) und (13.25):

$$\frac{C_x}{C_y} = \frac{\sum_{i=1}^{n} D_i\, e^{-k(t_x - t_i - T)}}{\sum_{i=1}^{m} D_i\, e^{-k(t_y - t_i - T)}}, \tag{13.32}$$

d. h. $t_x = n\tau + t'_x$, $t_y = m\tau + t'_y$ und D_i ist die i-te Dosis (infundiert im Intervall T in der i-ten Periode). Der Schätzwert $\hat{k}$ kann aus Gl. (13.29) mit Hilfe eines iterativen Verfahrens bestimmt werden (eindimensionale Optimierung), und das Verteilungsvolumen $\hat{V}$ erhält man danach aus

$$\hat{V} = \frac{(1 - e^{-\hat{k}T})}{\hat{k} C_x T} \sum_{i=1}^{n} D_i\, e^{-\hat{k}(t_x - t_i - T)}, \tag{13.33}$$

wobei die Summe mit dem Nenner von Gl. (13.32) identisch ist (Hamilton und Chow 1986). Auch bei dieser Zwei-Punkte-Methode war der Voraussagefehler nicht größer als bei der Sawchuk-Zaske-Methode.
Wenn die Voraussetzung der Ein-Kompartment-Kinetik erfüllt wäre, würden bei allen drei Methoden die optimalen Zeitpunkte der Probennahme (D-optimales Design, s. Abschn. 12.4.1.) an der Stelle t_1 unmittelbar nach Beendigung der Kurzzeit-Infusion und zum Zeitpunkt $t_2 = t_1 + 1/k$ für $1/k < \tau - T$ bzw. unmittelbar vor der nächsten Infusion ($1/k \geq \tau - T$) liegen (s. Abb. 13/7). In der Praxis ist es jedoch empfehlenswert, den Zeitpunkt der ersten Probennahme an das Ende der initialen Verteilungsphase zu legen (bei Abweichungen von einer monoexponentiellen Disposition).

Dauerinfusion
Ein Targetblutspiegel C_{ss} soll durch eine intravenöse Infusion mit konstanter Infusionsrate R erzeugt werden. Dabei spielt es für die folgenden Methoden keine Rolle, ob vor der Dauerinfusion zusätzlich eine Initialdosis appliziert wird. Analog zu Gl. (13.24) ergibt sich für die Konzentration $C(t_2)$ zu einem beliebigen Zeitpunkt t_2 nach Beginn der Infusion

$$C(t_2) = \frac{R(1 - e^{-k(t_2 - t_1)})}{kV} + C(t_1)\, e^{-kt}, \tag{13.34}$$

wenn $C(t_1)$ die Konzentration zu einem beliebigen früheren Zeitpunkt ($t_1 < t_2$) während oder am Beginn der Infusion ist (Abb. 13/8).

13.3. Individualisierung durch Blutspiegelkontrolle

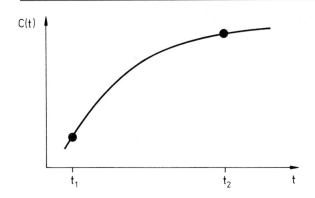

Abbildung 13/8
Konzentrationsverlauf
und Probennahme
nach Dauerinfusion
vor Erreichen
des Steady-state

Methode von Chiou

Chiou et al. (1978) schätzten aus den Meßwerten $C_1 = C(t_1)$ und $C_2 = C(t_2)$ die Clearance $CL = kV$:

$$\hat{CL} = \frac{2R}{(C_1 + C_2)} + \frac{2V(C_1 - C_2)}{(t_2 - t_1)(C_1 + C_2)}, \qquad (13.35)$$

dabei wird für V der konstant angenommene Populationsmittelwert des Verteilungsvolumens eingesetzt. Der Gewinn an Information ist dabei groß, wenn t_2 so gewählt wird, daß das Intervall $\Delta t = t_2 - t_1$ im Bereich von 1,0–1,5 Halbwertszeiten ($t_{1/2} = \ln 2/k$) liegt und nicht wie ursprünglich von Chiou et al. vorgeschlagen bei 0,3–0,5 Halbwertszeiten. D'Argenio und Khakmahd (1983) erhielten dieses Ergebnis durch Anwendung von Methoden der optimalen Versuchsplanung; bei Theophyllin ist der Fehler der Dosierungsvoraussage von klinischer Relevanz, wenn $\Delta t < t_{1/2}$ gewählt wird (s. Abb. 13/9).
Die von Koup et al. (1976) entwickelte iterative Methode beruht auf dem gleichen Zwei-Punkte-Szenario, statt durch Gl. (13.35) wird $\hat{CL}$ jedoch direkt aus Gl. (13.34) durch Iteration bestimmt, wobei wiederum V als konstant betrachtet wird. Der Voraussagefehler ist für beide Methoden gleich; ihre Zuverlässigkeit wird durch die Variabilität von V begrenzt (Pancorbo 1986).
Aus dem Schätzwert $\hat{CL}$ und dem Targetplasmaspiegel C_{ss} erhält man dann die individualisierte Infusionsrate (s. Gl. 2.19)

$$R = CL\, C_{ss} \qquad (13.36)$$

LS-Schätzung

Nehmen wir an, das Dosierungsschema besteht aus einer initialen Kurzzeitinfusion der Rate R_L und der Länge T_L, an die sich eine Dauerinfusion (R) anschließt, dann gilt für die erste Probe (während der Dauerinfusion):

$$C(t_1) = \frac{1}{CL} \{R + (R_L - R) \exp[-CL(t_1 - T_L)/V] - R_L \exp(-CL\,t_1/V)\} \quad (13.37)$$

und CL und V können durch Minimierung der Zielfunktion

$$J_{WLS} = \sum_{i=1}^{2} [C(t_i) - M(t_i, CL, V)]^2 / \sigma_e^2 \quad (13.38)$$

geschätzt werden (D'Argenio und Khakmahd 1983). Dabei sind die $M(t_i)$ durch Gl. (13.37) und (13.34) gegeben, und σ_e^2 ist die Varianz des Meßfehlers (s. Gl. 12.27). In bezug auf das Schätzverfahren stimmt diese Methode mit der von Koup et al. (1983) überein.

Wiederholte Applikation bei nichtlinearer Kinetik
Um mit Gl. (11.12) die Steady-state-Konzentration voraussagen zu können, muß zuvor C_{ss} nach verschiedenen Test-Dosierungsraten R_1 und R_2 bestimmt werden. Aus den beobachteten Konzentrationen $C_{ss,1}$ und $C_{ss,2}$ erhält man dann die Schätzwerte der Parameter:

$$\hat{K}_m = \frac{R_1 - R_2}{(R_2/C_{ss,1} - R_1/C_{ss,1})} \quad (13.39)$$

und

$$\hat{V}_m = R_2 + K_m R_2 / C_{ss,2}. \quad (13.40)$$

Die individuelle Dosierungsrate bzw. Erhaltungsdosis (wegen $R = D/\tau$ stimmt die Tagesdosis zahlenmäßig mit R überein) ergibt sich dann aus der Targetkonzentration C_T:

$$R = \frac{\hat{V}_m C_T}{\hat{K}_m + C_T}. \quad (13.41)$$

Die Variabilität der beobachteten Konzentration (Meßfehler) begrenzt die Zuverlässigkeit dieser Methode. Bei Phenytoin ist die interindividuelle Variabilität von K_m gering und wenn a-priori-Informationen über den Populationsmittelwert von K_m vorliegen, liefert die resultierende Ein-Punkt-Methode bei großer Variabilität der Plasmakonzentration bessere Voraussagen als die Zwei-Punkte-Methode (Van der Velde et al. 1981).

13.3. Individualisierung durch Blutspiegelkontrolle

13.3.2.2. Bayessche Verfahren

Im Gegensatz zu den deterministischen Methoden werden bei den folgenden auf dem Satz von Bayes basierenden adaptiven Verfahren die pharmakokinetischen Parameter als *Zufallsgrößen* (anstelle unbekannter Konstanten) betrachtet, und bei der Schätzung der individuellen Parameter fließen zusätzlich a-priori-Informationen über die Verteilung der Parameter in der Population ein. Mit anderen Worten, indem der Patient *erstens* als typischer Vertreter der Grundgesamtheit und *zweitens* als Individuum angesehen wird, gelingt es, Informationen aus folgenden unterschiedlichen Quellen zu kombinieren:
1. Populationspharmakokinetik (Mittelwert und Varianz der Parameter),
2. individuelle Pharmakokinetik (meist ein bis zwei Kontrollmessungen der Plasmakonzentration).

Die Informationen aus den Blutspiegelmessungen mit Hilfe der a-posteriori-Verteilung der Parameter werden gefiltert, um Bayessche a-priori-Schätzwerte der individuellen Parameter zu erhalten, woraus dann individuelle Dosierungsschemata berechnet werden können.

Grundsätzlich ist die Anwendung des Bayesschen Schätzverfahrens immer dann empfehlenswert, wenn nur wenig Beobachtungswerte verfügbar sind, außerdem aber Informationen über die Parameterverteilung in der Grundgesamtheit vorliegen. In diesem Sinne ergänzen sie die in Kapitel 12 behandelten Parameterschätzverfahren; in der Pharmakokinetik wurden sie aber bisher ausschließlich zum Zwecke der Dosierungsoptimierung angewendet. Die Anzahl der Blutproben je Patient kann hier kleiner als die Anzahl der zu schätzenden Modellparameter sein, so daß auch unter den Bedingungen des Drug-monitoring realistischere Modelle als das Ein-Kompartment-Modell (wie z. B. biexponentiale Dispositionskurven) identifiziert werden können.

Obwohl schon 1972 von Sheiner et al. entwickelt, fanden Bayessche Verfahren der Dosierungsindividualisierung erst eine breitere Anwendung, nachdem dafür ein einfaches Verfahren zur Implementierung auf Mikrorechnern vorgeschlagen wurde (Sheiner et al. 1979; Sheiner und Beal 1982): Die Bayesschen Schätzwerte $\hat{p}_i$ als Modalwert der a-posteriori-Verteilung der individuellen Parameter erhält man durch Minimierung der folgenden Zielfunktion (vgl. Gl. 12.20):

$$J_B = \sum_{i=1}^{N} \frac{[C_i - M(t_i, \mathbf{p})]^2}{\sigma_e^2} + \sum_{i=1}^{k} \frac{(\bar{p}_i - p_i)^2}{s_i^2}. \tag{13.42}$$

Dabei sind die $\bar{p}_i$ und s_i^2 ($i = 1, \ldots, k$) die Populationsmittelwerte und Varianzen der k Modellparameter. Die Parameter werden vereinfacht als paarweise unkorreliert betrachtet. Für die Anzahl der beobachteten individuellen Plasmakonzentrationswerte C_i wird meist $N \leq 3$ gewählt. Die Schätzfunktion (13.42) unterschei-

det sich von der gewöhnlichen WLS-Schätzfunktion (s. Gl. 13.38) nur durch den zusätzlichen Term, die Summe der gewichteten Abweichungsquadrate der Parameter von ihrem Populationsmittelwert.
Die Populationsparameter $\bar{p}_i$ und s_i sollten dabei mit erwartungstreuen Schätzverfahren in der gleichen Grundgesamtheit bestimmt worden sein (vgl. Abschn. 12.3.). Dafür kommen unter den Bedingungen der klinischen Routineanwendung nur die NONMEM-Methoden (s. Abschn. 12.3.1.4.) oder äquivalente populationspharmakokinetische Verfahren in Frage. Bei der Verwendung von Literaturdaten muß ein Genauigkeitsverlust einkalkuliert werden. Ist eine Probandengruppe in pharmakokinetischer Hinsicht repräsentativ für die Patientengruppe in der die Therapie durchgeführt werden soll, kann auch von Populationsparametern ausgegangen werden, die mit der Standardmethode (Abschn. 12.3.1.1.) gewonnen wurden.
Für die Implementierung des Bayesschen Algorithmus [Minimierung von (13.42)] müssen die in Abschn. 12.2.4. beschriebenen Programme zur nichtlinearen Regressionsrechnung nur geringfügig modifiziert werden; ein Beispiel dafür ist das BASIC-Programm MULTI2(BAYES) von Yamaoka et al. (1985b).

Voraussage des Dosierungsschemas
Die Dosierungsoptimierung erfolgt in der Regel in einem zweistufigen Verfahren:
1. Schätzung der Parameter,
2. Voraussage des Dosierungsschemas.
Dabei können prinzipiell die in Abschnitt 13.2. behandelten Methoden angewendet werden. Dialogorientierte Computerprogramme wie ADVISE (Sheiner 1983), OPT (Kelman et al. 1982) oder ADAPT (D'Argenio und Schumitzky 1979) sind dabei eine wertvolle Hilfe. Ein bedeutender Vorteil der Bayesschen Methode der Dosierungsindividualisierung, im Vergleich zu allen anderen Verfahren, ist die Möglichkeit, auch ein Vertrauensintervall für die Voraussage anzugeben, z. B. für den Steady-state-Konzentrationswert, der durch die Dosierung erzeugt wird (vgl. Abschn. 13.2.1.). Bei ausreichend genauer Schätzung des Voraussageintervalls kann damit die *Effektivität* und die *Sicherheit* der Dosierungsmethode beurteilt werden. Das Bayessche Verfahren ist universell anwendbar und weder an ein bestimmtes Schema der Probennahme noch an ein bestimmtes Dosierungsverfahren gebunden, wie das bei der Ein-Punkt-Methode (s. Abschn. 13.3.1.) und den deterministischen adaptiven Verfahren (s. Abschn. 13.3.2.) der Fall war. Verschiedene retrospektive und prospektive Untersuchungen sowie Computersimulationen haben außerdem gezeigt, daß die Bayesschen Verfahren eine genauere Voraussage der individuellen Dosierung liefern (vgl. Abschn. 13.3.4.).
Whiting et al. (1984) schätzten mit einem Bayesschen Verfahren die Steady-state-Parameter des PD-Modells (s. Gl. 10.3) für Theophyllin. Damit konnte bei

13.3. Individualisierung durch Blutspiegelkontrolle

der Therapie von Patienten mit chronischer Bronchitis auch die interindividuelle Variabilität der Pharmakodynamik von Theophyllin berücksichtigt werden.

13.3.2.3.
Stochastische Steuerung

Ein Nachteil der bisher behandelten Verfahren ist die Trennung zwischen der Parameterschätzung und der Systemsteuerung, denn bei diesem Vorgehen spielt die Genauigkeit der Schätzung keine Rolle, d. h., die Voraussage der Dosierung erfolgt nur auf der Basis der Parameterwerte, ohne daß eine Wichtung hinsichtlich ihres Informationsgehaltes erfolgt. Dagegen berücksichtigen Methoden der stochastischen Regelungstheorie die Meßungenauigkeit, das Prozeßrauschen und andere Unsicherheitsfaktoren des pharmakokinetischen Systems. Schätzung und Regelung sind nicht mehr getrennt, und die Optimierung der Zielfunktion erfolgt unter Bewertung der Genauigkeit der Schätzwerte. In der Übersicht von Schumitzky (1986) werden klinisch relevante Methoden der stochastischen Regelung in einer mathematisch leicht verständlichen Form dargestellt. Diese Strategie ähnelt insoweit der Methode von Gaillot et al. (1979) bzw. von Richter und Reinhardt (1982), als daß die Verlustfunktion $Z(C)$ als eine zufällige Größe betrachtet wird, und die Zielfunktion der Erwartungswert der Verlustfunktion ist (vgl. Abschn. 13.2.3.):

$$J(x) = E(Z), \qquad (13.43)$$

d. h., $J(x)$ ist der "mittlere" Verlust für das Dosierungsschema x. Katz und D'Argenio (1986) optimierten mit einem Verfahren dieser Kategorie die Dosierung von Aminoglycosiden bei Kurzzeitinfusionen mit variablen Infusions- und Dosierungsintervallen (T bzw. τ). Der rechentechnische Aufwand ist dabei beträchtlich.

13.3.2.4.
Zuverlässigkeit der Methoden

Die bisherigen klinischen Erfahrungen lassen den Schluß zu, daß die Zuverlässigkeit der Voraussage individueller Dosierungen mit der Anzahl der Kontrollmessungen (Zwei-Punkt-Methoden besser als Ein-Punkt-Methode) und bei Verwendung von Vorinformation über die Populationsverteilung der Parameter (Bayessche Verfahren besser als Nicht-Bayessche) wächst (Burton et al. 1985a). Anwendungsbeispiele wurden in Tab. 13/1 zusammengestellt.
Für die Bewertung der Zuverlässigkeit der Voraussage bieten sich der *mittlere Fehler* (*ME*) als Mittelwert des Voraussagefehlers (Differenz zwischen Voraus-

Tabelle 13/1
Individualisierung der Dosierung durch Blutspiegelkontrolle (Anwendungsbeispiele)

Arzneimittel	Methode	Autoren
Cyclosporin	Bayessche Methode[2]	Kahan et al. 1986
Digoxin	Bayessche Methode[2]	Sheiner et al. 1979
Gentamicin	Sawchuk-Zaske[1]	Zaske et al. 1982
	Koup[1]	Koup et al. 1983
	Bayessche Methode[2]	Burton et al. 1985b
Lidocain	Bayessche Methode[2]	Vozeh et al. 1984
		Beach et al. 1988
	und Chiou[1]	Joel et al. 1983
Methotrexat	Bayessche Methode[2]	Iliadis et al. 1985
Phenytoin	Zwei-Punkte[1]	Ludden et al. 1977
	Bayessche Methode[2]	Vozeh et al. 1981
N-Acetylprocainamid	Bayessche Methode[2]	Rodman et al. 1982
Theophyllin	Ein-Punkt[3]	Koup et al. 1979
	Chiou[1]	Chiou et al. 1978
		Vozeh et al. 1980
	Koup[1]	Anderson et al. 1981
	Bayessche Methode[2]	Whiting et al. 1984

[1] s. Abschn. 13.3.2.1. [2] s. Abschn. 13.3.2.2. [3] s. Abschn. 13.3.1.

sage und wahrem Wert bzw. Referenzwert) und die *Wurzel aus dem mittleren quadratischen Fehler (RMSE)* an; dabei ist *ME* ein Maß für den systematischen Voraussagefehler und *RMSE* ein Maß für die Genauigkeit der Methode (Sheiner und Beal 1981 b). Zu betonen ist die Rolle der Versuchsplanung für die Genauigkeit der Dosierungsvoraussage: Bei nur einer Blutprobe ist es besonders wichtig, den Zeitpunkt der Probennahme so zu wählen, daß man ein Maximum an Information über das pharmakokinetische System des Patienten erhält (s. Abschn. 12.4.1.). Praktische Beispiele findet man bei Jelliffe (1986).
Abbildung 13/9 zeigt die Genauigkeit der adaptiven Steuerung der Theophyllintherapie, d. h. in diesem Fall die Genauigkeit der *CL*-Schätzung in Abhängigkeit vom Zeitabstand der Blutprobennahme und der verwendeten Methode. Bei dieser Simulationsuntersuchung war die Genauigkeit der Chiou-Methode geringer als bei der klinischen Anwendung, bei der für $t_2 - t_1 = 4$ h ein *RMSE* von 26,3% beobachtet wurde (Vozeh et al. 1980). Die höhere Genauigkeit der Bayesschen Methode steht in Übereinstimmung mit den Ergebnissen von Sheiner und Beal (1982).
Die Ergebnisse der Theophyllin-Studie von Mungall et al. (1982) bestätigen die Brauchbarkeit deterministischer Zwei-Punkt-Methoden (s. Abschn. 13.3.2.2.);

13.3. Individualisierung durch Blutspiegelkontrolle

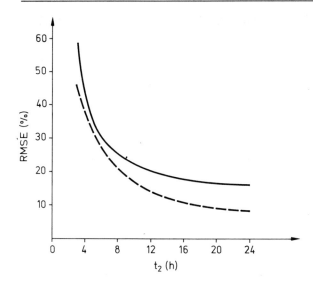

Abbildung 13/9
Genauigkeit (Wurzel aus dem mittleren quadratischen Fehler) der Clearance-Schätzung (CL) durch die Chiou-Methode (– – –) und die Bayessche Methode (———) in Abhängigkeit vom Zeitpunkt t_2 (s. Abb. 13/8) der Kontrollmessung (nach D'Argenio und Khakmahd 1983)

bei einer Targetkonzentration von 15 mg/l und einem Konfidenzintervall der Voraussage von 10,6–18,2 mg/l lagen die Konzentrationen bei allen Patienten im therapeutischen Bereich. Vozeh et al. (1985) untersuchten den Voraussagefehler und das Voraussageintervall für die durch die Bayessche Methode vorausgesagte Lidocain-Serumkonzentration. Eine einzige Kontrollmessung in einem Intervall von 2–4 h nach Beginn der Infusion gestattete eine für die klinische Anwendung ausreichend genaue Voraussage der nach 12 h erreichten Lidocainkonzentration. Der RMSE betrug 20,6 %. Daß die Schätzung des Voraussageintervalls eine Verzerrung nach oben aufweist, ist für die Sicherheit des Verfahrens von Bedeutung. Im Gegensatz zu den Punktvoraussagen reagiert der Schätzwert des Voraussageintervalls empfindlich auf Verzerrungen in den Schätzungen der Varianzkomponenten σ^2 und s_j^2 (Vozeh und Steiner 1987).
Bei der Digoxintherapie konnte durch das Bayessche Verfahren die Anzahl der Patienten mit Serumkonzentrationen außerhalb des therapeutischen Bereichs um 75 % reduziert werden (Sheiner et al. 1979). Auch bei der Aminoglycosiddosierung war dieses Verfahren wesentlich effektiver als die a-priori-Individualisierung der Dosis (z. B. mit Gl. 13.16) und die ärztliche Routinedosierung (Burton et al. 1985 b).
Wichtig ist die Wahl des pharmakokinetischen Modells; so ist die Bayessche Methode für Lidocain nur dann ausreichend genau, wenn für $M(t_i, \mathbf{p})$ in Gl. (13.42) ein Zwei-Kompartment-Modell gewählt wird (Vozeh et al. 1984). Alle vorliegenden empirischen Ergebnisse sprechen dafür, daß die restliche, nichterklärbare Variabilität der Pharmakokinetik bzw. Dosierung durch Kontrollmessungen der Plasmakonzentration (Drug monitoring) weiter reduziert werden

kann, auch wenn vorher bereits a-priori-Methoden der Dosierungsindividualisierung (s. Abschn. 13.2.3.) angewendet wurden (Burton et al. 1985a; Vozeh 1987).

13.4. Effektbezogene Steuerung der Dosierung

Wenn die Möglichkeit besteht, den Effektverlauf zu kontrollieren, ist es naheliegend, Kontrollmessungen des pharmakologischen Effektes als Grundlage der Dosierungsindividualisierung zu wählen, statt von der Plasmakonzentration als einer indirekten Zielgröße auszugehen. Während diese Methode in der chronischen Therapie nur in wenigen speziellen Fällen Anwendung findet, hat sich die effektabhängige Steuerung der Dosierung (On-line-Verfahren) dort bewährt, wo bei einer akuten Infusionstherapie der pharmakologische Effekt kontinuierlich meßbar ist, und das Pharmakon eine kurze Wirkungsdauer aufweist.

13.4.1. Langzeittherapie (off-line)

Das wichtigste Anwendungsgebiet ist die computergestützte Therapie mit indirekten Antikoagulatien (Warfarin). Ausgehend von Kontrollmessungen der Gerinnungszeit oder anderen Gerinnungstests wird die Dosierung entsprechend der Voraussage eines pharmakokinetisch-pharmakodynamischen Modells (s. Abb. 13/6) individuell angepaßt. Außer dem zugrundeliegenden Modell unterscheiden sich die Verfahren durch die Methoden der Parameterschätzung; neben LS-Schätzungen (Sheiner 1969) werden dabei Bayessche Schätzverfahren (Powers et al. 1980) angewendet. Die bisherigen klinischen Erfahrungen mit der Powerschen Methode (Abbrecht et al. 1982) sprechen dafür, daß damit die Zuverlässigkeit der Therapie wesentlich erhöht werden kann.

Unter Anwendung von Methoden der dynamischen Programmierung (Bellman 1971) entwickelte Sancho (1972) einen sequentiellen Algorithmus zur optimalen Dosierung von Antilipämika, wobei nach Kontrollmessungen des Serumcholesterolspiegels (Zielgröße) in bestimmten Intervallen die Dosierung korrigiert wird. Das für die Insulintherapie des diabetischen Komas entwickelte systemtheoretische Optimierungsverfahren (Inoe et al. 1976) hat als allgemeine adaptive Dosierungsstrategie auch für eine chronische Therapie Bedeutung (Schätzung der Parameter des Modells der Glucoseregelung während der Therapie). Daneben existieren noch computergestützte Dosierungsmethoden, die auf einfachen empirischen Dosis-Wirkungs-Beziehungen beruhen; z. B. für Antikoagulantien (Wiegman und Vossepoel 1977) und für Antihypertonika (Coe et al. 1975).

13.4.2. Automatisch gesteuerte Dosierung (on-line)

Bei der On-line-Steuerung der Infusionsgeschwindigkeit finden Methoden der Regelungstechnik eine direkte Anwendung: Die Dosierung als Stellgröße wird so gesteuert, daß der pharmakologische Effekt (Regelgröße) unter Selbstbeobachtung dem Sollwert zustrebt. Die wichtigsten Anwendungsgebiete dieses Verfahrens sind:
- Inhalationsnarkose (z. B. Morris et al. 1983; Ritchie et al. 1987),
- Blutdrucksenkung (z. B. Sheppard 1980; He et al. 1986),
- Blutglucoseregelung (z. B. Albisser und Spencer 1982; Salzsieder et al. 1984),
- Muskelrelaxation (Ashbury 1985);

außerdem wurde z. B. die Steuerung der Herzfrequenz durch Isoprenalininfusion im Tierexperiment realisiert (Singh et al. 1983). Bei den im folgenden zitierten Anwendungsbeispielen beschränken wir uns – wenn nicht anders vermerkt – auf die kontrollierte Blutdrucksenkung durch Infusion von Nitroprussid-Natrium (z. B. bei hypertonen Krisen, während Operationen und nach Myokardinfarkt).

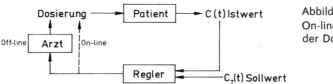

Abbildung 13/10
On-line Regelsystem der Dosierung

Der erste Schritt ist die Identifizierung des Systems Infusionspumpe-Patient *(offene Schleife)*; durch negative Rückkopplung des Systemoutputs (z. B. Blutdruck) erhält man das Regelungssystem *(geschlossene Schleife)* (Abb. 13/10), d. h., wenn die Übertragungsfunktion des offenen Systems bekannt ist, kann das Regelungssystem konstruiert werden. Das wurde schon von Smith und Schwede (1972) für die durch Halothan induzierte Blutdruckveränderung am Hund demonstriert (Abb. 13/11). Bei der Konstruktion des Reglers werden auch Methoden der optimalen Regelung angewendet (Koivo 1980). Diese Verfahren, wie auch die einfachen PID (proportional, integrierend, differenzierend)-Regelalgorithmen haben den Nachteil, daß die interindividuelle Variabilität der Systemparameter nicht berücksichtigt wird, da in der Pharmakotherapie die Identifizierung des offenen Systems nicht möglich ist.
Methoden der adaptiven Regelung (s. Abb. 13/6) sind deshalb von besonderer Relevanz für die klinische Anwendung der On-line-Verfahren. Während bei einigen der adaptiven Methoden eine Lernperiode von 10–15 min erforderlich ist, bevor die Regelung einsetzt (Arnsperger et al. 1983; Koivo et al. 1981), existieren auch moderne Verfahren bei denen die Anpassung der Parameter on-line

Abbildung 13/11
Antwort des mittleren arteriellen Blutdrucks ($\bar{P}_A$) auf eine sprungförmige Änderung der Halothan-Konzentration von 1,1 auf 2,4 Volumenprozent (links) und die Blutdruckregelung für $P_T = 90$ mmHg (Ausgangswert 67 mmHg) im korrespondierenden Feedback-System (rechts) beim Hund (nach Smith und Schwede 1972)

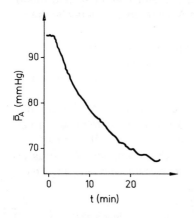 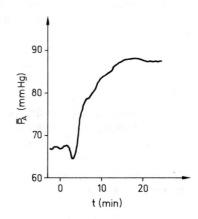

geschieht (Meline et al. 1985; He et al. 1986). Das ist auch deshalb ein großer Vorteil, weil die Parameter der Übertragungsfunktion nicht nur zwischen den Patienten verschieden, sondern auch zeitabhängig sind.
Die computer- bzw. mikroprozessorgesteuerte Dosierung wird zukünftig außer in der Anästhesie besonders in der Intensivtherapie eine Rolle spielen. Auf eine Überwachung und evtl. manuelle Nachjustierung des Systems kann nach den bisherigen Erfahrungen jedoch nicht verzichtet werden. Modelle für die automatische Insulininfusion zur Regelung des Blutglucosespiegels bilden theoretisch die Basis für die Entwicklung eines künstlichen Pankreas. Die Anwendungsmöglichkeiten von On-line-Dosierungsverfahren in der regionalen Krebschemotherapie auf der Basis von Modellen des Tumorwachstums werden gegenwärtig diskutiert (Swan 1986).

14. Anhang

14.1. Laplace-Transformation

Als Laplace-Transformierte von $f(t)$ wird die Funktion

$$\hat{f}(s) = \int_0^\infty e^{-st} f(t)\, dt \qquad (14.1)$$

bezeichnet (falls dieses Integral für mindestens eine komplexe Zahl s existiert).
Die Laplace-Transformation

$$\hat{f}(s) = L[f(t)] \qquad (14.2)$$

vermittelt eine eindeutige Abbildung zwischen dem Originalbereich $[f(t)]$ und dem Bildbereich $[\hat{f}(s)]$. Viele Aufgaben der Pharmakokinetik lassen sich im Bildraum einfacher lösen. Eine Ursache dafür ist die Tatsache, daß die Laplace-Transformierte der Faltung gleich dem Produkt der Laplace-Transformierten ist:

$$L[f_1(t) * f_2(t)] = \hat{f}_1(s)\, \hat{f}_2(s). \qquad (14.3)$$

Die wichtigsten Rechenregeln findet man in Tabelle 14/1. Das schwierigste Problem dieses Verfahrens ist im allgemeinen die Rücktransformation der Lösung in den Originalbereichen

$$L^{-1}[\hat{f}(s)] = f(t), \qquad (14.4)$$

wenn auch in vielen Fällen Tabellen der Korrespondenzen angewendet werden können (Tab. 14/2).
Für rationale Bildfunktionen $\hat{f}(s) = Z(s)/N(s)$ gilt die folgende allgemeine Umkehrformel:

$$L^{-1}[\hat{f}(s)] = \sum_{i=1}^{n} \frac{Z(s_i)}{N'(s_i)} e^{s_i t}, \qquad (14.5)$$

Tabelle 14/1
Einige Rechenregeln der Laplace-Transformation

Originalbereich	Bildbereich
$af(t) + bg(t)$	$a\hat{f}(s) + b\hat{g}(s)$
$\begin{cases} 0, & t < b \\ f(t-b), & t \geq b \geq 0 \end{cases}$	$e^{-bs}\hat{f}(s)$
$e^{-bt}f(t)$	$\hat{f}(s+b)$
$f(t) * g(t)$	$\hat{f}(s)\hat{g}(s)$
$\int_0^t f(u)\,du$	$s^{-1}\hat{f}(s)$
df/dt	$s\hat{f}(s) - f_0$
$f(t) = f(t+\tau)$	$\dfrac{1}{1-e^{-s\tau}} \int_0^\tau e^{-st}f(t)\,dt$

Tabelle 14/2
Einige Korrespondenzen der Laplace-Transformation

Originalfunktion	Bildfunktion
$\delta(t)$	1
1 (Einheitssprung)	$1/s$
t	$1/s^2$
t^n	$n!/s^{n+1}$
t^a	$\Gamma(a+1)/s^{a+1}$
e^{-bt}	$1/(s+b)$
te^{-bt}	$1/(s+b)^2$
$\dfrac{B}{b}(1 - e^{-bt})$	$\dfrac{B}{s(s+b)}$
$\dfrac{B}{b-a}(e^{-at} - e^{-bt})$	$\dfrac{B}{(s+a)(s+b)}$
$\dfrac{(d-a)}{b-a}e^{-at} + \dfrac{(d-b)}{a-b}e^{-bt}$	$\dfrac{(s+d)}{(s+a)(s+b)}$
$\dfrac{d-a}{(k-a)(b-a)}e^{-at} + \dfrac{d-b}{(k-b)(a-b)}e^{-bt} + \dfrac{d-k}{(a-k)(b-k)}e^{-kt}$	$\dfrac{k(s+d)}{(s+k)(s+a)(s+b)}$
$\begin{cases} 1, & 0 < t < T \\ 0, & t > T \end{cases}$	$\dfrac{1}{s}(1 - e^{-Ts})$

falls der Nenner $N(s)$ nur einfache Nullstellen s_i hat [$N(s_i) = 0$, $N'(s_i) = 0$, $i = 1, 2, \ldots, n$]. Beispiele zur Anwendung dieser Transformationsmethode auf Kompartmentmodelle beschreibt Wagner (1975). Ausführlichere Tabellen findet man z. B. bei Lösch (1966).

In einigen Fällen ist eine Rücktransformation nicht notwendig; so können aus der Laplace-Transformierten $\hat{f}(s)$ einer Dichtefunktion $f(t)$ die Momente der entsprechenden Zufallsvariablen T berechnet werden (s. Gl. 14.18)

$$E(T^k) = (-1)^k \lim_{s \to 0} \frac{d^k \hat{f}(s)}{ds^k}, \quad k = 1, 2, \ldots \quad (14.6)$$

Eine wichtige Anwendung in der linearen Systemtheorie ist das Konzept der Übertragungsfunktion

$$\hat{h}(s) = \frac{L \text{ (Output)}}{L \text{ (Input)}} = \frac{\hat{y}(s)}{\hat{x}(s)}, \quad (14.7)$$

die das dynamische Verhalten des Systems charakterisiert. Auch hier lassen sich wichtige Kenngrößen des Systems aus der Bildfunktion $\hat{h}(s)$ (ohne Rücktransformation) ableiten; z. B. gilt

$$\lim_{s \to 0} \hat{h}(s) = \int_0^t h(t) \, dt \quad (14.8)$$

14.2. Einige Grundbegriffe der Wahrscheinlichkeitstheorie

Bezeichnen wir mit T eine positive Zufallsgröße (z. B. Lebensdauer, Verweilzeit), dann ist die *Verteilungsfunktion* von T definiert als

$$F(t) = P[T \leq t], \quad t \geq 0. \quad (14.9)$$

$F(t)$ ist die Wahrscheinlichkeit dafür, daß T einen Wert kleiner oder gleich t annimmt (z. B., daß ein Molekül vor dem Zeitpunkt t eliminiert wird, wenn T die Verweilzeit ist). Die Funktion $F(t)$ ist monoton nicht abnehmend mit $F(0) = 0$ und $F(\infty) = 1$. Als *Überlebenswahrscheinlichkeit* bezeichnen wir die Wahrscheinlichkeit $\bar{F}(t)$ dafür, daß ein Molekül im Intervall [0, t] nicht eliminiert wird:

$$\bar{F}(t) = 1 - F(t) = P[T > t]. \quad (14.10)$$

Bei stetigen Zufallsgrößen wird häufig die Verteilungsdichte (kurz: Dichte)

$$f(t) = dF/dt, \quad f(t) \geq 0 \tag{14.11}$$

verwendet. Für die Dichtefunktion gilt

$$F(t) = \int_0^t f(t')\, dt', \quad \int_0^\infty f(t)\, dt = 1. \tag{14.12}$$

Zur Charakterisierung von Lebensdauerverteilungen $F(t)$ verwendet man die *Ausfallrate*

$$k(t) = f(t)/\bar{F}(t), \tag{14.13}$$

deren Analogon die spezifische Eliminationsrate im Falle pharmakokinetischer Verweilzeitverteilungen ist. Aus Gl. (14.13) folgt nach Integration:

$$\bar{F}(t) = \exp\left[-\int_0^t k(u)\, du\right]. \tag{14.14}$$

Die wichtigsten Maßzahlen von $F(t)$ sind der *Erwartungswert* von T (mittlere Verweilzeit)

$$E(T) = \int_0^\infty \bar{F}\, dt = \int_0^\infty tf(t)\, dt \tag{14.15}$$

und die *Varianz*

$$\mathrm{Var}(T) = E[T - E(T)]^2 = E(T^2) - [E(T)]^2. \tag{14.16}$$

Der Quotient

$$CV_T^2 = \mathrm{Var}(T)/[E(T)]^2 \tag{14.17}$$

wird als Quadrat des *Variationskoeffizienten* oder *relative Dispersion* bezeichnet. Die Kenngrößen

$$m_k = E(T^k) = \int_0^\infty t^k f(t)\, dt, \quad k = 1, 2, \ldots \tag{14.18}$$

werden Momente k-ter Ordnung der Verteilungsfunktion genannt. Wenn die zufällige Veränderliche $Y(t)$ eine Funktion einer anderen Zufallsgröße T ist,

14.2. Einige Grundbegriffe der Wahrscheinlichkeitstheorie

$Y = g(T)$, gilt

$$E(Y) = E[g(T)] = \int_0^\infty g(t) f(t) \, dt \tag{14.19}$$

Faltung
T_1 und T_2 seien zwei voneinander unabhängige Zufallsvariable mit den Verteilungsfunktionen $F_1(t)$ und $F_2(t)$. Für die Verteilungsfunktion der Summe $T = T_1 + T_2$ gilt dann

$$F(t) = \int_0^t F_1(t-u) \, dF_2(u) = \int_0^t F_2(t-u) \, dF_1 = (F_1 * F_2)(t) \tag{14.20}$$

und für die Dichten

$$f(t) = \int_0^t f_1(t-u) f_2(u) \, du = (f_1 * f_2)(t). \tag{14.21}$$

Für die Laplace-Transformierten kann man nach Gl. (14.3) schreiben:

$$\hat{f}(s) = \hat{f}_1(s) \, \hat{f}_2(s) \tag{14.22}$$

Mischung
Man spricht von einer Mischung der Verteilungsfunktion $F(t; \lambda)$ bezüglich der Gewichtsfunktion $G(x)$, wenn die Beziehung

$$F(t) = \int_0^\infty F(t; \lambda) \, dG(\lambda) \tag{14.23}$$

gilt. Dabei ist $G(x)$ die Verteilungsfunktion einer positiven Zufallsgröße, und F ist eine Funktion des reellen Parameters $\lambda > 0$. Die Klasse der CM-Verteilungen ("completely monotone") ist dadurch charakterisiert, daß sie als eine Mischung von Exponentialverteilungen darstellbar sind,

$$f(t) = \int_0^\infty e^{-\lambda t} \, dG(\lambda), \tag{14.24}$$

wobei $CV_T^2 - 1$ gleich dem Quadrat des Variationskoeffizienten der Mischungsverteilung $G(\lambda)$ ist (Keilson 1979).

15.
Literaturverzeichnis

ABBRECHT, P. H.; O'LEARY, T. J.; BEHRENDT, D. M.: Evaluation of computer-assisted method for individualized anticoagulation: retrospective and prospective studies with a pharmacodynamic model. – In: Clin. Pharmacol. Ther. – St. Louis **32** (1982). – S. 129–136

AKAIKE, H.: A new look at the statistical model identification. – In: IEEE Trans. Aut. Contr. – New York **19** (1973). – S. 716–723

ALBISSER, A. M.; SPENCER, W. J.: Electronics and the diabetic. – In: IEEE Trans. Bio-Med. Eng. – New York **29** (1982). – S. 239–248

AMIDON, G. L.; KOU, J.; ELLIOTT, R. L.; LIGHTFOOT, E. N.: Analysis of models for determining intestinal wall permeabilities. – In: J. Pharm. Sci. – Washington **69** (1980). – S. 1369–1373

ANDERSEN, D. H.: Compartmental modeling and tracer kinetics. – Berlin (W) – Heidelberg – New York: Springer-Verl., 1983

ANDERSON, G.; KOUP, J. R.; SLAUGHTER, R.; EDWARDS, W. D.; RESMEN, B.; HOOK, E.: Evaluation of two methods for estimating theophylline clearance prior to achieving steady state. – In: Ther. Drug Monit. – New York **3** (1981). – S. 325–332

ARNSPARGER, J. M.; MCINNES, B. C.; GLOVER, J. R.; NORMAN, N. A.: Adaptive control of blood pressure. – In: IEEE Trans. Bio-Med. Eng. – New York **30** (1983). – S. 168–176

ASHBURY, A. J.: Feedback control and model identification in the automatic control of neuromuscular blockade. – In: Stoeckel, (Hrsg.): Quantitation, modeling and control of anaesthesia. – Stuttgart: Thieme-Verl., 1985

ASTORRI, E.; BIANCHI, G.; LA CANNA, G.; ASSANELLI, D.; VISIOLI, O.; MARZO, A.: Bioavailability and related heart function index of digoxin capsules and tablets in cardiac patients. – In: J. Pharm. Sci. – Washington **68** (1979). – S. 104–105

ATKINS, G. L.: Multicompartment models for biological systems. – London: Methuen, 1969

AVRAM, M. J.; HENTHORN, T. K.; KREJCIE, T. C.: The initial rate of change in distribution volume is the sum of intercompartmental clearances. – In: J. Pharm. Sci. – Washington **75** (1986). – S. 919–920

BAHN, M. M.; LANDAW, E. M.: A minimax approach to the single-point method of drug dosing. – In: J. Pharmacokinet. Biopharm. – New York **15** (1987). – S. 255–269

BARLOW, R. E.; PROSCHAN, F.: Statistische Theorie der Zuverlässigkeit. – Berlin: Akademie-Verl., 1978

BARLOW, R. E.; PROSCHAN, F.: Mathematical theory of reliability. – New York: J. Wiley & Sons, 1965

BARNDORFF-NIELSEN, O.; BLAESILD, P.; HALGREEN, C.: First hitting time models for the generalized inverse Gaussian distribution. – In: Stoch. Proc. Appl. – Amsterdam **7** (1978). – S. 49–54

BASS, L.: Saturation kinetics in hepatic drug removal: a statistical approach to functional heterogeneity. – In: Am. J. Physiol., Gastrointest. Liver Physiol. – Bethesda **244** (1983). – S. 583–589

BASS, L.: Heterogeneity within observed regions: physiologic basis and effects on estimation of rates of biodynamic processes. – In: Circulation – New York **72** (1985). – S. IV47–IV52

BASS, L.: Convection – dispersion modeling of hepatic elimination. – In: J. Pharm. Sci. – Washington **75** (1986). – S. 321–322

BASS, L.; AISBETT, J.; BRACKEN, A. J.: Asymptotic forms of tracer clearance curves: theory and application of improred extrapolations. – In: J. Theor. Biol. – New York **111** (1984). – S. 755–785

BASS, L.; ROBERTS, M. S.; ROBINSON, P. J.: On the relation between extended forms of the sinusoidal perfusion and of the convection-dispersion models of hepatic elimination. – In: J. Theor. Biol. – New York **126** (1987). – S. 457–482

BASS, L.; ROBINSON, P.; BRACKEN, A. J.: Hepatic elimination of flowing substrates: The distributed model. – In: J. Theor. Biol. – New York **72** (1978). – S. 161–184

BEACH, C. L.; FARRINGER, J. A.; PECK, C. C.; LUDDEN, T. M.; CLEMENTI, W. A.: Clinical assessment of a two-compartment Bayesian forecasting method for lidocaine. – In: Ther. Drug Monit. – New York **10** (1988). – S. 74–79

BEAL, S. L.: Computation of the explicit solution to the Michaelis-Menten equation. – In: J. Pharmacokinet. Biopharm. – New York **11** (1983). – S. 641–657

BEAL, S. L.: Population pharmacokinetic data and parameter estimation based on their first two statistical moments. – In: Drug Metab. Rev. – New York **15** (1984). – S. 173–193

BEAL, S. L.: Some clarifications regarding moments of residence times with pharmacokinetic models. – In: Journal of pharmacokinetics and biopharmaceutics. – New York **15** (1987). – S. 75–92

BEAL, S. L; SHEINER, L. B.: NONMEM users guide. – San Francisco: Div. of Clin. Pharmacol., Univ. of California, 1979

BELLMAN, R.: Topics in pharmacokinetics, III: repeated dosage and impulse control. – In: Math. Biosci. – New York **12** (1971). – S. 1–5

BELLMAN, R.; ASTRÖM, K. J.: On structural identifiability. – In: Math. Biosci. – New York **7** (1970). – S. 329–339

BENET, L. Z.: General treatment of linear mammilliary models with elimination from any compartment as used in pharmacokinetics. – In: J. Pharm. Sci. – Washington **61** (1972). – S. 536–540

BENET, L. Z.: Mean residence time in the body versus mean residence time in the central compartment. – In: J. Pharmacokinet. Biopharm. – New York **13** (1985). – S. 555–557

BENOWITZ, N.; FORSYTH, R. P.; MELMON, K. L.; ROWLAND, M.: Lidocaine disposition kinetics in monkey and man. – In: Clin. Pharmacol. Ther. – St. Louis **16** (1974). – S. 87–98

BENOWITZ, N.; JACOB III, P.; JONES, R. T.; ROSENBERG, J.: Interindividual variability in the metabolism and cardiovascular effects of nicotine in man. – In: J. Pharmacol. Exp. Ther. – Baltimore **221** (1982). – S. 368–372

BERGMANN JR, H.; KENNER, TH.; PASCALE, K.: Dynamische Wirkungsanalyse vasoaktiver Substanzen am Blutdruck des Kaninchens. – In: Basic Res. Cardiol. – Darmstadt **70** (1975). – S. 268–278

BERTALANFFY, L. VON; BEIER, W.; LAUE, R.: Biophysik des Fließgleichgewichts. – Berlin: Akademie-Verl., 1977
BETZIEN, G.; KAUFMANN, B.; SCHNEIDER, B.; RITSCHEL, W. A.: KINPAK – a new program package for standardized evaluation of kinetic parameters. – In: Arzneimittelforschung – Aulendorf **35** (1985 a). – S. 14–20
BETZIEN, G.; KAUFMANN, B.; SCHNEIDER, B.; RITSCHEL, W. A.: Simulation studies of errors of parameter estimates in pharmacokinetics. – In: Arzneimittelforschung – Aulendorf **35** (1985 b). – S. 7–14
BISCHOFF, K. B.: Physiological pharmacokinetics. – In: Bull. Math. Biol. – Oxford **48** (1986). – S. 309–322
BISCHOFF, K. B.; DEDRICK, R. L.: Thiopental pharmacokinetics. – In: J. Pharm. Sci. – Washington **57** (1968). – S. 1346–1351
BISCHOFF, K. B.; DEDRICK, R. L.; ZAHARKO, D. S.; LONGSTRETH, J. A.: Methotrexate pharmacokinetics. – In: J. Pharm. Sci. – Washington **60** (1971). – S. 1128–1133
BJORNSSON, T. D.; COCCHETTO, D. M.; MCGOWAN, F. X.; VERGHESE, C. P.; SEDOR, P.: Nomogram for estimating creatinine clearance. – In: Clin. Pharmacokinet. – Auckland **8** (1983). – S. 365–369
BOSSI, A.; COBELLI, C.; COLUSSI, L.; ROMANIN–JACUR, G.: Transfer function matrix of a compartmental model. – In: Comput. Programs Biomed. – Amsterdam **12** (1980). – S. 141–155
BOURNE, D. W.; TRIPLETT, J. W.; HAYDEN, T. L.; DESIMONE, D. A.; HOESCHLE, J. D.: Pharmacokinetics of cis-dichlordiammine platinum(II) in rat using an external loop-eigenfunction expansion technique. – In: J. Pharm. Sci. – Washington **68** (1979). – S. 1571
BOURNE, D. W. A.: MULTI-FORTE, a microcomputer program for modelling and simulation of pharmacokinetic data. – In: Comp. Meth. Programs Biomed. – Amsterdam **23** (1986). – S. 277–281
BOXENBAUM, H.: Interspecies variation in liver weight, hepatic blood flow, and antipyrine intrinsic clearance: extrapolation of data to benzodiazepines and phenytoin. – In: J. Pharmacokinet. Biopharm. – New York **8** (1980). – S. 165–176
BOXENBAUM, H.: Interspecies scaling, allometry, physiological time, and the ground plan of pharmacokinetics. – In: J. Pharmacokinet. Biopharm. – New York **10** (1982). – S. 201–227
BOXENBAUM, H.: Interspecies pharmacokinetic scaling and the evolutionary-comparative paradigm. – In: Drug Metab. Rev. – New York **15** (1984). – S. 1071–1121
BOXENBAUM, H.; FERTIG, J. B.: Scaling of antipyrine intrinsic clearance of unbound drug in mammallian species. – In: Eur. J. Drug Metab. Pharmacokinet. – Geneva **9** (1984). – S. 177–183
BOXENBAUM, H.; RONFELD, R.: Interspecies pharmacokinetic scaling and the Dedrick plots. – In: Am. J. Physiol., Regul. Integrat. Comp. Physiol. – Bethesda **245** (1983). – S. 768–774
BOXENBAUM, H. G.; RIEGELMAN, S.; ELSAHOFF, R. M.: Statistical estimation in pharmacokinetics. – In: J. Pharmacokinet. Biopharm. – New York **2** (1974). – S. 123–148
BOZLER, G.; HEINZEL, G.; KOSS, F. W.; WOLF, M.: Modellentwicklung in der Pharmakokinetik. – In: Arzneimittelforschung – Aulendorf **27** (1977). – S. 897–900
BRILL, P. H.; MOON, R. E.: Application of queueing theory to pharmacokinetics. – In: J. Pharm. Sci. – Washington **69** (1980). – S. 558–560

15. Literaturverzeichnis

BROCKMEIER, D.: Die Rekonstruktion der Freisetzungsprofile mikroverkapselter Arzneiformen durch den Mittelwert und die Varianz der Freisetzungszeiten. − In: Arzneimittelforschung − Aulendorf **10** (1981). − S. 1746−1751
BROCKMEIER, D.; DENGLER, H. J.; VOEGELE, D.: In vitro-in vivo correlation of dissolution, a time scaling problem? Transformation of in vitro results to the in vivo situation, using theophylline as a practical example. − In: Eur. J. Clin. Pharmacol. − Berlin (W) **28** (1985) 291−300
BROCKMEIER, D.; HATTINGBERG, H. M. VON: In vitro − in vivo correlation, a time scaling problem? I. Basic considerations. − In: Arzneimittelforschung − Aulendorf **32** (1982). − S. 248−251
BROCKMEIER, D.; OSTROWSKI, J.: Mean time and first-pass metabolism. − In: Eur. J. Clin. Pharmacol. 2 Berlin (W) **29** (1985). − S. 45−48
BROWN, M.: Further monotonicity properties for specialized renewal processes. − In: Ann. Probability − Dublin **9** (1981). − S. 891−895
BROWN, M.: Approximating IMRL distributions by exponential distributions with application to first passage times. − In: Ann. Probability − Dublin **11** (1983). − S. 419−427
BROWN, R. D.; MANNO, J. E.: ESTRIP: a BASIC computer program for obtaining initial polyexponential parameter estimates. − In: J. Pharm. Sci. − Washington **67** (1978). − S. 1687−1691
BUELL, J.; JELLIFFE, R.; KALABA, R.; SCHIDHAR, R.: Modern control theory and optimal drug regimens, I: The plateau effect. − In: Math. Biosci. − New York **5** (1969). − S. 285−296
BUNKE, H.; HENSCHKE, R.; STRUBY, K.; WISOTZKI, C.: Parameter estimation in nonlinear regression models. − In: Math. Operationsforsch. Statist. − Berlin **8** (1977). − S. 23−40
BURKMAN, A. M.; NOTARI, R. E.; VAN TYLE, W. K.: Structural effects in drug distribution: comparative pharmacokinetics of apomorphine analogues. − In: J. Pharm. Pharmacol. − London **26** (1974). − S. 493−507
BURTON, M. E.; VASKO, M. R.; BRATER, D. C.: Comparison of drug dosing methods. − In: Clin. Pharmacokinet. − Auckland **10** (1985a). − S. 1−37
BURTON, M. E.; BRATER, D. C.; CHEN, P. S.; DAY, R. B.; HUBER, P. J.; VASKO, M. R.: A Bayesian feedback method of aminoglycoside dosing. − In: Clin. Pharmacol. Ther. − St. Louis **37** (1985b). − S. 349−357

CAMPELLO, L.; COBELLI, C.: Parameter estimation of biological stochastic compartmental models − an application. − In: IEEE Trans. Bio-Med. Eng. − New York **25** (1978). − S. 139−146
CAPIZZI, T.; MEHTA, H.; OPPENHEIMER, L.: Model-independent procedure for area estimation and intergroup comparisons. − In: J. Pharm. Sci. − Washington **72** (1983). − S. 995−999
CAPRANI, O.; SVEINSDOTTIR, E.; LASSEN, N.: SHAM, a method for biexponential curve resulution using initial slope, height, area and moment of the experimental decay type curve. − In: J. Theor. Biol. − New York **52** (1975). − S. 299−315
CARSON, E. R.; COBELLI, C.; FINKELSTEIN, L.: The mathematical modeling of metabolic and endocrine systems. − New York: J. Wiley & Sons, 1983
CARSTENSEN, J. T.; WRIGHT, J. L.; BLESSEL, K. W.; SHERIDAN, J.: USP Dissolution test II:

Sigmoid dissolution profiles from directly compressed tablets. – In: J. Pharm. Sci. – Washington **48** (1978). – S. 48–50

CHAN K. K. H.; GIBALDI, M.: Assessment of drug absorption after oral administration. – In: J. Pharm. Sci. – Washington **74** (1985). – S. 388–393

CHAU, N. P.: Area-dose relationship in nonlinear models. – In: J. Pharmacokinet. Biopharm. – New York **4** (1976). – In: 537–551

CHAU, N. P.: Linear n – compartment catenary models: formulas to describe tracer amount in any compartment and identification of parameters from a concentrations – time curve. – In: Math. Biosci. – New York **76** (1985). – S. 185–206

CHENNAVASIN, P.; JOHNSON, R. A.; BRATER, D. C.: Variability in derived parameters of furosemide pharmacokinetics. – In: J. Pharmacokinet. Biopharm. – New York **9** (1981). – S. 623–633

CHERRUAULT, Y.; PROST, J. F.; KARPOUZAS, I.; HOTCHEN, M.: Mathematical modelling accounting for discrepancies between blood levels and pharmacodynamic effects of a drug: application to the numerical optimization of tertatolol. – In: Int. J. Bio-Med. Comput. – Barking **18** (1986) 283–300

CHIOU, W. L.: Critical evaluation of the potential error in pharmacokinetic studies of using the linear trapezoidal rule method for the calculation of the area under the plasma level-time curve. – In: J. Pharmacokinet. Biopharm. – New York **6** (1978). – S. 539–546

CHIOU, W. L.: Potential pitfalls in the conventional pharmacokinetic studies: effects on the initial mixing on drug in blood and the pulmonary first-pass elimination. – In: J. Pharmacokinet. Biopharm. – New York **7** (1979). – S. 527–536

CHIOU, W. L.: Potential effect of early blood sampling schedule on calculated pharmacokinetic parameters of drugs after intravenous administration. – In: J. Pharm. Sci. – Washington **69** (1980 a). – S. 867–869

CHIOU, W. L.: New compartment-and model-independent method for rapid calculation of drug absorption rates. – In: J. Pharm. Sci. – Washington **69** (1980 b). – S. 57–62

CHIOU, W. L.: A new simple approach to study the effect of changes in urine flow and/or urine pH on renal clearance and its applications. – In: Clin. Pharmacol. Ther. – St. Louis **24** (1986). – S. 519–527

CHIOU, W. L.; GADALLA, M. A. F.; PENG, G. W.: Method for the rapid estimation of the total body clearance and adjustment of dosage regimens in patients during a constant-rate intravenous infusion. – In: J. Pharmacokinet. Biopharm. – New York **6** (1978). – S. 135–151

CHIOU, W. L.; LAM, G.; CHEN, M.-L.; LEE, M. G.: Arterial-venous plasma concentration differences of six drugs in the dog and rabbit after intravenous administration. – In: Res. Commun. Chem. pathol. Pharmacol. – Westbury **32** (1981). – S. 27–39

CHIOU, W. L.; LAM, G.; CHEN, M.-L.; LEE, M. G.: Effect of arterial venous plasma concentration differences on the determination of mean residence time of drugs in the body. – In: Res. Commun. Chem. Pathol. Pharmacol. – Westbury **35** (1982). – S. 17–25

CHOW, A. T.; JUSKO, W. J.: Application of moment analysis to nonlinear drug disposition described by the Michaelis-Menten equation. – In: Pharm. Res. – New York **4** (1987). – S. 59–61

CHRISTENSEN, F. N.; HANSEN, F. Y.; BECHGAARD, H.: Physical interpretation of parameters in the Rosin-Rammler-Sperling-Weibull distribution for drug release from controlled release forms. – In: J. Pharm. Pharmacol. – London **32** (1980). – S. 580–582

15. Literaturverzeichnis

CHUANG, S.; LOYD, H. H.: Analysis and identification of stochastic compartment models in pharmacokinetics: Implications for cancer chemotherapy. – In: Math. Biosci. – New York **22** (1974). – S. 57–74

CLEMENTS, J. A.; PRESCOTT, L. F.: Data point weighting in pharmacokinetic analysis: intravenous paracetamol in man. – In: J. Pharm. Pharmacol. – London **28** (1976). – S. 707–709

COBBY, J.; MAYERSOHN, M.; WALKER, G. C.: Influence of shape factors on kinetics of drug release from matrix tablets I: Theoretical. – In: J. Pharm. Sci. – Washington **63** (1974). – S. 725–732

COBELLI, C.; DISTEFANO III, J. J.; RUGGERI, A.: Minimal sampling schedules for identification of dynamic models of metabolic systems of clinical interest: case studies for two liver function tests. – In: Math. Biosci. – New York **63** (1983). – S. 173–186

COBELLI, C.; LEPSCHY, A.; ROMANIN-JACUR, G.: Identifiability of compartmental systems and related structural properties. – In: Math. Biosci. – New York **44** (1979)

COBELLI, C.; ROMANIN-JACUR, G.: Controlability, observabilty and structural identifiabilty of multi input and multi output biological compartmental systems. – In: IEEE Trans. Bio-Med. Eng. – New York **23** (1976). – S. 93–100

COBELLI, C.; SALVAN, A.: Parameter estimation in a biological two compartment model – a computer experimental study of the influence of the initial estimate in the parameter space and the model representation. – In: Math. Biosci. – New York **33** (1977)

COBELLI, C.; TOFFOLO, G.: Compartmental vs. noncompartment modeling for two accessible pools. – In: Am J. Physiol., Regul. Integrat. Comp. Physiol. – Bethesda **247** (1984). – S. 488–496

COCCHETTO, D. M.; WARGIN, W. A.; CROW, J. W.: Pitfalls and valid approaches to pharmacokinetic analysis of mean concentration data following intravenous administration. – In: J. Pharmacokinet. Biopharm. – New York **8** (1980). – S. 539–551

COE, F.; NORTON, E.; OPRARIL, S.; PULLMAN, T. N.: Physician acceptance of computer recommended antihypertensive therapy. – In: Comput. Biomed. Res. – New York **8** (1975). – S. 492–502

COLBURN, W. A.; GIBSON, D. M.: Composite pharmacokinetic profiling. – In: J. Pharm. Sci. – Washington **73** (1984). – S. 1667–1669

COLBURN, W. A.; WELLING, P. G.: Relative bioavailability: what reference?. – In: J. Pharm. Sci. – Washington **75** (1986). – S. 921–922

COVELL, D. G.; BERMAN, M.; DELISI, C.: Mean residence time – theoretical development, experimental determination, and practical use in tracer analysis. – In: Math. Biosci. – New York **72** (1984). – S. 213–244

CUTLER, D. J.: Numerical deconvolution by least squares: Use of prescribed input functions. – In: J. Pharmacokinet. Biopharm. – New York **6** (1978a). – S. 227–241

CUTLER, D. J.: Numerical deconvolution by least squares: Use of polynomials to represent the input function. – In: J. Pharmacokinet. Biopharm. – New York **6** (1978b). – S. 243–263

CUTLER, D. J.: A linear recirculation model for drug disposition. – In: J. Pharmacokinet. Biopharm. – New York **7** (1979). – S. 101–117

CUTLER, D. J.: Properties of the recirculation model: matrix description and conditions for a monotonic decreasing single pass response. – In: J. Pharmacokinet. Biopharm. – New York **9** (1981). – S. 217–223

CUTLER, D. J.: Drug availability to noneliminating tissues and sites of action following an intravenous dose. — In: J. Pharm. Sci. — Washington **75** (1986). — S. 1141–1144
CUTLER, D. J.: Definition of mean residence times in pharmacokinetics. — In: Biopharm. Drug Dispos. — Chichester **8** (1987). — S. 87–97

DAHLSTRÖM, B. E.; PAALZOW, L. K.: Pharmacokinetic interpretation of the enterohepatic recirculation and first-pass elimination of morphine in the rat. — In: J. Pharmacokinet. Biopharm. — New York **6** (1978). — S. 505–519
DAHLSTRÖM, B. E.; PAALZOW, L. K.; SEGRE, G.; AGREN, A. J.: Relation between morphine pharmacokinetics and analgesia. — In: J. Pharmacokinet. Biopharm — New York **6** (1978). — S. 41–53
DANIEL, P. M.; DONALDSON, J.; PRATT, O. E.: A method for injecting substances into the circulation toreach rapidly and to maintain a steady level. — In: Med. Biol. Eng. — Oxford **13** (1975). — S. 214–227
D'ARGENIO, D. Z.: Optimal sampling times for pharmacokinetic experiments. — In: J. Pharmacokinet. Biopharm. — New York **9** (1981). — S. 739–756
D'ARGENIO, D. Z.; KATZ, D.: Sampling strategies for noncompartmental estimation of mean residence time. — In: J. Pharmacokinet. Biopharm. — New York **11** (1983). — S. 435–446
D'ARGENIO, D. Z.; KHAKMAHD, K.: Adaptive control of theophylline therapy: importance of blood sampling times. — In: J. Pharmacokinet. Biopharm. — New York **11** (1983). — S. 547–559
D'ARGENIO, D. Z.; SCHUMITZKY, A.: A program package for simulation and parameter estimation in pharmacokinetic systems. — In: Comput. Programs Biomed. — Amsterdam **9** (1979). — S. 115–134
DEDRICK, R. L.: Interspecies scaling of regional drug delivery. — In: J. Pharm. Sci. — Washington **75** (1986). — S. 1047–1052
DEDRICK, R. L.; BISCHOFF, K. B.: Species similarities in pharmacokinetics. — In: Fed. Proc. — Washington **39** (1980). — S. 54–59
DETTLI, L.: Elimination kinetics and dosage adjustment of drugs in patients with kidney disease. — Stuttgart: G. Fischer Verlag, 1977
DISTEFANO III, J. J.: Concepts, properties, measurement, and computation of clearance rates of hormones and other substances in biological systems. — In: Ann. Biomed. Eng. — New York **4** (1976). — S. 302–319
DISTEFANO III, J. J.: Design and optimization of tracer experiments in physiology and medicine. — In: Fed. Proc. — Washington **39** (1980). — S. 84–90
DISTEFANO III, J. J.: Noncompartmental vs. compartmental analysis: some bases for choice. — In: Am. J. Physiol., Regul. Integrat. Comp. Physiol. — Bethesda **243** (1982). — S. 1–6
DOST, F. H.: Der Blutspiegel — Kinetik der Konzentrationsabläufe in der Kreislaufflüssigkeit. — Stuttgart: G. Thieme-Verl., 1953
DOST, F. H.: Über ein einfaches statistisches Dosis-Umsatzgesetz. — In: Klin. Wochenschr. — Berlin (W) **36** (1958). — S. 655–657
DRESSMAN, J. B.; FLEISHER, D.: Mixing-tank model for predicting dissolution rate control of oral absorption. — In: J. Pharm. Sci. — Washington **75** (1986). — S. 109–116
DUC, H. N.; NICKOLLS, P. M.: Multicompartment models of cancer chemotherapy incor-

porating resistant cell populations. − In: J. Pharmacokinet. Biopharm. − New York **15** (1987). − S. 145−177
DUNNE, A.: JANA: a new iterative polyexponential curve stripping program. − In: Comp. Meth. Programs. Biomed. − Amsterdam **20** (1985). − In: 269−275

EFRON, B.; GONG, G.: A leisurely look at the bootstrap, the jacknife, and cross-validation. − In: The Am. Statistican **37** (1983). − S. 37−47
EISENFELD, J.: Relationship between stochastic and differential models of compartmental systems. − In: Math. Biosci. − New York **43** (1979). − S. 289−305
EISENFELD, J.: Stochastic parameters in compartmental systems. − In: Math. Biosci. − New York **52** (1980). − S. 261−275
EISENFELD, J.: On washout in nonlinear compartmental systems. − In: Math. Biosci. − New York **58** (1982). − S. 259−275
EISENFELD, J.; BELTZ, W. F.; GRUNDY, S. M.: The role of nonrenal eigenvalues in the identification of cycles in a compartmental system. − In: Math. Biosci. − New York **71** (1984). − S. 41−55
ELLIOTT, R. L.; AMIDON, G. L.; LIGHTFOOT, E. N.: A convective mass transfer model for determining intestinal wall permeabilities: laminar flow in a circular tube. − In: J. Theor. Biol. − New York **87** (1980). − S. 757−771
ENDRENYI, L.: Design of experiments for estimating enzyme and pharmacokinetic parameters. − In: Endrenyi, L. (Hrsg.): Kinetic data analysis. − New York: Plenum, 1981. − S. 137−167
ENDRENYI, L.; TANG, H.-T.: Robust parameter estimation for a simple kinetic model. − In: Comput. Biomed. Res. − New York **13** (1980). − S. 430−436

FAGARASAN, J. T.; DISTEFANO III, J. J.: Hidden pools, hidden modes and visible repeated eigenvalues in compartmental models. − In: Math. Biosci. − New York **82** (1987). − S. 87−114
FEAD, E. M.: Model-independent linear pharmacokinetic equations for variable dosing regimens. − In: Biopharm. Drug Dispos. − Chichester **2** (1981). − S. 299−302
FEDOROV, V. V.: Theory of optimal experiments. − New York: Academic Press, 1972
FELLER, W.: An introduction to probability theory and its applications, Vol. II. − New York: J. Wiley & Sons, 1966
FESSI, H.; MARTY, J.-P.; PUISSIEUX, F.; CARSTENSEN, J. T.: Square root of time dependence of matrix formulations with low drug content. − In: J. Pharm. Sci. − Washington **71** (1982). − S. 749−752
FINEGOOD, D. T.; BERGMAN, R. N.: Optimal segments: a method for smoothing tracer data to calculate metabolic fluxes. − In: Am. J. Physiol., Endocrinol. Metab. Gastrointest. Physiol. − Bethesda **244** (1983). − S. 472−479
FLESSNER, M. F.; DEDRICK, R. L.; SCHULTZ, J. S.: A distributed model of peritoneal-plasma transport: theoretical considerations. − In: Am. J. Physiol., Regul. Integrat. Comp. Physiol. − Bethesda **246** (1984). − S. 597−607
FORKER, E. L.; LUXON, B. A.: Hepatic transport kinetics and plasma disappearance curves: distributed versus conventional approach. − In: Am. J. Physiol., Endocrinol. Metab. − Bethesda **235** (1978). − S. 648−660
FORKER, E. L.; LUXON, B. A.: Hepatic transport kinetics: effect of anatomic and metabolic

heterogenity on estimates of the average transfer coefficients. – In: Am. J. Physiol., Gastrointest. Liver Physiol. – Bethesda **243** (1982). – S. 532–540

FOSS, S. D.: A method of exponential curve fitting by numerical integration. – In: Biometrics – Raleigh **26** (1970). – S. 815–821

FRANCIS, R. J.: ELSMOS – an extended least squares modelling system in FORTRAN IV for mini- or micro-computer implementation. – In: Comput. Programs Biomed. – Amsterdam **18** (1984). – S. 43–50

FRESEN, J. L.; JURITZ, J. M.: A note on Foss's method of obtaining initial estimates for exponential curve fitting by numerical integration. – In: Biometrics – Raleigh **42** (1986). – S. 821–827

FRIEDMAN, H.; GREENBLATT, D. J.; BURSTEIN, E. S.; HARMATZ, J. S.; SHADER, R. I.: Population study of triazolam pharmacokinetics. – In: Br. J. Clin. Pharmacol. – London **22** (1986). – S. 639–642

FUSEAU, E.; SHEINER, L. B.: Simultaneous modeling of pharmacokinetics and pharmacodynamics with a nonparametric pharmacodynamic model. – In: Clin. Pharmacol. Ther. – St. Louis **35** (1984). – S. 733–741

GABRIELSSON, J. L.; PAALZOW, L. K.: A physiological pharmacokinetic model for morphine disposition in the pregnant rat. – In: J. Pharmacokinet. Biopharm. – New York **11** (1983). – S. 147–163

GABRIELSSON, J. L.; PAALZOW, L. K.; NORDSTRÖM, L.: A physiologically based pharmacokinetic model for theophylline disposition in the pregnant and nonpregnant rat. – In: J. Pharmacokinet. Biopharm. – New York **12** (1984). – S. 149–165

GAILLOT, J.; STEINER, J.-L.; MALLET, A. J.; THEBAULT, J J.; BIEDER, A.: A priori lithium dosage regimen using population characteristics of pharmacokinetic parameters. – In: J. Pharmacokinet. Biopharm. – New York **7** (1979). – S. 579–628

GALEAZZI, R. L.; BENET, L. Z.; SHEINER, L. B.: Relationship between the pharmacokinetics and pharmacodynamics of procainamide. – In: Clin. Pharmacol. Ther. – St. Louis **20** (1976). – S. 278–289

GARNOTE, D. P.; LÜCKER, P. W.: A new mathematical approach to describe transmural potential difference changes. – In: Arzneimittelforschung – Aulendorf **32** (1982). – S. 552–556

GENGO, F. M.; SCHENTAG, J.; JUSKO, W. J.: Pharmacokinetics of capacitylimited tissue distribution of methicillin in rabbits. – In: J. Pharm. Sci. – Washington **73** (1984). – S. 867–873

GERARDIN, A.; WANTIEZ, D.; JAOUEN, A.: An incremental method for the study of the absorption of drugs whose kinetics are described by a two-compartment model: estimation of the microscopic rate constants. – In: J. Pharmacokinet. Biopharm. – New York **11** (1983). – S. 401–424

GERLOWSKI, L. E.; JAIN, R. K.: Physiologically based pharmacokinetic modeling: principles and applications. – In: Journal of pharmaceutical sciences. – Washington **72** (1983). – S. 1103–1127

GIBALDI, M.; PERRIER, D.: Pharmacokinetics. – New York–Basel: M. Dekker, 1982

GILLESPIE, W. R.; VENG-PEDERSEN, P.: A polyexponential deconvolution method. Evaluation of the "gastrointestinal bioavaibility" and mean invivo dissolution time of some ibuprofen dosage forms. – In: J. Pharmacokinet. Biopharm. – New York **13** (1985)

GLANDSDORFF, P.; PRIGOGINE, I.: On a general evolution criterion in macroscopic physics. – In: Physica **30** (1964). – S. 351–357
GODFREY, K. R.; FITCH, W. R.: The deterministic identifiability of nonlinear pharmacokinetic models. – In: J. Pharmacokinet. Biopharm. – New York **12** (1984). – S. 177–191
GOMENI, R.: PHARM – an interactive graphic program for individual and population pharmacokinetic parameter estimation. – In: Comp. Biol. Med. – New York **14** (1984). – S. 25–34
GOMENI, R.; GOMENI, C.: AUTOMOD: a polyalgorithm for an integrated analysis of linear pharmacokinetic models. – In: Comp. Biol. Med. – New York **9** (1979). – S. 39–48
GOUYETTE, A.: Pharmacokinetics: statistical moment calculations. – In: Arzneimittelforschung – Aulendorf **33** (1983). – S. 173–176
GOUYETTE, A.: Analysis of variance and Westlake's test of bioavailability data using a programmable minicalculator. – In: Int. J. Bio-Med. Comput. – Barking **15** (1984). – S. 175–181
GRASELA, T. H.; ANTAL, E. J.; TOWNSEND, R. J.; SMITH, R. B.: An evaluation of population pharmacokinetics in therapeutic trials. Part I. Comparison of methodologies. – In: Clin. Pharmacol. Ther. – St. Louis **39** (1986). – S. 605–612
GRASELA, T. H.; SHEINER, L. B.: Population pharmacokinetics of procainamide from routine clinical data. – In: Clin. Pharmacokinet. – Auckland **9** (1984). – S. 545–554
GRAY, M. R.; TAM, Y. K.: The series-compartment model for hepatic elimination. – In: Drug Metab. Dispos. – Baltimore **15** (1987). – S. 27–29
GÜNTHER, B.: Theories on biological similarities. – Fortschr. exp. Biophys.; Bd. 19. – Leipzig: G. Thieme Verlag, 1975
GUSTAFSON, J. H.; SCHOENWALD, R. D.; BENET, L. Z.: Limitations in interpretation of digoxin absorption using averaged pharmacological response intensities. – In: J. Pharm. Sci. – Washington **65** (1976). – S. 243–247
GUY, R. H.; HADGRAFT, J.: Prediction of drug disposition kinetics in skin and plasma following topical administration. – In: J. Pharm. Sci. – Washington **73** (1984). – S. 883–887
GUY, R. H.; HADGRAFT, J.; KELLAWAY, I. W.; TAYLOR, M. J.: Calculations of drug release rates from spherical particles. – In: Int. J. Pharm. – Amsterdam **11** (1982). – S. 199–207

HACISALIHZADE, S. S.; MANSOUR, M.: Solution of the multiple dosing problem using linear programming. – In: Int. J. Bio-Med. Comput. – Barking **17** (1985). – S. 57–67
HACISALIHZADE, S. S.; SENNING, M. F.; STROTZ, R.; DE FIGUEIREDO, J. P.: Optimization of drug administration by a Tauberian approach. – In: IEEE Trans. Bio.-Med. Eng. – New York **34** (1987). – S. 430–436
HALL, P.: On measures of the distance of a mixture from its parent distribution. – In: Stoch. Proc. Appl. – Amsterdam **8** (1979). – S. 357–365
HAMILTON, R. A.; CHOW, S. S.: Two-point method for the determination of aminoglycoside pharmacokinetics: theoretical and practical considerations. – In: Ther. Drug Monit. – New York **8** (1986). – S. 274–278
HARASHIMA, H.; SAWADA, Y.; SUGIYAMA, Y.; IGA, T.; HANANO, M.: Analysis of nonlinear tissue distribution of quinidine in rats by physiologically based pharmacokinetics. – In: J. Pharmacokinet. Biopharm. – New York **13** (1985). – S. 425–440
HARASHIMA, H.; SAWADA, Y.; SUGIYAMA, Y.; IGA, T.; HANANO, M.: Prediction of serum concentration time course of quinidine in human using a physiologically based

pharmacokinetic model developed from the rat. – In: J. Pharmacobio-Dyn. – Tokyo **9** (1986)
HARRISON, L. I.; GIBALDI, M.: Physiologically based pharmacokinetic model for digoxin disposition in dogs and its preliminary application to humens. – In: J. Pharm. Sci. – Washington **66** (1977). – S. 1679–1683
HE, W. G.; KAUFMAN, H.; ROY, R.: Multiple model adaptive control procedure for blood pressure control. – In: IEEE Trans. Bio-Med. Eng. – New York **33** (1986). – S. 10–19
HEARON, J. Z.: Residence times in compartmental systems and the moments of a certain distribution. – In: Math. Biosci. – New York **15** (1972). – S. 66–77
HEARON, J. Z.: A monotonicity theorem for compartmental systems. – In: Math. Biosci. – New York **46** (1979). – S. 293–300
HEKMAN, P.; VAN GINNEKEN, C. A. M.: Kinetic modeling of the renal excretion of iodopyracet in the dog. – In: J. Pharmacokinet. Biopharm. – New York **10** (1982). – S. 77–92
HERTZ, H.: Die Prinzipien der Mechanik: Einleitung. – Ostwalds Klassiker der exakten Wissenschaften; Bd. 263. – Leipzig: Akad. Verlagsges. Geest & Portig 1984. – Original: 1894
HIGUCHI, W. I.: Diffusional models useful in biopharmaceutics. – In: J. Pharm. Sci. – Washington **56** (1967). – S. 315–324
HIMMELSTEIN, K. J.; BISCHOFF, K. B.: Mathematical representations of cancer chemotherapy effects. – In: J. Pharmacokinet. Biopharm. – New York **1** (1973). – S. 51–68
HOLFORD, N. H. G.; SHEINER, L. B.: Kinetics of pharmacological response. – In: Pharmacol. Ther. – Oxford **16** (1982). – S. 143–166
HOMER, L. D.; SMALL, A.: A unified theory for estimation of cardiac output, volumes of distribution and renal clearances from indicator dilution curves. – In: J. Theor. Biol. – New York **64** (1977). – S. 535–550
HOMER, L. D.; WEATHERSBY, P. K.: The variance the distribution of traversal times in a capillary bed. – In: J. Theor. Biol. – New York **87** (1980). – S. 349–377
HORT, R.; TANIGAWARA, Y.; SAITO, Y.; HAYASHI, Y.; AIBA, T.; OKUMURA, K.; KAMIYA, A.: Moment analysis of drug disposition in kidney: Transcellular transport kinetics of p-aminohippurate in the isolated perfused rat kidney. – In: J. Pharm. Sci. – Washington 77 (1988). – S. 471–476
HOUSTON, J. B.: Drug metabolite kinetics. – In: Pharmacol. Ther. – Oxford **15** (1982). – S. 521–552
HUNT, C. A.; MACGREGOR, R. D.; SIEGEL, R. A.: Engineering targeted in vivo drug delivery. I. The physiological and physicochemical principles governing oportunities and limitations. – In: Pharm. Res. – New York **3** (1986). – S. 333–344
HUXLEY, J. S.: Problems of relative growth. – London: Methuen, 1932
HWANG, S.; KWAN, K. C.: Further considerations on model-independent bioavailability estimation. – In: J. Pharm. Sci. – Washington **69** (1980). – S. 77–80

IBEN, G. A.; ANDERSON, J. H.: Interactive simulator for pharmacokinetics of repetitive drug dosing. – In: Comput. Programs Biomed. – Amsterdam **4** (1975). – S. 113–120
ICHIKAWA, T.; ISHIDA, S.; SAKIYA, Y.; SAWADA, Y.; HANANO, M.: Biliary excretion and enterohepatic cycling of glycyrrhizin in rats. – In: J. Pharm. Sci. – Washington **75** (1986). – In: 672–675
ICHIMURA, F.; DEGUCHI, Y.; YOKOGAWA, K.; YAMANA, T.: Physiologically based

pharmacokinetics of valproic acid in rabbits. – In: Int. J. Pharm. – Amsterdam **27** (1985). – S. 45–80
IGA, K.; OGAWA, Y.; YASHIKI, T.; SHIMAMOTO, T.: Estimation of drug absorption rates using a deconvolution method with nonequal sampling times. – In: J. Pharmacokinet. Biopharm. – New York **14** (1986). – S. 213–225
IGARI, Y.; SUGIYAMA, Y.; SAWADA, Y.; IGA, T.; HANANO, M.: Prediction of diazepam disposition in the rat and man by a physiologically based pharmacokinetic model. – In: J. Pharmacokinet. Biopharm. – New York **11** (1983). – S. 577–593
ILIADIS, A.; BACHIR-RAHO, M.; BRUNO, R.; FAVRE, R.: Bayesian estimation and prediction of clearance in high-dose methotrexate infusions. – In: J. Pharmacokinet. Biopharm. – New York **13** (1985). – S. 101–115
ILIADIS, A.; BRUNO, R.; CANO, J.-P.: Steady-state dosage regimen calculations in linear pharmacokinetics. – In: Int. J. Bio-Med. Comput. – Barking **18** (1986). – S. 167–182
INOUE, M.; KAJIYA, F.; INADA, H.; KITAWATAKE, A.; HORI, M.; FUKUI, S.; ABE, H.: Optimal control of medical treatment: adaptive control of blood glucose level in diabetic coma. – In: Comput. Biomed. Res. – New York **9** (1976). – S. 217–228
ISHIZAKI, T.; KUBO, M.: Incidence of apparent Michaelis-Menten kinetic behavior of theophylline and its parameters (V_{max} and K_m) among asthmatic children and adults. – In: Ther. Drug Monit. – New York **9** (1987). – S. 11–20

JACQUEZ, J. A.: Modeling exchange in capillary beds. – In: Fed. Proc. – Washington **43** (1984). – S. 148–153
JACQUEZ, J. A.; BELLMAN, R.; KALABA, R.: Some mathematical aspects of chemotherapy – II: The distribution of a drug in the body. – In: Bull. Math. Biophys. – Chicago **22** (1960). – S. 309–323
JANICKE, D. M.; MORSE, G. D.; APICELLA, M. A.; JUSKO, W. J.; WALSHE, J. J.: Pharmacokinetic modeling of bidirectional transfer during peritonal dialysis. – In: Clin. Pharmacol. Ther. – St. Louis **40** (1986). – S. 209–218
JANKNEGT, R.; KOKS, C. H. W.: Pharmacokinetic aspects during continuous ambulatory peritoneal dialysis: a literature review. – In: Pharm. Weekbl. – Den Haag **6** (1984). – S. 229–236
JANKU, I.: Formal theory of discrete drug dosing regimen adjustment. – In: Eur. J. Clin. Pharmacol. – Berlin (W) **25** (1983). – S. 123–130
JELLIFFE, R. W.: Clinical applications of pharmacokinetics and control theory. – In: Maronde, R. F. (Hrsg.): Topics in clinical pharmacology and therapeutics. – New York: Springer-Verl., 1986. – S. 26–82
JELLIFFE, R. W.; BUELL, J.; KALABA, R.; SRIDHAR, R.; ROCKWELL, R.: A computer program for digitalis dosage regimens. – In: Math. Biosci. – New York **9** (1970). – S. 179–193
JELLIFFE, R. W.; JELLIFFE, S. M.: A computer program for estimation of creatinine clearance from unstable serum creatinine levels, age sex, and weight. – In: Math. Biosci. – New York **14** (1972). – S. 17–24
JOHANSON, G.: Physiologically based pharmacokinetic modeling of inhaled 2-butoxyethanol in man. – In: Toxicol. Lett. – Amsterdam **34** (1986). – S. 23–31
JOHNO, I.; HASEGAWA, M.; NAKAMURA, T.; OHSHIMA, T.; KITAZAWA, S.; GOTO, M.: Pharmacokinetic analyses and drug plasma level simulation using a personal com-

puter with unequal doses and dosing intervals. – In: Yakugaku Zasshi – Tokyo **106** (1986). – S. 1050–1056
JOHNSTON, A.: A computer program in BASIC for nonlinear curve fitting. – In: J. Pharmacol. Meth. – New York **14** (1985). – S. 323–329
JOHNSTON, A.; WOOLLARD, R. C.: STRIPE: an interactive program for the analysis of drug pharmacokinetics. – In: J. Pharmacol. Meth. – New York **9** (1983). – S. 193–199
JONES, M. E.; NICHOLAS, T. E.: This pharmacokinetics of the intravenous steroid anesthetic alphaxalone in the isolated perfused rat lung. – In: J. Pharmacokinet. Biopharm. – New York **9** (1981). – S. 243–255
JONES, R. H.; REEVE, E. B.; SWANSON, G. D.: Statistical identification of compartmental models with application to plasma protein kinetics. – In: Comput. Biomed. Res. – New York **17** (1984). – S. 277–288
JUSKO, W. J.; KOUP, J. R.; ALVAN, G.: Nonlinear assessment of phenytoin bioavailability. – In: J. Pharmacokinet. Biopharm. – New York **4** (1976). – S. 327–336

KAMMERER, W.: Kybernetik. – Berlin: Akademie-Verl., 1977
KAHAN, B. D.; KRAMER, W. G.; WIDEMAN, C. A.: Application of Bayesian forecasting to predict appropriate cyclosporine dosing regimens for renal allograft recipients. – In: Transplant. Proc. – New York **18** (1986). – S. 200–203
KAMINSKI, Z. W.; DOMINO, E. F.: Computer program for calculation of kinetic and pharmacologic parameters using a "direct linear plot" derived algorithm. – In: Comput. Programs Biomed. – Amsterdam **24** (1987). – S. 41–45
KAMIYA, A.; OKUMURA, K.; HORI, R.: Quantitative investigation of renal handling of drugs in dogs with renal insufficiency. – In: J. Pharm. Sci. – Washington **73** (1984). – S. 892–896
KANIWA, N.; AOYAGI, N.; OGATA, H.: Use of PKM-MULTI program for fitting discontinuous absorption profiles using a microcomputer. – In: J. Pharmacobio-Dyn. – Tokyo **7** (1984). – S. 900–909
KATZ, D.; D'ARGENIO, D. Z.: Implementation and evaluation of control strategies for individualizing dosage regimes, with application to the aminoglycoside antibiotics. – In: Journal of pharmacokinetics and biopharmaceutics. – New York **14** (1986). – S. 523–537
KAUS, L. C.; FELL, J. T.; SHARMA, H.; TAYLOR, D. C.: On the intestinal transit of a single non-disintegration object. – In: Int. J. Pharm. – Amsterdam **20** (1984). – S. 315–323
KEILSON, J.: Markov chain models – rarity and exponentiality. – New York: Springer, 1979
KEILSON, J.; KESTER, A.; WATERHOUSE, C.: A circulatory model for human metabolism. – In: J. Theor. Biol. – New York **74** (1978). – S. 535–547
KELMAN, A. W.; WHITING, B.: Modeling of drug response in individual subjects. – In: J. Pharmacokinet. Biopharm. – New York **8** (1980). – S. 115–129
KELMAN, A. W.; WHITING, B.; BRYSON, S. M.: OPT: a package of computer programs for parameter optimisation in clinical pharmacokinetics. – In: Br. J. Clin. Pharmacol. – London **14** (1982). – S. 247–256
KLOTZ, U.: Klinische Pharmakokinetik. – Stuttgart: Fischer-Verl., 1984
KNOLLE, H.: A new estimation method for noncompartmental pharmacokinetic analysis. – In: Biom. J. – Berlin **28** (1986a). – S. 31–38

15. Literaturverzeichnis

KNOLLE, H.: Parameter estimation for the Bateman function via moments of the empirical curve. − In: Biom. J. − Berlin **28** (1986 b). − S. 18−29

KOEPPE, P.; HAMANN, C.: A program for non-linear regression analysis to be used on desk-top computers. − In: Comput. Programs Biomed. − Amsterdam **12** (1980). − S. 121−128

KOIVO, A. J.: Automatic continuous-time blood pressure control in dogs by means of a hypotensive drug injection. − In: IEEE Trans. Bio-Med. Eng. − New York **10** (1980). − S. 574−581

KOIVO, A. J.: Microprocessor-based controller for pharmacodynamical application. − In: IEEE Trans. Automatic Control − New York **26** (1981). − S. 1208−1213

KOMIYA, I.: Urine flow dependence of renal clearance and interrelation of renal reabsorption and physicochemical properties of drugs. − In: Drug Metab. Dispos. − Baltimore **14** (1986). − S. 239−245

KOUP, J. R.: Direct linear plotting method for estimation of pharmacokinetic parameters. − In: J. Pharm. Sci. − Washington **70** (1981). − S. 1093−1094

KOUP, J. R.; KILLEN, T.; BAUER, L. A.: Multiple-dose non-linear regression analysis program. − In: Clin. Pharmacokinet. − Auckland **8** (1983). − S. 456−462

KOUP, J. R.; SACK, C. M.; SMITH, A. L.; GIBALDI, M.: Hypothesis for the individualization of drug dosage. − In: Clin. Pharmacokinet. − Auckland **4** (1979). − S. 460−469

KOUP, J. R.; SCHENTAG, J. J.; VANCE, J. W.; KURITZKY, P. M.; PYSZCYNSKI, D. R.; JUSKO, W. J.: System for clinical pharmacokinetic monitoring of theophylline therapy. − In: Am. J. Hosp. Pharm. − Washington **33** (1976). − S. 949−956

KRAMER, W. G.; KOLIBASH, A. J.; LEWIS, R. P.; BATHALA, M. S.; VISCONTI, J. A.; REUNING, R. H.: Pharmacokinetics of digoxin: relationship between response intensity and predicted compartmental drug levels in man. − In: J. Pharmacokinet. Biopharm. − New York **7** (1979). − S. 47−61

KRAMER, W. G.; LEWIS, R. P.; COBB, T. C.; FORESTER, W. F.; VISCONTI, J. A.; WANKE, L. A.; BOXENBAUM, H. G.; REUNING, R. H.: Pharmacokinetics of digoxin: comparisons of a two-and a three-compartment model in man. − In: J. Pharmacokinet. Biopharm. − New York **2** (1974). − S. 299−312

KRÜGER-THIEMER, E.: Formal theory of drug dosage regimens. I. − In: J. Theor. Biol. − New York **13** (1966). − S. 212−235

KRÜGER-THIEMER, E.: Formal theory of drug dosage regimens. II. The exact plateau effect. − In: J. Theor. Biol. − New York **23** (1969). − S. 169−190

KUBOTA, K.; ISHIZAKI, T.: A diffusion − diffusion model for percutaneous drug absorption. − In: J. Pharmacokinet. Biopharm. − New York **14** (1986). − S. 409−439

KUEHN, P. B.; JHAWAR, A. K.; WEIGAND, W. A.; SMOLEN, V. F.: Pharmacokinetics of chlorpromazine-induced miotic response. − In: J. Pharm. Sci. − Washington **65** (1976). − S. 1593−1599

KUSUOKA, H.; KODAMA, S.; MAEDA, H.: Optimal control in compartmental systems and its application to drug administration. − In: Math. Biosci. − New York **53** (1981). − S. 59−77

KWAN, K. C.; BONDI, J. V.; YEH, K. C.: Bioavailability assessment under quasi- and non-steady-state conditions: I. Theoretical considerations. − In: J. Pharm. Sci. − Washington **64** (1975). − S. 1639−1642

LACEY, L.; DUNNE, A.: The design of pharmacokinetic experiments for model discrimination. − In: J. Pharmacokinet. Biopharm. − New York **12** (1984). − S. 351−365
LAGO, P. J. A.: A fast algorithm for the computation of the plasma concentration time curve and confidence limits in linear pharmacokinetics. − In: Comput. Biomed. Res. − New York **20** (1987). − S. 273−383
LAM, C. F.; CHUNG, A.: The upper and lower bounds of the rate constants for general mammillary compartmental systems. − In: J. Pharmacokinet. Biopharm. − New York **11** (1983). − S. 289−301
LAM, C. F.; HUNG, C. T.; PERRIER, D. G.: Estimation of variance of harmonic mean halflives. − In: J. Pharm. Sci. − Washington **74** (1985). − S. 229−231
LAM, G.; CHIOU, W. L.: Integrated equation to evaluate accumulation profiles of drugs eliminated by Michaelis-Menten kinetics. − In: J. Pharmacokinet. Biopharm. − New York **7** (1979). − S. 227−232
LANDAU, L. D.; LIFSCHITZ, E. M. L.: Mechanik. − Lehrbuch der Theor. Physik; Bd. 1. − Berlin: Akademie-Verl., 1963
LANDAW, E. M.: Optimal design for individual parameter estimation in pharmacokinetics. − In: Rowland, M.; Sheiner, L. B.; Steimer, J.-L. (Hrsg.): Variability in drug therapy. − New York: Raven Press, 1985. − S. 187−200
LANGENBUCHER, F.: Linearization of dissolution rate curves by the Weibull distribution. − In: J. Pharm. Pharmacol. − London **24** (1972). − S. 979−981
LANGENBUCHER, F.; MÖLLER, H.: Correlation of in vitro drug release with in vivo response kinetics. I. Mathematical treatment of time functions. − In: Pharm. Ind. − Aulendorf **45** (1983). − S. 623−628
LANNOY DE, I. A. M.; PANG, K. S.: Commentary: presence of a diffusional barrier on metabolite kinetics: enalaprilat as a generated versus preformed metabolite. − In: Drug Metab. Dispos. − Baltimore **14** (1986). − S. 518−520
LANNOY DE, I. A. M.; PANG, K. S.: Effect of diffusional barriers on drug and metabolite kinetics. − In: Drug Metab. Dispos. − Baltimore **15** (1987). − S. 51−58
LASSEN, N. A.; PERL, W.: Tracer kinetic methods in medical physiology. − New York: Raven Press, 1979
LEANING, M. S.; PULLEN, H. E.; CARSON, E. R.; FINKELSTEIN, L.: Modelling a complex biological system: the human cardiovascular system − 1. Methodology and model description. − In: Trans. Inst. Measurement Control − London **5** (1983a). − S. 71−86
LEANING, M. S.; PULLEN, H. E.; CARSON, E. R.; AL-DAHAN, M.; RAJKUMAR, N.; FINKELSTEIN, L.: Modelling of a complex biological system: the human cardiovas cular system − 2. Model validation, reduction and development. − In: Trans. Inst. Measurement Control − London **5** (1983b). − S. 87−97
LEARY, J. R.; ROSS, S. D.: Mathematical expression of tablet dissolution profiles. − In: Int. Pharm. − Amsterdam **17** (1983). − S. 193−201
LEE, C. C.; MARBURY, T. C.: Drug therapy in patients undergoing haemodialysis clinical pharmacokinetic considerations. − In: Clin. Pharmacokinet. − Auckland **9** (1984). − S. 42−66
LEE, L.-J.; COOK, J. A.; SMITH, D. E.: Renal transport kinetics of furosemide in the isolated perfused rat kidney. − In: J. Pharmacokinet. Biopharm. − New York **14** (1986a). − S. 157−174
LEE, M. G.; LUI, C. Y.; CHIOU, W. L.: Pharmacokinetics of drugs in blood V: aberrant

blood and plasma concentration profiles of methotrexate during intravenous infusion. — In: Biopharm. Drug Dispos. — Chichester **7** (1986 b). — S. 487–494

LEESON, L. J.; ADAIR, D.; CLEVENGER, J.; CHIANG, N.: The in vitro development of extended-release solid oral dosage forms. — In: J. Pharmacokinet. Biopharm. — New York **13** (1985). — S. 493–514

LENHOFF, A. M.; LIGHTFOOT, E. N.: The effects of axial diffusion and permeability barriers on the transient response of tissue cylinders. II. Solution in the time domain. — In: J. Theor. Biol. — New York **106** (1984). — S. 207–238

LEVICH, V. G.: Physicochemical hydrodynamics. — Englewood Cliffs, N. J.: Prentice-Hall, 1962

LIGHTFOOT, E. N.: Transport phenomena and living systems. — New York: J. Wiley & Sons, 1974

LIN, J. H.; SUGIYAMA, Y.; AWAZU, S.; HANANO, M.: Physiological pharmainetics of ethoxybenzamide based on biochemical data obtained in vitro as well as on physiological data. — In: J. Pharmacokinet. Biopharm. — New York **10** (1982 a). — S. 649–661

LIN, J. H.; SUGIYAMA, Y.; AWAZU, S.; HANANO, M.: In vitro and in vivo evaluation of the tissue-to-blood partittion coefficient for physiological pharmacokinetic models. — In: J. Pharmacokinet. Biopharm. — New York **10** (1982 b). — S. 673–647

LINDSTROM, F. T.: The modeling of long-term ingestion of drugs in mammals. In: Simulation — New York (1977). — S. 105–111

LÖSCH, F.: Tafeln höherer Funktionen. — Stuttgart: Teubner-Verl., 1966

LOTH, H.: Grundlagen des intra- und transdermalen Transports von Arzneistoffen, II. — In: Acta Pharm. Technol. — Mainz **33** (1987). — S. 3–14

LUDDEN, T. M.; ALLEN, J. P.; VALUTSKY, W. A.; VICUNA, A. V.; NAPPI, J. M. et al.: Individualization of phenytoin dosage regimens. — In: Clin. Pharmacol. Ther. — St. Louis **21** (1977). — S. 287–293

LUYCKX, M.; CAZIN, J. L.; BRUNET, C.; GOSSELIN, P.; DEMAILLE, M. C.: Clinical pharmacokinetics of 6-hour infusion of a high-dose methotrexate: preliminary trial of monitoring high infusion doses. — In: Eur. J. Clin. Pharmacol. — Berlin (W) **28** (1985). — S. 457–462

MAK, P. H.; DISTEFANO III, J. J.: Optimal control policies for the prescription of thyroid hormones. — In: Math. Biosci. — New York **42** (1978). — S. 159–186

MANAKA, R. C.; SCHUMITZKY, A.; WOLF, W.: Symbolic programs for structural identification of linear pharmacokinetic systems. — In: Comput. Programs Biomed. — Amsterdam **13** (1981). — S. 203–216

MATIS, J. H.; TOLLEY, H. D.: Compartmental models with multiple sources of stochastic variability: the one-compartment, time invariant hazard rate case. — In: Bull. Math. Biol. — Oxford **41** (1979). — S. 491–515

MATIS, J. H.; TOLLEY, H. D.: On stochastic modeling of tracer kinetics. — In: Fed. Proc. — Bethesda **39** (1980). — S. 104–109

MATIS, J. H.; WEHRLY, T. E.; METZLER, C. M.: On some stochastic formulations and related statistical moments of pharmacokinetic models. — In: J. Pharmacokinet. Biopharm. — New York **11** (1983). — S. 77–92

MCINNES, B. C.; EL-AFOURI, S. A.; KAPADIA, S. A.: On stochastic compartmental modeling. — In: Bull. Math. Biol. — Oxford **41** (1979). — S. 611–613

MCNAMARA, P.J.; LEVY, G.; GIBALDI, M.: Effect of plasma protein and tissue binding on the time course of drug concentration in plasma. − In: J. Pharmacokinet. Biopharm. − New York **7** (1979a). − S. 195−206

MCNAMARA, P. J.; SLATTERY, J. T.; GIBALDI, M.; LEVY, G.: Accumulation kinetics of drugs with nonlinear plasma protein and tissue binding characteristics. − In: J. Pharmacokinet. Biopharm. − New York **7** (1979b). − S. 397−405

MEINEKE, I.: A simple BASIC program for the calculation of nonparametric confidence intervals in bioequivalence testing. − In: Comput. Meth. Programs Biomed. − Amsterdam **24** (1987). − S. 65−71

MELINE, L.J.; WESTENSKOW, D.R.; PACE, N.L.; BODILY, M.N.: Computer-controlled regulation of sodium nitroprusside infusion. − In: Anesth. Analg. − Cleveland **64** (1985). − S. 38−42

METZLER, C.M.: Extended least squares (ELS) for pharmacokinetic models. − In: J. Pharm. Sci. − Washington **76** (1987). − S. 565−571

METZLER, C. M.; ELFRIG, G. L.; MCEWEN, A. J.: A users manual for NONLIN and associated programs. − Kalamazoo: Upjohn, 1974

MIKKELSEN, A.; STOKKE, B.T.; ELSGAETTER, A.: A practical high-resulution, microcomputer-based method for the analysis of relaxation data exhibiting multicomponent exponential decays. − In: Int. J. Bio-Med. Comput. − Barking **16** (1985). − S. 35−57

MORDENTI, J.: Dosage regimen design for pharmaceutical studies conducted in animals. − In: J. Pharm. Sci. − Washington **75** (1986). − S. 852−857

MORRIS, P.; TATNALLAND, M.L.; MONTGOMERY, F.J.: Controlled anaesthesia: A clinical evaluation of an approach using patient characteristics identified during uptake. − In: Br. J. Annaesth. − Altrincham **55** (1983). − S. 1065−1075

MÜLLER, P.H.; NOLLAU, V.; POLOVINKIN, A.I.: Stochastische Suchverfahren. − Leipzig: Fachbuchverl., 1986

MUNGALL, D.; BANCROFT, W.; MARSHALL, J.: Computer-assisted oral and intravenous theophylline therapy. − In: Comput. Biomed. Res. − New York **15** (1982). − S. 18−28

MURATA, K.; NODA, K.; KOHNO, K.; SAMEJIMA, M.: Pharmacokinetic analysis of concentration data of drugs with irregular absorption profiles using multifraction absorption models. − In: J. Pharm. Sci. − Washington **76** (1987). − S. 109−113

NAGASHIMA, R.; O'REILLY, R.A.; LEVY, G.: Kinetics of pharmacological effects in man: The anticoagulant action of warfarin. − In: Clin. Pharmacol. Ther. − St. Louis **10** (1969). − S. 22−35

NELSON, K. G.; WANG, L. Y.: Determination of time courses of tablet disintegration II: Method using continuous functions. − In: J. Pharm. Sci. − Washington **67** (1978). − S. 87−89

NIAZI, S.: Volume of distribution as a function of time. − In: J. Pharm. Sci. − Washington **65** (1976). − S. 452−454

NICHOLS, A.I.; PECK, C.C.: ELSNLR users manual. − Bethesda: Div. Clin. Pharmacol., USUHS, 1981

NICKLASSON, M.; ELLSTRÖM, K.; SJÖQVIST, J.; SJÖVALL, J.: Linear system analysis and moment analysis in the evaluation of bacampicillin bioavailability from microcapsule suspensions. − In: J. Pharmacokinet. Biopharm. − New York **12** (1984). − S. 467−478

NICKLASSON, M.; MAGNUSSON, A.-B.: Program for evaluating drug dissolution kinetics in preformulation. − In: Pharm. Res. − Stuttgart **1** (1985). − S. 253−320

NIELSEN-KUDSK, F.: Pharmacokinetic curve fitting and parameter determination by nonlinear, iterative least squares regression analysis using a programmed minicalculator. – In: Int. J. Bio-Med. Comput. – Barking **12** (1981). – S. 503–517
NIELSEN-KUDSK, F.: A microcomputer program in basic for iterative, non-linear data-fitting to pharmacokinetic functions. – In: Int. J. Bio-Med. Comput. – Barking **14** (1983). – S. 95–107
NJUBERG, N. D.: Über Erkenntnismöglichkeiten der Modellierung. – In: Matthies, H.; Pliquett, F. (Hrsg.): Mathematische Modellierung von Lebensprozessen. – Berlin: Akademie-Verl., 1972. – S. 112–124
NORWICH, K. H.; SIU, S.: Power functions in physiology and pharmacology. – In: J. Theor. Biol. – New York **95** (1982). – S. 387–398
NOTARI, R. E.; BURKMAN, A. M.; VAN TYLE, W. K.: Structural effects in drug distribution: whole animal pharmacokinetics. – In: J. Pharm. Pharmacol. – London **26** (1974). – S. 481–492
NÜESCH, E.: Noncompartmental approach in pharmacokinetics using moments. – In: Drug Metab. Rev. – New York **15** (1984). – S. 103–131
NYBERG, L.; ANDERSSON, K.-E.; BERTLER, A.: Bioavailability of digoxin from tablets. – In: Acta Pharm. Suec. – Stockholm **11** (1974). – S. 471–492

ØIE, S.; JUNG, D.: Bioavailability under variable renal clearance conditions. – In: J. Pharm. Sci. – Washington **68** (1979). – S. 128–129

PAALZOW, L. K.: Pharmacokinetics and drug response. – In: Breimer, D. D.; Speiser, P. (Hrsg.): Topics in pharmaceutical sciences. – Amsterdam: Elsevier, 1981. – S. 69–84
PAALZOW, L. K.; EDLUND, P. O.: Multiple receptor responses: a new concept to describe the relationship between pharmacological effects and pharmacokinetics of a drug: studies on clonidine in the rat and cat. – In: J. Pharmacokinet. Biopharm. – New York **7** (1979). – S. 495–510
PANCORBO, S.: Evaluation of the effect of variability in the volume of distribution of theophylline on the predictability of the iterative and the Chiou methods using computer simulations. – In: Ther. Drug Monit. – New York **8** (1986). – S. 269–273
PANG, K. S.: A review of metabolite kinetics. – In: J. Pharmacokinet. Biopharm. – New York **13** (1985). – S. 633–662
PANG, K. S.; ROWLAND, M.: Hepatic clearance of drugs. II. Experimental evidence for acceptance of the "well-stirred" model and a "parallel tube" model using lidocaine in the perfused rat liver in situ preparation. – In: J. Pharmacokinet. Biopharm. – New York **5** (1979). – S. 655–680
PANG, K. S.; TERRELL, J. A.; NELSON, S. D.; FEUER, K. F.; CLEMENTS, M.-J.; ENDRENYI, L.: An enzyme-distributed system for lidocaine metabolism in the perfused rat liver preparation. – In: J. Pharmacokinet. Biopharm. – New York **14** (1986). – S. 107–130
PECK, C. C.; BEAL, S. L.; SHEINER, L. B.; NICHOLS, A. L.: Extended least squares nonlinear regression: a possible solution to the "choice of weights" problem in analysis of individual pharmacokinetic data. – In: J. Pharmacokinet. Biopharm. – New York **12** (1984). – S. 545–558
PEIL, H.; HÄSELBARTH, V.: Über das statistische Testen der Bioäquivalenz. – In: Arzneimittelforschung – Aulendorf **35** (1985). – S. 1489–1494

PERL, W.; CHINARD, F. P.: A convection-diffusion model of indicator transport through an organ. − In: Circul. Res. − New York **22** (1968). − S. 278−298

PFEFFER, M.: COMPT, a time-sharing program for nonlinear regression analysis of compartmental models of drug distribution. − In: J. Pharmacokinet. Biopharm. − New York **1** (1973). − S. 137−163

PFEIFER, S.; PFLEGEL, P.; BORCHERT, H.-H.: Grundlagen der Biopharmazie. − Berlin: Verl. Volk u. Gesundheit, 1984

PIOTROVSKII, V. K.: Model-independent definition of the initial volume of distribution of drugs in the body. − In: Int. J. Clin. Pharmacol. Ther. Toxicol. − München **24** (1986). − S. 403−407

PIOTROVSKII, V. K.: Pharmacokinetic stochastic model with Weibull-distributed residence times of drug molecules in the body. − In: Eur. J. Clin. Pharmacol. − Berlin (W) (1987). − S. 515−523

PLUSQUELLEC Y.; STEIMER, J.-L.: An analytical solution for a class of delay-differential equations in pharmacokinetic compartment modeling. − In: Math. Biosci. − New York **70** (1984). − S. 39−56

PLUSQUELLEC, Y.; BOUSQUET, L.: Time-delay for two-compartment models used for study of enterohepatic circulation of drugs. − In: IEEE Trans. Bio-Med. Eng. − New York **31** (1984). − S. 469−472

POLETAJEW, I. A.: Einige mathematische Modelle von Biogezönosen und Bemerkungen zur Modellierung. − In: Matthies, H.; Pliquett, F. (Hrsg.): Mathematische Modelle von Lebensprozessen. − Berlin: Akademie-Verl., 1972. − S. 205−214

POWERS, W. F.; ABBRECHT, P. H.; COVELL, D. G.: Systems and microcomputer approach to anticoagulant therapy. − In: IEEE Trans. Bio-Med. Eng. − New York **27** (1980). − S. 520−523

PRONZATO, L.; WALTER, E.: Robust experimental design via stochastic approximation. − In: Math. Biosci. − New York **75** (1985). − S. 103−120

PROOST, J. H.: Application of a numerical deconvolution technique in the assessment of bioavaibility. − In: Journal of pharmaceutical sciences. − Washington **74** (1985a). − S. 1135−1136

PROOST, J. H.: Wagners exact Loo-Riegelman equation: the need for a criterion to choose between the linear and logarithmic trapezoidal rule. − In: J. Pharm. Sci. − Washington **74** (1985b). − S. 793−794

PROVENCHER, S. W.: A Fourier method for the analysis of exponential decay curves. − In: Biophys. J. − New York **16** (1976). − S. 27−41

REIDENBERG, M. M.: The binding of drugs to plasma proteins from patients with poor renal function. − In: Clin. Pharmacokinet. − Auckland **1** (1976). − S. 122−125

RESCIGNO, A.: On transfer times in tracer experiments. − In: J. Theor. Biol. − New York **39** (1973). − S. 9−27

RESCIGNO, A.; BECK, J. S.: The use and abuse of models. − In: J. Pharmacokinet. Biopharm. − New York **15** (1987). − S. 327−344

RESCIGNO, A.; LAMBRECHT, R. M.; DUNCAN, C. C.: Mathematical methods in the formulation of pharmacokinetic models. − In: Lambrecht, R. M.; Rescigno, A. (Hrsg.) Tracer kinetics and physiologic modeling. − Lecture notes in biomath., Vol. 48. − Berlin (W) − Heidelberg − New York: Springer-Verl., 1983. − S. 59−119

RESCIGNO, A.; MATIS, J. H.: On the relevance of stochastic compartmental models to pharmacokinetic systems. – In: Bull. Math. Biol. – Oxford **43** (1981). – S. 245–247

RESCIGNO, A.; SEGRE, G.: Drug and tracer kinetics. – Waltham, Mass.: Blaisdell, 1966

RICHTER, O.: Mathematische Modelle für die klinische Forschung: enzymatische und pharmakokinetische Prozesse. – Med. Informat. Stat.; Bd. 32. – Berlin (W) – Heidelberg – New York: Springer-Verl., 1982

RICHTER, O.; REINHARDT, D.: Methods for evaluating optimal dosage regimens and their application to theophylline. – In: Int. J. Clin. Pharmacol. Ther. Toxicol. – München **20** (1982). – S. 564–575

RIEGELMAN, S.; COLLIER, P.: The application of statistical moment theory to the evaluation of in vivo dissolution time and absorption time. – In: J. Pharmacokinet. Biopharm. – New York **8** (1980). – S. 509–534

RITCHIE, R. G.; ERNST, E. A.; PATE, B. L.; PEARSON, J. D.; SHEPPARD, L. C.: Closed-loop control of an anesthesia delivery system: development and animal testing. – In: IEEE Trans. Bio-Med. Eng. – New York **34** (1987). – S. 437–443

RITSCHEL, W. A.: Grundlagen der Pharmakokinetik. – In: Kuemmerle, H. P.; Hitzenberger, G.; Spitzy, H. (Hrsg.): Klinische Pharmakologie. – Landsberg – München: Ecomed, 1984. – S. 1–32

RITSCHEL, W. A.; HUSSAIN, S. A.; SCHNEIDER, B.; KAUFMANN, B.: Evaluation of bioavailability by different methods. – In: Meth. Find. Exp. Clin. Pharmacol. – Barcelona **7** (1985). – S. 439–449

ROBERTS, G. W.; LARSON, K. B.; SPAETH, E. E.: The interpretation of mean transit time measurements for multiphase tissue systems. – In: J. Theor. Biol. – New York **39** (1973). – S. 447–475

ROBERTS, M. S.; ROWLAND, M.: A dispersion model of hepatic elimination: 1. formulation of the model and bolus considerations. – In: J. Pharmacokinet. Biopharm. – New York **14** (1986 a). – S. 227–260

ROBERTS, M. S.; ROWLAND, M.: A dispersion model of hepatic elimination: 2. steady – state considerations – influence of hepatic blood flow, binding within blood, and hepatocellular enzyme activity. – In: J. Pharmacokinet. Biopharm. – New York **14** (1986 b). – S. 261–288

ROBERTS, M. S.; ROWLAND, M.: A dispersion model of hepatic elimination: 3. application to metabolite formation and elimination kinetics. – In: J. Pharmacokinet. Biopharm. – New York **14** (1986 c). – S. 289–308

ROBERTS, M. S.; ROWLAND, M.: Correlation between in-vitro microsomal enzyme activity and whole organ hepatic elimination kinetics: analysis with a dispersion model. – In: J. Pharm. Pharmacol. – London **38** (1986 d). – S. 177–181

RODMAN, J. H.; HURST, A.; GAARDENER, T.; COHEN, J.; JELIFFE, R. W.: N-Acetylprocainamide kinetics and clinical response during repeated dosing. – In: Clin. Pharmacol. Ther. – St. Louis **32** (1982). – S. 378–386

ROSSUM, J. M. VAN; BURGERS, J. P. T.: Quantitative relationship between dynamics and kinetics of drugs: A system dynamics approach. – In: Drug Metab. Rev. – New York **15** (1984). – S. 365–382

ROSSUM, J. M. VAN; GINNEKEN, C. A. M. VAN: Pharmacokinetic system dynamics. – In: Gladtke, E.; Heimann, H. (Hrsg.): Pharmacokinetics. – Stuttgart: G. Fischer-Verl., 1980. – S. 53–73

ROTH, R. A.: The lungs and metabolic drug clearance in health and disease. — In: Benet, L. Z. et al (Hrsg.): Pharmacokinetic basis for drug treatment. — New York: Raven Press, 1984. — S. 105–117

ROWLAND, M.; BENET, L. Z.; GRAHAM, G. G.: Clearance concepts in pharmacokinetics. — In: J. Pharmacokinet. Biopharm. — New York **1** (1973). — S. 123–136

ROWLAND, M.; LEITCH, D.; FLEMING, G.; SMITH, B.: Protein binding and hepatic clearance discrimination between models of hepatic clearance with diazepam a drug of high intrinsic clearance, in the isolated perfused rat liver preparation. — In: J. Pharmacokinet. Biopharm. — New York **12** (1984). — S. 129–147

ROWLAND, M.; SHEINER, L. B.; STEIMER, J.-L. (HRSG.): Variability in drug therapy. — New York: Raven Press, 1985

ROWLAND, M.; TOZER, N.: Clinical pharmacokinetics: concepts and applications. — Philadelphia: Lea & Febiger, 1980

ROWLAND, M.; TUCKER, G.: Symbols in pharmacokinetics. — In: J. Pharmacokinet. Biopharm. — New York **8** (1980). — In: 497–507

RUBIN, G. M.; TOZER, T. N.: Theoretical considerations in the calculation of bioavailability of drugs exhibiting Michaelis-Menten elimination kinetics. — In: J. Pharmacokinet. Biopharm. — New York **12** (1984). — In: 437–451

RUBINSTEIN, A.; GONEN, A.; FRIEDMAN, M.: Computerized model for evaluating the kinetics of in vitro release of valpromide from controlled-release tablets under nonsink conditions. — In: J. Pharm. Sci. — Washington **75** (1986). — S. 959–961

SAFFER, S. I.; MIZE, C. E.; BHAT, U. N.; SZYGENDA, S. A.: Use of non-linear programming and stochastic modeling in the medical evaluation of normal-abnormal liver function. — In: IEEE Trans. Bio-Med. Eng. — New York **23** (1976). — S. 200–207

SALZSIEDER, E.; ALBRECHT, G.; JUTZI, E.; FISCHER, U.: Estimation of individually adapted control parameters for an artificial beta cell. — In: Biomed. Biochim. Acta — Berlin **43** (1984). — S. 585–596

SANCHO, N. G. F.: Optimal drug administration for the control of certain cholesterol fats in the blood system. — In: Math. Biosci. — New York **15** (1972). — S. 183–186

SANGREN, W. C.; SHEPPARD, C. W.: A mathematical derivation of the exchange of a labeled substance between a liquid flowing in a vessel and an external compartment. — In: Bull. Math. Biophys. — Chicago **15** (1953). — S. 387–394

SAWADA, Y.; HANANO, M.; SUGIYAMA, Y.; IGA, T.: Prediction of the disposition of β-lactan antibiotics in humans from pharmacokinetic parameters in animals. — In: J. Pharmacokinet. Biopharm. — New York **12** (1984). — S. 241–261

SAWADA, Y.; ITOH, N.; SUGIYAMA, Y.; IGA, T.; HANANO, M.: Analysis of multiple indicator dilution curves for estimation of renal tubular transport parameters. — In: Comput. Meth. Programs Biomed. — Amsterdam **20** (1985 a). — S. 51–61

SAWADA, Y.; SUGIYAMA, Y.; MIYAMOTO, Y.; IGA, T.; HANANO, M.: Hepatic drug clearance model: comparison among the distributed, parallel-tube and well-stirred models. — In: Chem. Pharm. Bull. — Tokyo **33** (1985 b). — S. 319–326

SAWCHUK, R. J.; RECTOR, T. S.: Steady-state plasma concentrations as a function of the absorption rate and dosing interval for drugs exhibiting concentration-dependent clearance: consequences for phenytoin therapy. — In: J. Pharmacokinet. Biopharm. — New York **7** (1979). — S. 543–555

15. Literaturverzeichnis

SAWCHUK, R. J.; ZASKE, D. E.: Pharmacokinetics of dosing regimens which utilize multiple intravenous infusions: gentamicin in burn patients. − In: J. Pharmacokinet. Biopharm. − New York **4** (1976). − S. 183−195

SCHELER, W.: Grundlagen der Allgemeinen Pharmakologie. − Jena: G. Fischer-Verl., 1980

SCHELER, W.; BLANCK, J.: Physicochemical fundamentals and thermodynamics of the membrane transport of drugs. − In: Rossum, J. M. van (Hrsg.): Kinetics of drug action. − Handb. exp. Pharmakol.; Bd. 47. − Berlin (W) − Heidelberg − New York: Springer-Verl., 1977. − In: 3−62

SCHNAKENBERG, J.: Thermodynamic network analysis of biological systems. − Berlin (W) − Heidelberg − New York: Springer-Verl., 1981

SCHUMITZKY, A.: Stochastic control of pharmacokinetic systems. − In: Maronde, R. F. (Hrsg.): Topics in clinical pharmacology and therapeutics. − New York: Springer-Verl., 1986. − S. 13−25

SCHUMITZKY, A.: Adaptive control in drug therapy. − In: Ducrot et al. (Hrsg.): Computer aid to drug therapy and to drug monitoring. − Amsterdam: North-Holland, 1978. − S. 357−369

SCHWILDEN, H.: A general method for calculating the dosage scheme in linear pharmacokinetics. − In: Eur. J. Clin. Pharmacol. − Berlin (W) **20** (1981). − S. 379−386

SCOTT, J. C.; PONGANIS, K. V.; STANSKI, D. R.: EEG quantitation of narcotic effect: the comparative pharmacodynamics of fentanyl and alfentanil. − In: Anesthesiology − Philadelphia **62** (1985). − S. 234−241

SEBALT, R. J.; NATTEL, S.; KREEFT, J. H.; OGLIVIE, R. I.: Lidocaine therapy with an exponentially declining infusion. − In: Ann. Intern. Med. − Philadelphia **101** (1984). − S. 632−634

SEDMAN, A. J.; WAGNER, J. G.: Quantitative pooling of Michaelis-Menten equations in models with parallel metabolite formation paths. − In: J. Pharmacokinet. Biopharm. − New York **2** (1974a). − S. 149−160

SEDMAN, A. J.; WAGNER, J. G.: Importance of the use of the appropriate pharmacokinetic model to analyze in vivo enzyme constants. − In: J. Pharmacokinet. Biopharm. − New York **2** (1974b). − S. 161−173

SEGRE, G.: Kinetics of interaction between drugs and biological systems. − In: Il Farmaco − Rom **23** (1968). − S. 907−918

SEVERNS, M. L.; ADAMS, J. M.: The relation between Krogh and compartmental transport models. − In: J. Theor. Biol. − New York **97** (1982). − S. 239−249

SHEINER, L. B.: Computer-aided long-term anticoagulant therapy. − In: Comput. Biomed. Res. − New York **2** (1969). − S. 507−518

SHEINER, L. B.: ELSFIT users manual. − San Francisco: Div. of Clin. Pharmacology, Univ. of California, 1981

SHEINER, L. B.: ADVICE users guide. − San Francisco: Div. of Clin. Pharmacol., Univ. of California, 1983

SHEINER, L. B.: Analysis of pharmacokinetic data using parametric models. III. Hypothesis tests and confidence intervals. − In: J. Pharmacokinet. Biopharm. − New York **14** (1986). − S. 539−555

SHEINER, L. B.; BEAL, S.; ROSENBERG, B.; MARATHE, V. V.: Forecasting individual pharmacokinetics. − In: Clin. Pharmacol. Ther. − St. Louis **26** (1979). − S. 294−305

SHEINER, L. B.; BEAL, S. L.: Estimation of pooled pharmacokinetic parameters describing

populations. – In: Endrenyi, L. (Hrsg.): Kinetic data analysis. – New York: Plenum, 1981 a. – S. 271–284
SHEINER, L. B.; BEAL, S. L.: Some suggestions for measuring predictive performance. – In: J. Pharmacokinet. Biopharm. – New York **9** (1981 b). – S. 503–512
SHEINER, L. B.; BEAL, S. L.: Evaluation of methods for estimating population pharmacokinetic parameters II. Biexponential model and experimental pharmacokinetic data. – In: J. Pharmacokinet. Biopharm. – New York **5** (1981 c). – S. 635–651
SHEINER, L. B.; BEAL, S. L.: Bayesian individualization of pharmacokinetics: simple implementation and comparison with non-bayesian methods. – In: J. Pharm. Sci. – Washington **71** (1982). – S. 1344–1348
SHEINER, L. B.; ROSENBERG, B.; MARATHE, V. V.: Estimation of population characteristics of pharmacokinetic parameters from routine clinical data. – In: J. Pharmacokinet. Biopharm. – New York **5** (1977). – S. 445–479
SHEINER, L. B.; ROSENBERG, B.; MELMON, K. L.: Modelling of individual pharmacokinetics for computer-aided drug dosage. – In: Comput. Biomed. Res. – New York **5** (1972). – S. 441–459
SHEINER, L. B.; STANSKI, D. R.; VOZEH, S.; MILLER, R.; HAM, J.: Simultaneous modeling of pharmacokinetics and pharmacodynamics: application to d-tubocurarine. – In: Clin. Pharmacol. Ther. – St. Louis **25** (1979). – S. 358–371
SHEPARD, T. A.; REUNING, R. H.: An equation for the systemic availability of drugs undergoing simultaneous enterohepatic cycling, first-pass metabolism, and intestinal elimination. – In: Pharm. Res. – New York **4** (1987). – S. 195–199
SHEPARD, T. A.; REUNING, R. H.; AARONS, L. J.: Estimation of area under the curve for drugs subject to enterohepatic cycling. – In: J. Pharmacokinet. Biopharm. – New York **13** (1985). – S. 589–608
SHEPPARD, C. W.: Stochastic models for the tracer experiments in the circulation III. The lumped catenary system. – In: J. Theor. Biol. – New York **33** (1971). – S. 491–515
SHEPPARD, L. C.: Computer control of the infusion of vasoactive drugs. – In: Ann. Biomed. Eng. – New York **8** (1980). – S. 431–444
SHUMAKER, R. C.: PKCALC: a BASIC interactive computer program for statistical and pharmacokinetic analysis of data. – In: Drug Metab. Rev. – New York **17** (1986). – S. 331–348
SIERSBACK-NIELSEN, K.; HANSEN, J. M.; KAMPMANN, J.; KRISTENSEN, M.: Rapid evaluation of creatinine clearance. – In: Lancet **1** (1971). – S. 1133–1134
SINGH, M. C.; MOYLE, D. D.; SINGH, G.; SCHUESSLER, R. B.: Microcomputer control of canine heart rate through chronotropic drug infusion. – In: Med. Biol. Eng. Comput. – Oxford **21** (1983). – S. 702–709
SLATTERY, J. T.: Single-point maintenance dose prediction: role of interindividual differences in clearance and volume of distribution in choice of sampling time. – In: J. Pharm. Sci. – Washington **70** (1981). – S. 1174–1176
SLATTERY, J. T.; GIBALDI, M.; KOUP, J. R.: Prediction of maintenance dose required to attain a desired drug concentration at steady-state from a single determination of concentration after an initial dose. – In: Clin. Pharmacokinet. – Auckland **5** (1980). – S. 377–385
SMITH, N. T.; SCHWEDE, H. O.: The response of arterial pressure to halothane: a system analysis. – In: Med. Biol. Engng. – Oxford **10** (1972). – S. 207–221
SMOLEN, V. F.: Theoretical and computational basis of drug bioavailability determinations

using pharmacological data. I. General considerations and procedures. − In: J. Pharmacokinet. Biopharm. − New York **4** (1976). − S. 337−353
SMOLEN, V. F.: Bioavailability and pharmacokinetic analysis of drug response systems. − In: Ann. Rev. Pharmacol. − Palo Alto **18** (1978). − S. 495−522
SMOLEN, V. F.: Pharmacokinetic control of drug response. − In: Bozler, G.; Rossum, van J. M. (Hrsg.): Pharmacokinetics during drug development: Data analysis and evaluation techniques. − Stuttgart: G. Fischer-Verl., 1982. − S. 242−299
SMOLEN, V. F.; TURRIE, B. D.; WEIGAND, W. A.: Drug input optimization: bioavailability-effected time-optimal effects and their interrelationships. − In: J. Pharm. Sci. − Washington **61** (1972). − In: 1941−1952
SOONG, T. T.: Pharmacokinetics with uncertainties in rate constants. − In: Math. Biosci. − New York **12** (1971). − S. 235−243
SOONG, T. T.: Pharmacokinetics with uncertainties in rate constants-II: sensitivity analysis and optimal dosage control. − In: Math. Biosci. − New York **13** (1972). − S. 391−396
SOONG, T. T.; DOWDEE, J. W.: Pharmacokinetics with uncertainties in rate constants − III: the inverse problem. − In: Math. Biosci. − New York **19** (1974). − S. 343−353
STANSKI, D. R.; HUDSON, R. J.; HOMER, T. D.; SAIDMAN, L. J.; MEATHE, E.: Pharmacodynamic modeling of thiopental anesthesia. − In: J. Pharmacokinet. Biopharm. − New York **12** (1984). − S. 223−240
STEIMER, J.-L.; MALLET, A.; MENTRE, F.: Estimating interindividual pharm acokinetic variability. − In: Rowland, m.; Sheiner, I.b.; Steimer, j.-1. (Hrsg.): Variability in drug therapy. − New York: Raven Press, 1985. − S. 65−111
STEINIJANS, V. W.; DILETTI, E.: Statistical analysis of the bioavailability studies: parametric and nonparametric confidence intervals. − In: Eur. J. Clin. Pharmacol. − Berlin (W) **24** (1983). − S. 127−136
STEINIJANS, V. W.; DILETTI, E.: Generalization of distribution-free confidence intervals for bioavailability ratios. − In: Eur. J. Clin. Pharmacol. − Berlin (W) **28** (1985). − S. 85−88
STEINIJANS, V. W.; EICKE, R.; AHRENS, J.: Pharmacokinetics of theophylline in patients following short-term intravenous infusion. − In: Eur. J. Clin. Pharmacol. − Berlin (W) **22** (1982). − S. 417−422
SÜVERKRÜP, R.: Discontinuous absorption processes in pharmacokinetic models. − In: J. Pharm. Sci. − Washington **68** (1979). − S. 1395−1400
SÜVERKRÜP, R.: Segmentally continuous input functions in linear multicompartment systems. − In: J. Pharm. Sci. − Washington **74** (1985). − S. 136−141
SWAN, G. W.: Cancer chemotherapy: optimal control using the Verhulst-Pearl equation. − In: Math. Biosci. − New York **48** (1986). − S. 381−404
SZIEGOLEIT, W.; WEISS, M.; PÖNICKE, K.; TAUBE, CH.; FÖRSTER, W.: Beziehungen zwischen theoretischer Gewebskonzentration und Wirkung von Falirytmin bei Gesunden. − In: Dtsch. Gesundh.wes. − Berlin **32** (1977). − S. 1686−1691

TAKADA, K.; YOSHIKAWA, H.; MURANISHI, S.: Optimal dosage regimen calculation program based on the remaining drug concentraztions in plasma. − In: Int. J. Bio-Med. Comput. − Barking **16** (1985). − S. 267−275
TAKKI, S.; GAMBERTOGLIO, J. G.; HONDA, D. H.; TOZER, T. N.: Pharmacokinetic evaluation of hemodialysis in acute drug overdose. − In: J. Pharmacokinet. Biopharm. − New York **6** (1978). − S. 427−442

TANG-LUI, D. D. S.; TOZER, T. N.; RIEGELMAN, S.: Urine flow-dependence of theophylline renal clearance in man. – In: J. Pharmacokinet. Biopharm. – New York **10** (1982). – S. 351–363

TANIGAWARA, Y.; YAMAOKA, K.; NAKAGAWA, T.; UNO, T.: Moment analysis for the separation of mean in vivo disintegration, dissolution, absorption and disposition time of ampicillin products. – In: J. Pharm. Sci. – Washington **71** (1982). – S. 1129–1133

TEORELL, T.: Kinetics of distribution of substances administered to the body. – In: Arch. Int. Pharmacodyn. Ther. – Gand **57** (1937). – S. 205–240

THOMSON, P. D.; MELMON, K. L.; RICHARDSON, J. A.; COHN, K.; STEINBRUNN, W.; CUDIHEE, R.; ROWLAND, K.: Lidocaine pharmacokinetics in advanced heart failure, liver disease, and renal failure in humans. – In: Ann. Intern. Med. – Philadelphia **78** (1973). – S. 499–508

THRON, C. D.: Structure and kinetic behavior of linear multicompartment systems. – In: Bull. Math. Biophys. – Chicago **34** (1972). – S. 277–291

THRON, C. D.: Linearity and superposition in pharmacokinetics. – In: Pharmacol. Rev. – Baltimore **26** (1974). – S. 3–31

THRON, C. D.: The nonexistence of "hermaphroditic" tracer systems. – In: Bull. Math. Biol. – Oxford **42** (1980). – S. 257–265

THRON, C. D.: Peak drug levels in linear pharmacokinetic systems – III. Multimodal impulse responses in multicompartment systems. – In: Bull. Math. Biol. – Oxford **44** (1982). – S. 609–635

TONG, D. D. M.; METZLER, C. M.: Mathematical properties of compartment models with Michaelis-Menten type elimination. – In: Math. Biosci. – New York **48** (1980). – S. 293–306

TSE, F. L. S.; BALLARD, F.; SKINN, J.: Estimating the fraction reabsorbed in drugs undergoing enterohepatic circulation. – In: J. Pharmacokinet. Biopharm. – New York **10** (1982). – S. 455–461

TSOKOS, J. O.; TSOKOS, C. P.: Statistical modeling of pharmacokinetic systems. – In: J. Dynam. Systems Measmt. Control. – New York **98** (1976). – S. 37–43

TSUJIMOTO, G.; SASAKI, T.; ISHIZAKI, T.; SUGANUMA, T.; HIRAYAMA, H.: Reexamination of digoxin dosage regimen: comparison of the proposed nomograms or formulae in elderly patients. – In: Br. J. Clin. Pharmacol. – London **13** (1982). – S. 493–500

TUCKER, G. T.: Empirical vs. compartmental vs. physiological models. – In: Breimer, D. D.; Speiser, P. (Hrsg.): Topics in pharmaceutical sciences. – Amsterdam: Elsevier, 1981a. – S. 33–48

TUCKER, G. T.: Measurement of the renal clearance of drugs. – In: Br. J. Clin. Pharmacol. – London **12** (1981b). – S. 761–770

TUCKER, G. T.: Pharmacokinetic models – different approaches. – In: Stoeckel, E. (Hrsg.): Quantitation, modelling and control in anaesthesia. – Stuttgart G. Thieme Verlag, 1983. – S. 54–64

TUCKER, G. T.; JACKSON, G. C. A.; STOREY, G. C. A.; HOLT, D. W.: Amiodarone disposition: polyexponential, power and gamma functions. – In: Eur. J. Clin. Pharmacol. – Berlin (W) **26** (1984). – S. 655–656

UCCELLINI, D. A.; RAYMOND, K.; MORGAN, D. J.: Influence of intravenous infusion duration on the tissue drug concentration profile. – In: J. Pharmacokinet. Biopharm. – New York **14** (1986). – S. 323–334

15. Literaturverzeichnis

UNADKAT, J. D.; BARTHA, F.; SHEINER, L. B.: Simultaneous modeling of pharmacokinetics and pharmacodynamics with nonparametric kinetic and dynamic models. — In: Clin. Pharmacol. Ther. — St. Louis **40** (1986). — S. 86—93

UNADKAT, J. D.; ROWLAND, M.: Further considerations of the "single-point single-dose" method to estimate individual maintenance dosage requirements. — In: Ther. Drug Monit. — New York **4** (1982). — S. 201—208

UNBEHAUEN, R.: Systemtheorie. — Berlin: Akademie-Verl., 1970

VAUGHAN, D. P.: Approximation in point-area deconvolution algorithm as mathematical basis of empirical instantaneous midpoint-input deconvolution method. — In: J. Pharm. Sci. — Washington **70** (1981). — S. 831—832

VAUGHAN, D. P.; DENNIS, M. J.: Number of exponential terms discribing the solution of an n-compartmental mammillary model: vanishing exponentials. — In: J. Pharmacokinet. Biopharm. — New York **7** (1979). — S. 510—524

VAUGHAN, D. P.; DENNIS, M.; Mathematical basis of point-area deconvolution method for determining in vivo input functions. — In: J. Pharm. Sci. — Washington **67** (1978). — S. 663—665

VAUGHAN, D. P.; DENNIS, M.: Mathematical basis and generalization of the Loo-Riegelman method for the determination of in vivo drug absorption. — In: J. Pharmacokinet. Biopharm. — New York **8** (1980). — S. 83—98

VAUGHAN, D. P.; HOPE, I.: Applications of a recirculatory stochastic pharm macokinetic model: limitations of compartmental models. — In: J. Pharmacokinet. Biopharm. — New York **7** (1979). — S. 207—225

VAUGHAN, D. P.; LEACH, R. H.: Simple transformation method for predicting plasma drug profiles from dissolution rates. — In: J. Pharm. Sci. — Washington **65** (1976). — S. 601—603

VAUGHAN, D. P.; TUCKER, G. T.: General derivation of the idealintravenous input required to achieve and maintain a constant plasma drug concentration. Theoretical application to lignocaine therapy. — In: Eur. J. Clin. Pharmacol. — Berlin (W) **10** (1976). — S.

VELDE, E. A. VAN DER; DRIESSEN, O.; HERMANS, J.: Influence of variability in plasma concentration on dose prediction assuming Michaelis-Menten kinetics. — In: Endrenyi, L. (Hrsg.): Kinetic data analysis. — New York: Plenum, 1981. — S. 391—414

VENG-PEDERSEN, P.: Curve fitting and modeling in pharmacokinetics and some practical experiences with NONLIN and a new program FUNFIT. — In: J. Pharmacokinet. Biopharm. — New York **5** (1977). — S. 513—531

VENG-PEDERSEN, P.: Novel deconvolution method for linear pharmacokinetic systems with polyexponential impulse response. — In: J. Pharm. Sci. — Washington **69** (1980a). — S. 312—318

VENG-PEDERSEN, P.: Model-independent method of analyzing input in linear pharmacokinetic systems having polyexponential impulse response II: numerical evaluation. — In: J. Pharm. Sci. — Washington **69** (1980b). — S. 305—317

VENG-PEDERSEN, P.: Novel approach to bioavailability testing: statistical method for comparing drug input calculated by a least-squares deconvolution technique. — In: J. Pharm. Sci. — Washington **69** (1980c). — S. 318—324

VENG-PEDERSEN, P.: Novel method of calculating absolute bioavailability in nonlinear pharmacokinetics. — In: J. Pharm. Sci. — Washington **74** (1985). — S. 90—93

VENG-PEDERSEN, P.; BROWN, K. F.: Theoretical isotropic dissolution of nons pherical particles. – In: J. Pharm. Sci. – Washington **65** (1976). – S. 1437–1442
VENG-PEDERSEN, P.; GILLESPIE, W.: Mean residence time in peripheral tissue: a linear disposition parameter useful for evaluating a drug's tissue distribution. – In: J. Pharmacokinet. Biopharm. – New York **12** (1984). – S. 535–543
VENG-PEDERSEN, P.; GILLESPIE, W. R.: A system approach to pharmacodynamics I: theoretical framwork. – In: J. Pharm. Sci. – Washington **77** (1988). – S. 39–47
VOGELSTEIN, B.; KOWARSKI, A. A.; Lietman, P. S.: Continuous sampling as a pharmacokinetic tool. – In: Clin. Pharmacol. Ther. – St. Louis **22** (1977). – S. 131–139
VOLLMER, G.: Evolutionäre Erkenntnistheorie. – Stuttgart: S. Hirzel-Verl., 1981
VOZEH, S.: Cost-effectiveness of therapeutic drug monitoring. – In: Clin. Pharmacokinet. – Auckland **13** (1987). – S. 131–140
VOZEH, S.; BERGER, M.; WENK, M.; RITZ, R.; FOLLATH, F.: Rapid prediction of individual dosage requirements for lignocaine. – In: Clin. Pharmacokinet. – Auckland **9** (1984). – S. 354–363
VOZEH, S.; FOLLATH, F.: Experience with NONMEM: analysis of serum concentration data in patients treated with mexiletin and lidocain. – In: Drug Metab. Rev. – New York **15** (1984). – S. 305–315
VOZEH, S.; KEWITZ, G.; WENK, M.; FOLLATH, F.: Rapid prediction of steady-state serum theophylline concentration in patients treated with intravenous aminophylline. – In: Eur. J. Clin. Pharmacol. – Berlin (W) **18** (1980). – S. 473–477
VOZEH, S.; MUIR, K. T.; SHEINER, L. B.; FOLLATH, F.: Predicting individual phenytoin dosage. – In: J. Pharmacokinet. Biopharm. – New York **9** (1981). – S. 131–146
VOZEH, S.; STEINER, C.: Estimates of population pharmacokinetic parameter and performance of Bayesian feedback: a sensitivity analysis. – In: J. Pharmacokinet. Biopharm. – New York **15** (1987). – S. 511–528
VOZEH, S.; STEIMER, J.-L.: Feedback control methods for drug dosage optimisation: concepts, classification and clinical application. – In: Clin. Pharmacokinet. – **10** (1985). – S. 457–476
VOZEH, S.; UEMATSU, T.; HAUF, G. F.; FOLLATH, F.: Performance of Bayesian feedback to forecast lidocaine serum concentration: evaluation of the prediction error and the prediction interval. – In: J. Pharmacokinet. Biopharm. – New York **13** (1985). – S. 203–212

WAGNER, J. G.: Fundamentals in clinical pharmacokinetics. – Hamilton, Ill.: Drug Intell. Publ., 1975
WAGNER, J. G.: Properties of the Michaelis-Menten equation and its integrated form which are useful in pharmacokinetics. – In: J. Pharmacokinet. Biopharm. – New York **1** (1973). – S. 103–121
WAGNER, J. C.: Significance of ratios of different volumes of distribution in pharmacokinetics. – In: Biopharm. Drug Dispos. – Chichester **4** (1983). – S. 26–270
WAGNER, J. G.: Predictability of verapamil steady-state plasma levels from single-dose data explained. – In: Clin. Pharmacol. Ther. – St. Louis **36** (1984). – S. 1–4
WAGNER, J. G.: Propranolol: Pooled Michaelis-Menten parameters and the effect of input rate on bioavailability. – In: Clinical pharmacology and therapeutics. – St. Louis **37** (1985). – S. 481–487

15. Literaturverzeichnis

WAGNER, J. G.: Dosage intervals based on mean residence times. – In: Pharm. Sci. – Washington **76** (1987). – S. 35–38

WAGNER, J. G.; NORTHAM, J. I.; ALWAY, C. D.; CARPENTER, O. S.: Blood levels of drug at equilibrium state after multiple dosing. – In: Nature – London **207** (1965). – S. 1391–1402

WAGNER, J. G.; SEDMAN, A. J.: Quantitation of rate of gastrointestinal and buccal absorption of acidic and basic drugs based on extraction theory. – In: J. Pharmacokinet. Biopharm. – New York **1** (1973). – S. 23–50

WAGNER, J. G.; SZPUNAR, G. J.; FERRY, J. J.: A nonlinear physiologic pharmacokinetic model: I. steady-state. – In: J. Pharmacokinet. Biopharm. – New York **13** (1985). – S. 73–92

WATARI, N.; KANENIWA, N.: Prediction of blood levels following oral administration of weakly acidic drug particles such as sulfa drugs in rabbits from the in vitro dissolution behavior. – In: J. Pharmacobio-Dyn. – Tokyo **7** (1984). – S. 351–365

WATERHOUSE, C.; KEILSON, J.: Transfer times across the human body. – In: Bull. Math. Biophys. – Chicago **34** (1972). – S. 33–44

WEINER, D. L.: NONLIN84/PCNONLIN: Software for the statistical analysis of nonlinear models. – In: Meth. Find. Exp. Clin. Pharmacol. – Barcelona **8** (1986). – S. 625–628

WEISIGER, R. A.; MENDEL, C. M.; CAVALIERI, R. R.: The hepatic sinusoid is not well-stirred: estimation of the degree of axial mixing by analysis of lobular concentration gradients formed during uptake of thyroxine by the perfused rat liver. – In: J. Pharm. Sci. – Washington **75** (1986). – S. 233–237

WEISS, M.: Residence time and accumulation of drugs in the body. – In: Int. J. Clin. Pharmacol. Ther. Toxicol. – München **19** (1981). – S. 82–85

WEISS, M.: Moments of physiological transit time distributions and the time course of drug disposition in the body. – In: J. Math. Biol. – Berlin (West) **15** (1982a). – S. 305–318

WEISS, M.: A programmable calculator program for computation of clinical useful pharmacokinetic parameters. – In: EDV Med. Biol. – Stuttgart **13** (1982b). – S. 57–59

WEISS, M.: Use of gamma distributed residence times in pharmacokinetics. – In: Eur. J. Clin. Pharmacol. – Berlin (W) **25** (1983a). – S. 695–702

WEISS, M.: Hemodynamic influences upon the variance of disposition residence time distribution of drugs. – In: J. Pharmacokinet. Biopharm. – New York **11** (1983b). – S. 63–75

WEISS, M.: Steady – state distribution volume in physiologic multi-organ systems. – In: Biopharm. Drug Dispos. – Chichester **4** (1983c). – S. 151–156

WEISS, M.: Modelling of initial distribution of drugs following intravenous bolus injection. – In: Eur. J. Clin. Pharmacol. – Berlin (W) **24** (1983d). – S. 121–126

WEISS, M.: Importance of tissue distribution in determining drug disposition curves. – In: J. Theor. Biol. – New York **103** (1983e). – S. 649–652

WEISS, M.: A note on the role of generalized inverse Gaussian distributions of circulatory transit times in pharmacokinetics. – In: J. Math. Biol. – Berlin (W) **20** (1984a). – S. 95–102

WEISS, M.: Definition of pharmacokinetic parameters: influence of the sampling site. – In: Journal of pharmacokinetics and biopharmaceutics. – New York **12** (1984b). – S. 167–175

WEISS, M.: Model-independent assessment of accumulation kinetics based on moments of drug disposition curves. – In: Eur. J. Clin. Pharmacol. – Berlin (W) **27** (1984c). – S. 355–359

WEISS, M.: Theorems on log-convex disposition curves in drug and tracer kinetics. – In: J. Theor. Biol. – New York **116** (1985 a). – S. 355–368

WEISS, M.: On pharmacokinetics in target tissues. – In: Biopharm. Drug Dispos. – Chichester **6** (1985 b). – S. 57–66

WEISS, M.: Drug metabolite kinetics: noncompartmental analysis. – In: Br. J. Clin. Pharmacol. – London **19** (1985). – S. 855–856

WEISS, M.: Generalization in linear pharmacokinetics using properties of certain classes of residence time distributions. I. Log-convex drug disposition curves. – In: J. Pharmacokinet. Biopharm. – New York **14** (1986). – S. 635–657

WEISS, M.: Generalizations in linear pharmacokinetics using properties of certain classes of residence time distributions. II. Log-concave concentration-time curves following oral administration. – In: J. Pharmacokinet. Biopharm. – New York **15** (1987). – S. 57–74

WEISS, M.: Washout time versus mean residence time. – In: Pharmazie – Berlin **43** (1988a). – S. 126–127

WEISS, M.: A general model of metabolite kinetics following intravenous and oral administration of the parent drug. – In: Biopharm. Drug Dispos. – Chichester **9** (1988 b). – S. 159–176

WEISS, M.: Mean residence time in non-linear systems?. – In: Biopharm. Drug. Dispos. – Chichester **9** (1988 c). – S. 411–412

WEISS, M.; FÖRSTER, W.: Pharmacokinetic model based on circulatory transport. – In: Eur. J. Clin. Pharmacol. – Berlin (W) **16** (1979). – S. 287–293

WEISS, M.; FÖRSTER, W.: Pharmacokinetics of prostaglandins: prediction of steady-state concentrations during intravenous infusion. – In: Int. J. Clin. Pharmacol. Ther. Toxicol. – München **18** (1980). – S. 344–347

WEISS, M.; SZIEGOLEIT, W.; FÖRSTER, W.: Dependence of pharmacokinetic parameters on the body weight. – In: Int. J. Clin. Pharmacol. Ther. Toxicol. – München **15** (1977). – S. 572–575

WEISS, M.; SZIEGOLEIT, W.; SCHULZ, H.-E.; FÖRSTER, W.: Untersuchungen zur Bioverfügbarkeit auf der Grundlage von Effekt-Zeitverläufen. – In: Zbl. Pharm. – Berlin **118** (1979). – S. 258–261

WEISS, M.; SZIEGOLEIT, W.; FAHR, A.; FÖRSTRER, W.: Rapid achievement of serum concentration plateau of digoxin through controlled infusion. – In: Eur. J. Clin. Pharmacol. – Berlin (W) **25** (1983). – S. 455–457

WELLHÖNER, H. H.: Predicative calculation of the efficiency of hemodialysis or hemoperfusion for the removal of drugs from the body. – In: Arch. Toxicol. – Berlin (W) **56** (1985). – S. 182–189

WELLSTEIN, A.; PALM, D.; PITSCHNER, H. F.; BELZ, G. G.: Receptor binding of propranolol is the missing link between plasma concentration kinetics and the effect-time course in man. – In: Eur. J. Clin. Pharmacol. – Berlin (W) **29** (1985). – S. 131–147

WESTLAKE, W. J.: Use of statistical methods in evaluation of in vivo performance of dosage forms. – In: Journal of pharmaceutical sciences. – Washington **62** (1973). – S. 1579–1589

WESTLAKE, W. J.: Symmetrical confidence intervals for bioequivalence trials. – In: Biometrics – Raleigh **32** (1976). – S. 741–744

15. Literaturverzeichnis

WHEELER, L. A.; SHEINER, L. B.: A general method for optimal drug dose computation. − In: J. Pharmacokinet. Biopharm. − New York **4** (1976). − S. 487−497

WHITING, B.; KELMAN, A. W.; STRUTHERS, A. D.: Prediction of response to theophylline in chronic bronchitis. − In: Br. J. Clin. Pharmacol. − London **17** (1984). − S. 1−8

WIEGMAN, H.; VOSSEPOEL, A. M.: A computer program for long term anticoagulation control. − In: Comput. Programs Biomed. − Amsterdam **7** (1977). − S. 71−84

WIJNAND, H. P.; TIMMER, C. J.: Curve fitting and modeling in pharmacokinetics: all programs are equal, but some programs are more equal than others. − In: J. Pharmacokinet. Biopharm. − New York **7** (1979). − S. 681−687

WIJNAND, H. P.; TIMMER, C. J.: Mini-computer programs for bioequivalence testing of pharmaceutical drug formulations in two-way cross-over studies including a survey of current parametric evaluation techniques. − In: Comput. Programs Biomed. − Amsterdam **17** (1983). − S. 73−88

WILKINSON, G. R.: Clearance approaches in pharmacology. − In: Pharmacaol. Rev. − Baltimore **39** (1987). − S. 1−47

WILLIAMS, G. W.; FORSYTHE, S. B.; TEXTOR, S. C.; TARAZI, R. C.: Analysis of relative change and initial value in biological studies. − In: Am. J. Physiol., Regul. Integrat. Comp. Physiol. − Bethesda **246** (1984). − S. 122−126

WINKLER, K.; KEIDING, S.; TYGSTRUP, N.: Clearance as a quantitative measure of liver function. − In: Paumgartner, P.; Presig, R. (Hrsg.): The liver: quantitative aspects of structure and function. − Basel: Karger, 1973. − S. 144−155

WINNE, D.: Blood flow in intestinal absorption models. − In: J. Pharmacokinet. Biopharm. − New York **6** (1978). − S. 55−77

WINNE, D.; OCHSENFAHRT, H.: Die formale Kinetik der Resorption unter Berücksichtigung der Darmdurchblutung. − In: J. Theor. Biol. − New York **14** (1967). − S. 293−315

WISE, M. E.: The evidence against compartments. − In: Biometrics − Raleigh **27** (1971). − S. 262

WISE, M. E.: Negative power functions of time in pharmacokinetics and their implications. − In: J. Pharmacokinet. Biopharm. − New York **13** (1985). − S. 309−346

YAMAOKA, K.; NAKAGAWA, T.; TANAKA, H.: Recirculatory noment analysis of drugs in man: estimation of extraction ratios and mean cycle time for single systemic and pulmonary circulation. − In: Chem. Pharm. Bull. − Tokyo **33** (1985a). − S. 784−794

YAMAOKA, K.; NAKAGAWA, T.; TANAKA, H.; YASUHARA, M.; OKUMURA, K.; HORI, R.: A nonlinear multiple regression program, MULTI2(BAYES), based on Bayesian algorithm for microcomputers. − In: J. Pharmacobio-Dyn. − Tokyo **8** (1985b). − S. 246−256

YAMAOKA, K.; NAKAGAWA, T.; UNO, T.: Application of Akaike's information criterion (AIC) in the evaluation of linear pharmacokinetic equations. − In: J. Pharmacokinet. Biopharm. − New York **6** (1978a). − S. 165−175

YAMAOKA, K.; NAKAGAWA, T.; UNO, T.: Statistical moments in pharmacokinetics. − In: Journal of pharmacokinetics and biopharmaceutics. − New York **6** (1978b). − S. 547−558

YAMAOKA, K.; TANAKA, H.; OKUMURA, K.; YASUHARA, M.; HORI, R.: An analysis program MULTI(ELS) based on extended nonlinear least squares method for microcomputers. − In: J. Pharmacobio-Dyn. − Tokyo **9** (1986). − S. 161−173

YAMAOKA, K.; TANIGAWARA, Y.; NAKAGAWA, T.; UNO, T.: A pharmacokinetic a nalysis program (MULTI) for microcomputer. − In: J. Pharmacobio-Dyn. − Tokyo **4** (1981). − S. 879−885

YATES, F. E.; KUGLER, P. N.: Similarity principles and intrinsic geometries: contrasting approaches to interspecies scaling. − In: J. Pharm. Sci. − Washington **75** (1988). − S. 1019−1027

YEH, K. C.; KWAN, K. C.: A comparison of numerical integrating algorithms by trapezoidal, Lagrange, and spline approximation. − In: J. Pharmacokinet. Biopharm. − New York **6** (1978). − S. 79−98

YUASA, H.; MIYAMOTO, Y.; IGA, T.; HANANO, M.: Intestinal absorption by carrier-mediated transports: two-dimensional laminar flow model. − In: J. Theor. Biol. − New York **119** (1986). − S. 25−36

ZASKE, D. E.; BOOTMAN, J. L.; SOLEM, L. B.; STRATE, R. G.: Increased burn patient survival with individualized dosages of gentamicin. − In: Surgery − St. Louis **91** (1982). − S. 142−149

ZIERLER, K. L.: Theory of the use of arteriovenous concentration differences for measuring metabolism in steady and non-steady states. − In: J. Clin. Invest. − New York **40** (1961). − S. 2111−2125

16.
Sachwortverzeichnis

Abgeschlossenes Subsystem 125
Abgeschlossenes System 76f., **96**, 126
Abklingkonstanten, Abschälverfahren 223
–, Schätzung durch Spektralanalyse 227
–, Spektrum 88
–, terminale 78, s. auch terminale Kurvenphase
Abschälverfahren 223
Absorption 35, 140, s. auch Invasion
–, Diffusionsschichtmodell 160
–, gastrointestinale 159 ff.
–, Laminarflußmodell 160
–, perkutane 161
Absorptionskonstante 129 ff., 140, 160
Absorptionsprozesse 158 ff.
Absorptionsquote 35
–, intestinale Reabsorption 180
–, Schätzung 178
Absorptionsrate 157
–, spezifische 140
–, stufenförmige Funktion 140
Absorptionszeit, s. mittlere Absorptionszeit
Abweichungsquadrate, Summe der 234
Ähnlichkeit, pharmakokinetische 189 ff.
Akaike-Informationskriterium 234
Akkumulation 74, 213
Akkumulationskurve **56**, 59, 60
–, MDRT-Schätzung 67
–, multiexponentielle 85
–, nichtlineare Kinetik 213
–, Schranken der 82
Aktiver Transport 42, 161, 182
Allometrie 190
Alpha-Phase, s. Biexponentialkurve
Analyse klinischer Routinedaten, s. Populationspharmakokinetik
Antikoagulantien 207

Applikation 23
–, intraarterielle 168
–, intraperitoneale 168
–, intravenöse, s. Bolusinjektion, Infusion
–, orale 35, 138 ff.
–, wiederholte, periodische 59
Applikationsintervall, s. Dosierungsintervall
Applikationsrouten 22
Äquifinalität 55
Äquilibrierungszeit, Blut-Gewebe 260
–, Konzentration-Effekt 201, 203, 206
Arzneiform, feste s. Tablette
–, Lösung 35, 138
–, Salbe 162
Arzneimittelmenge, im Körper 24, 74, s. auch Auswaschkurve
AUC, Fläche unter der Kurve, Effektkurve 205
–, für Applikationsintervall 59, 215
–, Metabolit 177
–, nichtlineare Kinetik 216
–, orale Applikation 167
–, Schätzung, Kurvenextrapolation 83
–, –, numerische Integration 224 ff.
Auflösungsprofil 148
Auflösungsprozeß 139, s. auch Dissolution
Aufsättigung 59, s. auch Akkumulation
Aufsättigungszeit 82
–, nichtlineare Kinetik 214
Ausfallrate 72, 284
Ausgangswert 199
Auswaschkurve 23
–, Datenanalyse 250
–, MDRT-Schätzung 64
–, multiexponentielle 84
–, Schranken der 81

Sachwortverzeichnis

Auswaschzeit 81
–, Dialyse 187
–, orale Applikation 145
Auswertung von Versuchen 220, s. auch Datenanalyse
–, Konvolution und Dekonvolution 221
Automatische Dosierung 280

Basen 38, 185
Bateman-Funktion 130, **143**, 163
–, Parameterschätzung 226
Bayessche Verfahren, Dosierungsindividualisierung 274
– –, Schätzwerte 273
– –, Zuverlässigkeit 275
Beobachtungsfehler 229
Beta-Phase, s. Biexponentialkurve
Biexponentialkurve 129, 163, 242
–, Dissolutionsprofil 150
–, Inputfunktion durch Dekonvolution 221
–, nach epikutaner Applikation 163
–, Parameterschätzung 232
–, SHAM-Parameterschätzung 226
–, unimodale, s. Bateman-Funktion, Gammakurve
Biliäre Exkretion 180
Bioäquivalenz 244
Biophase 197, 199, 206
Biotransformation, s. Metabolit, hepatische Elimination
Bioverfügbarkeit 155, 163ff.
–, aus Effektverlauf 164
–, aus Steady-state-Daten 164
–, bei variabler Clearance 165
–, Definition 25
–, enterohepatischer Kreislauf 181
–, First-pass-Effekt 166
–, nichtlineare Kinetik 216, **271**
–, relative 164, 244
Black-box 47, 53, s. auch Verhaltensmodell
Blutdrucksenkung 279
Blutfluß 32, 45, 94, 103
–, Leber 44
Blutkonzentration 37

Blutumverteilung 104, 106
Bode-Diagramm 227
Bolusinjektion, intravenöse 56, s. auch Impulsantwort, Dispositionskurve
Brockmeier- von Hattingberg-Methode 153

Cardiac-output 103, s. auch Blutfluß
Carriertransport 42, 161, 182
Chemisches Potential 33f., 76
Chemotherapeutika, Gewebsspiegel 261
Circadianes Konzentrationsprofil 259
Circadian-Rhythmus 46, 295
Clearance 28
–, Blut vs. Plasma 45
–, Definition 25
–, hepatische 44, **173**
–, Interspezies-Skalierung 192
–, intrinsische 42f., **114**
–, Körper 45
–, Organ 41, 114
–, renale 42
–, –, Abhängigkeit vom Urinfluß 184f.
–, Schätzung; Ort der Probennahme 108
–, "scheinbare" 107
–, zeitlicher Mittelwert 70
Clearancekonzept, MRT-Schätzung 66
–, Verallgemeinerung 67
Clearancerate, zeitabhängige 69
CM-Klasse, Verweilzeitverteilungen 88
CM-Struktur, Kompartmentsystem **119**, 126, 131, 133
Computergestützte Therapie 19, 21, 278, s. auch Dosierungsoptimierung
Computerprogramme, Dosierungsoptimierung 274
–, Kurvenanpassung 236f.
C-Struktur, Kompartmentsystem 119, 126f., 149

Darmdurchblutung 160
Darmperfusion, in situ 161
Datenanalyse
–, interindividuelle Variabilität 238ff.
–, "modellunabhängige" 48
Datenfit, s. Kurvenanpassung

Sachwortverzeichnis

Datenwichtung 230, **233**
Dauerinfusion 28, 56, 67, 74, 82
–, Dosierungsoptimierung 270
Dekonvolution 58
–, orale Applikation 156ff.
Dekonvolutionsmethode, biexponentielle Disposition 221
–, kleinste Quadrate 222
Depotarzneiformen 150, 152, 262
Desintegrationsprozeß 146
DFR-Klasse, Dissolutionszeitverteilung 150
–, Organtransitzeitverteilung 113
–, Kreislauftransitzeitverteilung 97
–, Verweilzeitverteilungen 96, 98, 126
–, –, Definition 73
–, –, Eigenschaften 77
Dialysatorclearance 186
Dichtefunktion 62, 283
Diffusion 32
–, axiale 111
Diffusionsgleichung 33
Diffusionskoeffizient 110, 159
Diffusionsprozeß 98
Diffusionsschicht, Nernstsche 160
Diffusionsschichtmodell 151
Digoxin, spezifische Eliminationsrate 72
– -Lösung 140
–, Samplingschema 248
– -Tabletten 150
Dispersion, Verweilzeitverteilung, s. relative Dispersion
Dispersionskoeffizient, axialer 172
Dispersionsmodell, Leber 171
Dispositionskurve 56, 62
–, Definition 23
–, Gammakurve 86, 99
–, Log-konvexe 73, 75ff., 77ff.
–, MDRT-Schätzung 66
–, monoexponentielle 87, 130
–, multiexponentielle 84, 121, 126, 227
–, multimodale 127
–, nichtlineare Kinetik 211
–, Schranken, nichtlineare Kinetik 212
Dispositionssystem 24
–, passives 77, 97

Dispositionsverweilzeit 62, s. auch Verweilzeit; MDRT
Dissolution 35, 139, 145
–, in-vitro/in-vivo-Korrelation 153
–, in vivo 157
–, Voraussage des Plasmakonzentrationsverlaufes 155
Dissolutionskonstante 151
Dissolutionsmodelle **147**, 151
Dissolutionsprozeß 146ff.
Dissolutionstester 153
Dissolutionszeit 35, 145, s. auch mittlere Dissolutionszeit
Dissolutionszeitverteilung 147ff.
–, DFR-Klasse 147, 150
–, IFR-Klasse 147f., 155
–, Skalierung 154
Dissoziationsgrad, Membrantransport 38
–, tubuläre Reabsorption 184
DLP-Methode 224
Dosierung, adaptive Steuerung 266ff.
–, effektbezogene Steuerung 278ff.
–, Kindesalter 196
–, Körpergewicht 195f.
–, nichtlineare Kinetik 214
–, Optimierungskriterien 254
Dosierungsindividualisierung 21, 252
–, a-priori-Methoden 262f.
– durch Blutspiegelkontrolle 264ff., s. auch Dosiskorrektur
–, Methodenübersicht 276
Dosierungsintervall 59, 74, 257
Dosiskorrektur, nach Blutspiegelkontrolle, Ein-Punkt-Methode 264
–, – –, Methode von Chiou 271
–, – –, Methode von Hamilton and Chow 269
–, – –, Methode von Sawchuk und Zaske 268
Dosierungsoptimierung 251ff.
–, A-priori-Methoden 255ff.
–, deterministische Verfahren 255
– für Kurvenprofil 256, 259
– für Patientenpopulation 261
–, nichtlineare Kinetik 272
–, stochastische Verfahren 256

Sachwortverzeichnis

Dosierungsschema 253, 255
– für circadianes Profil 259
– für Plateaueffekt 257
–, periodisches 59f.
Dosierungsvorraussage, Zuverlässigkeit 275ff.
Dosis, Skalierung 195
Dragee 139
Drug monitoring 19, 243, 252
Drug targeting 168
Dünndarm 154, 159
Durchlässigkeit, Organ 41
–, Leber 173
Dynamisches Verteilungsvolumen 70ff., 76

Effektkinetik 197ff.
–, Frequenzgang-Analyse 228
–, Hysteresis 200
– und Dosierung 273ff.
Effektkompartment 203
Effektmodelle, Steady-state 198f.
–, Transient-state 199ff.
Ein-Kompartment-Modell 19, 130
–, nichtlineare Kinetik 211
– und Absorptionsprozeß 1. Ordnung 158
Elimination, hepatische 169ff.
–, Michaelis-Menten- 210ff.
–, renale 182ff.
Eliminationskonstante 79, 119
–, interindividuelle Variabilität 136
Eliminationsparameter 89
Eliminationsprozesse 40ff.
Eliminationsrate, spezifische 27, 71f.
–, multiexponentielle Dispositionskurven 84
–, orale Applikation 140
Eliminationszeit, s. Auswaschzeit
Enterohepatischer Kreislauf 180
Enzymkapazität 44
Enzym-Substrat-System 210
Epikutane Applikation 161
Erhaltungsdosis und Akkumulation 74
–, Voraussage 255, 257
Erneuerungstheorem 96

Erwartungswert 284
Experiment 220
Exponentialterme, Schätzung der Anzahl 227
–, Verschwinden nach oraler Applikation 143, 145
Exponentialverteilungen 87, 118
–, Mischung von 88
Extraktionsquote 40
–, hepatische 173
–, Körper 95, 104
Extrapolation, terminale Kurvenphase 224
–, Tier-Mensch, s. Interspezies-Skalierung
Extrazellularraum 39

Falle, in Kompartmentsystemen 125
Faltung 57f., 68, 94, 140, 281, **285**
Ficksches Gesetz 33
First-pass-Effekt 35, 166
–, hepatischer 166
–, nichtlineare Kinetik 216
–, pulmonaler 167
–, sequentieller 176
First-pass-Metabolisierung 177
Fläche unter der Kurve 26, s. auch AUC
Fließgleichgewicht 32, 55
Flip-flop-Phänomen, Metabolitkinetik 179
–, orale Applikation 142
Fluktuation 135
Formparameter 80, 144
–, Gammaverteilung 86
Frequenzgang-Analyse 227
F-Test 235

Galle 180
Gammakurve 86, s. auch Gammaverteilung
–, Parameterschätzung 224
–, unimodale 144
Gammaverteilung 79, 86f., 99, 136
–, Dissolutionszeit 149
Gauß-Verteilung, inverse 99
Genauigkeit der Parameterschätzung 235
– von Populationsparametern 242
Geometrisches Mittel 239
Gewebebindung 38

Gewebe-Blut-Verteilungskoeffizient 37, 101, 112
Gewebeverteilung 91, 114, 206
–, pH-Abhängigkeit 38
Gewebevolumen 39
Gewebskompartment 201
Gift 19
Gleichgewichtseinstellung, Konzentration-Effekt 202
Gleichgewichtsverteilungsvolumen 96 f.
Gleichgewichtszustand 75
Gleichverteilungsmodell, Leber 173
Glomerulare Filtration 41
Gradientenmethode 231
Grundparameter, Interspezies-Skalierung 191
–, pharmakokinetische 89 ff.
Güte der Anpassung 234

Halbwertszeit 28, 82, 233
Hämatokritwert 37
Hämodialyse 186
Hämodynamik 104, 106
Hämoperfusion 186
Harmonisches Mittel 240
Haut 161
Hepatische Elimination 43 f., 169 ff.
Hepatische Extraktion 44
Hepatische Verfügbarkeit 177 f.
Hepatozyt 172
Hill-Gleichung 198
Hyperexponentialverteilung 83
–, Dissolution 147, 150
Hysteresiskurve 200

Identifizierung 220, 246
Identifizierbarkeit 220, 235
–, Kompartmentmodelle 131 ff.
–, Michaelis-Menten-Kinetik 213
–, strukturelle 120
IFR-Klasse, Definition 73
–, Dissolutionszeitverteilung 148, 155
–, Verweilzeitverteilungen 127, **141**, 155, 163
Impulsantwort 23, 53, **56**, s. auch Dispositionskurve

–, abgeschlossenes System 96
–, Kompartmentsystem 121
–, multimodale 127
Indikatorverdünnungskurve 99
Informationsmatrix 235, 246
Informationskriterium 234
Infusion, intraarterielle 168
–, Kurzzeit- 36
–, Schemata der 258 f., 261
Infusionsrate, optimale Steuerung 257, 259
Initialdosis 257
Initialverteilung, Geschwindigkeit 71, 85
–, Simulation; Digoxin 100
Initialverteilungsvolumen **26**, 70, 85, 101
Inputcharakteristik, durch Dekonvolution 157
Input-Output-Analyse 53, 55, s. auch SISO-Experiment
Input-Output-Struktur 107
Intensitätsfunktion 72
Intensivtherapie 280
Interindividuelle Variabilität 136
– –, Datenanalyse 238 ff.
– –, –, Datenpooling 240
– –, –, Mittelwertskurven 240
– –, –, NONMEN-Methode 241
– –, –, Standard-Methode 239
– –, Dosierungsoptimierung 261
Interspezies-Skalierung 190 ff.
–, Clearance 192
–, Dosis 195
–, Verteilungsvolumen 194
Intoxikation 251
Invasion 24, 34
–, monoexponentielle 145
Invasionsprozeß 140
Invasionsrate 157
–, spezifische 140
Invasionszeit, mittlere 35, 68
Invasionszeitverteilung 140
Irrfahrtmodell 99
Isomorphie 189

Jackknife-Methode 241, 250

Sachwortverzeichnis

Kapillare 111
Kettenmodell, Leber 174
Kettenstruktur, s. C-Struktur
Klassifizierung, Modelle 46
–, Kompartmentstrukturen 119
–, Verweilzeitverteilungen 72
Klinische Pharmakokinetik 21, s. auch Drug monitoring, Dosisierungsoptimierung
Kompartment, Definition 118
Kompartmentmatrix 120, 133
Kompartmentmodelle 48, 117ff.
–, klassische 128ff.
–, stochastische 134ff.
Kompartmentstrukturen 119
Kompartmentsystem 120
–, Massenbilanz 118
–, Struktureigenschaften 125
Kompartmentunabhängige Schätzung 124
Konsekutive Prozesse 35, 68, 138
Kontinuitätsgleichung 31
Konvektion 30
Konvektion-Diffusions-Modell, Darmrohr 160
–, Leber 171
–, Organ 110
Konvolution, s. Faltung
Konvolutionsalgorithmus 221
Konzentrations-Zeit-Kurve, Kurvenform 73ff., 126
–, Kurvenmomente 66
–, Log-konkave 73, 130, 141ff., 148
–, Log-konvexe 73, 75ff., 126, s. auch Dispositionskurven
–, multimodale 127, 181
– nach Bolusinjektion, s. Dispositionskurve
– nach Dauerinfusion, s. Akkumulationskurve
– nach wiederholter Applikation, s. Akkumulationskurve
–, Voraussage aus Dissolutionsprofilen 156
Konzentrations-Zeit-Profil, optimales 256ff.

Körper 24
Körperclearance 45, s. auch Clearance
Körpermasse 190f.
Körperoberfläche 196
Körperverweilzeit 63, s. auch Verweilzeit, MBRT
Korrelationskoeffizient 234
Kovarianzmatrix 235, 246
Kreatinin-Clearance 243, 263
Krebschemotherapie 207f.
Kreislaufsystem 30, s. auch Rezirkulationsmodell
Kreislauftransitzeit, mittlere 95, 104
–, relative Dispersion 104f.
Kreislauftransitzeitverteilung 94
–, DFR-Klasse 96
–, parametrische 98
Kroghsches Gewebszylinder-Modell 110
Kubikwurzelmodell 147, **152**, 158
Kumulation, s. Akkumulation
Kumulative Urinausscheidung, MRT-Schätzung 65
Kurvenanpassung 229, s. auch nichtlineare Regression
–, Computerprogramme 236f.
–, Güte der 234
Kurvenextrapolation 83
Kurvenfit s. Kurvenanpassung
Kurvenform **73**, 75f., 126
–, orale Applikation 141
Kurvenmomente 66, s. auch Momente
–, Schätzung, Kurvenanpassung 227
–, –, nichtlineare Kinetik 217
–, –, numerische Integration 224ff.

Langzeittherapie 278
Laplace-Transformation 58, 281ff.
Leber, s. hepatische Elimination
Leberblutfluß 44, 172
Lebererkrankungen 263
Lebermasse 193
Lebermodelle 170, s. auch hepatische Elimination
Leberpassage, primäre, s. First-pass-Effekt
Liberationsprozeß 139, s. auch Dissolution

Linearisierung 199, 214
Linearität, des Systems, Definition 54
Lipidlöslichkeit 159, 184
Lipidmembran, s. Membran
Lipid-Wasser-Verteilungskoeffizient 34
Log-Konkavität, Bedingungen für 143
–, Dissolutionskurven 149
–, Implikationen der 141
–, Metabolitkurven 179
–, Konzentrations-Zeit-Kurven 73, 130
Log-Konvexität Implikationen der 77, 97
–, Konzentrations-Zeit-Kurven 73, 75ff., 126
Log-log-Plot 224
Loo-Riegelman-Methode 22, 158
Lösung, Applikationsform 35, 138

Makroniveau 61
Markov-Prozeß 135
Massenbilanz 24
–, Kompartmentsystem 118
Massenfluß 30
Maßzahlen 63
Maximum-Likelihood-Methode 230
MBRT, mittlere Körperverweilzeit 30, **35**, 63, 147
MDRT 29, s. mittlere Dispositionsverweilzeit
Membran 33, 38, s. auch Permeabilität
–, Hepatozyt 172
Membrantransport 113, s. auch aktiver bzw. passiver Transport
–, Absorption 159, 160
Menge im Körper 24, 74, s. Auswaschkurve
Meßfehler 229
Metabolitbildung 176
Metabolitkinetik 175 ff.
–, AUC 177
–, Konzentrations-Zeit-Kurven 176
–, mittlere Verweildauer 178
Methode der kleinsten Quadrate 229
Methotrexat 192
Michaelis-Menten-Elimination 210 ff.
Michaelis-Menten-Gleichung, Parameterschätzung 224

Mikrokapsel 153, 157
Mikroniveau 61
Minimax-Verfahren 266
Mischung in der Leber 169
–, vollständige, sofortige 118
– von Exponentialverteilungen 88
– von Verteilungen 285
Mischungskurve 96
Mittelwertskurve 136, 241
Mittelwertsschätzung, Genauigkeit 242
Mittlere Absorptionszeit, gastrointestinale 35, 143
– –, perkutane 163
Mittlere Äquilibrierungszeit 201, 203, 206
Mittlere Dissolutionszeit 145 ff.
Mittlere Invasionszeit 35, 68
Mittlere Verweildauer 29, 63
– – des Metaboliten 178
– – im Gewebe 91
– – im Kompartmentsystem 122 f.
– – im zentralen Kompartment 90, 130
– – in der Haut 162
– –, orale Applikation 139
– –, Schätzung 63 ff.
– –, –, Ort der Probennahme 108
– –, Zwei-Kompartment-Modell 129
Mittlere Wirkungszeit 206
Modell 17
Modellbildung 51
Modelldiskrimination 426
Modelle, deterministische vs. stochastische 48
–, Klassifizierung 46
–, kompartmentunabhängige 48, 124
–, zeitabhängige vs. zeitunabhängige 46
Modellidentifizierung 49, s. auch Identifizierung
Modellierung, Methodologie 46
–, Zielstellung 49
Modellvalidierung 50, s. auch Validierung
Modellwahl 234
Momente der Verteilung 64, 283 f.
Momente, s. auch Kurvenmomente, von Effekt-Zeit-Kurven 205
–, nichtlineare Kinetik 216

–, numerische Integration 224
Monoexponentialfunktion, Parameterschätzung 224
Monte-Carlo-Simulation 236, 247
MRT, s. mittlere Verweilzeit
M-Struktur, Kompartmentsystem 119, **126**

Nebenwirkungen, unerwünschte 251
Nephron 183
Netzwerkmodell 92, 101
Nichteliminierendes System, s. auch abgeschlossenes System
– –, Verteilung im 75
Nichtlineare Kinetik 209ff., s. auch Michaelis-Menten-Kinetik
– –, Ursachen der 209
Nichtlineare Regression 228ff.
Nichtlinearität 46
–, Konzentrations-Effekt-Kurve 199
Niere, s. renale Elimination
Nierenerkrankung 186, 263
Nierenfunktion 243, 263
Nierenmodelle 182ff.
Noncompartmental, s. kompartmentunabhängig
NONMEN-Methode 236f., 241ff.
–, Populationsparameter 274
–, Zwei-Kompartment-Modell 277
Numerische Integration, s. Kurvenmomente

Optimierungsalgorithmen 321
Optimierungskriterien, für Dosierung 252
–, nichtlineare Kinetik 214
Organclearance 41
Organe 101, s. auch Subsysteme
–, isolierte 115
–, künstliche 186
Organmodelle 109ff.
–, Ein-Kompartment 111, **114**
–, Leber 169ff.
–, Kontinuitätsgleichung 31
–, Niere 182ff.
–, Zwei-Kompartment 111, **113**, 206
Organvolumen 37
Oszillationen, in Konzentrations-Zeit-Kurven 127, 181

Parameterschätzung 233ff., 246, s. auch Schätzung
–, Abschälverfahren 223
–, Computerprogramme 236f.
–, DLP-Methode 224
–, nichtlineare Regression 228ff.
–, NONMEN-Methode 241ff.
Populationsparameter 238ff.
–, SHAM-Methode 226
–, Spektralanalyse 227
–, zusammengesetzte Kurven 241
Passives Dispositionssystem, Definition 77
– –, Eigenschaften 97
Peclet-Zahl 111f.
Periodische Applikation 59, 214
Peripheres Kompartment 128
Peritonealdialyse 188
Permeabilität, Darmwand 159f.
–, Hepatozyt 172
–, Membran 34, 114, 206
Permeabilitätskoeffizient 113
pH-Abhängigkeit, Gewebe-Blut-Verteilung 38
Pharmakodynamik s. Effektkinetik
Physiologische Modelle, s. Rezirkulationsmodelle;
pKa-Wert 38
Placeboeffekt 199
Plasmafluß 45
Plasmakonzentration 37
Plasmakonzentrationsverlauf, s. Konzentrations-Zeit-Kurve
Plasmaproteinbindung 37
–, nichtlineare 218
Plasmavolumen 39
Plateaueffekt, Infusionsschemata für 202, 259
Populationsbezogene Dosierung 261
Populationsmittelwert 239
Populationsparameter 273f.
–, Schätzung 242
Populationspharmakokinetik 239, 242ff., 273
–, Definition 243
Probennahme 23, s. auch Sampling

–, kontinuierliche 249
–, optimale Zeitpunkte 246
–, – – für Dosiskorrektur 266f.
–, Ort der 106ff.
–, peripher-venöse 108f.
Pulmonaler First-pass-Effekt 167
Pulmonalkreislauf 103

Quadratwurzelmodell 147, **153**

Reaktormodelle 172
Referenzkonzentration 25
Regelungstechnik 279
Regression, log-lineare 223
Rekurrente Prozesse 94
Relative Dispersion, Dissolutionszeitverteilung 147ff.
– –, Kompartmentsystem 123
– –, log-konvexe Kurven 79
– –, Metabolit 179
– –, Mischungsverteilung 88, 285
– –, orale Applikation 139
– –, Organ 111f.
– –, Zirkulationszeitverteilung 104f.
– –, Zwei-Kompartment-Modell 130
Renale Elimination 41, 182ff.
Residuen-Plot 161
Resorption, s. Absorption
Restmenge, im Körper 81
Retardpräparate 143, 150, 152, 262
Rezirkulationsmodell 21, 92ff.
–, Organe 101ff.
–, Struktur 103
Rezirkulationszeit 94, s. auch Kreislauftransitzeit
Risikofunktion, Targetkonzentration 262
Röhrenmodell, Leber 173

Salbe, Applikationsform 162
Sampling 106, s. auch Probennahme
Samplingschema 246
–, D-optimales 247
–, optimales 248
–, sequentielle Optimierung 247
Säuren 38, 185
Schätzfunktionen 229f.

Schätzung, LS-, WLS-, ELS-, 230
Schätzwerte, asymptomatische Varianzen der 235
–, bayessche 273
–, Genauigkeit 235
Schranken der Akkumulationskurve 82
– der Auswaschkurve 80
– der Dispositionskurve; nichtlineare Kinetik 211
Serumkreatininwert 262
SHAM-Methode, Parameterschätzung 226
Simplexmethode 231
Simulationsmodelle 115f.
Single-pass-Extraktionsquote 104
Single-pass-Kurve 98, 100
Single-pass-Perfusion, Darm 160
Single-pass-Verfügbarkeit 102
SISO-Experiment 107, 133
SISO-System **54**, 117
Sparsamkeitsprinzip 18, 50, 234
Spektralanalyse 227
Sprungantwort 53, 56, s. auch Akkumulationskurve
Standardformulierung 244
Startwerte, Kurvenanpassung 232
Stationärer Zustand 55
Statistische Methoden, Datenanalyse 136, 238ff., 250
Statistische Momente, s. Momente, Kurvenmomente
Steady-state-Konzentration, Dosierungsschema 255
–, Funktion der Applikationsrate 60, 214
–, nichtlineare Kinetik 215
–, Profil der 255
Steady-state-Verteilungsvolumen 37, 71, 75, 97
–, Multi-Organ-Modell 101
–, Schätzung; Ort der Probennahme 109
Stochastische Kompartmentmodelle 134ff.
Strukturmodelle 18, 47, 92ff.
Subsysteme 32, 92, 101
–, abgeschlossene 125
–, konsekutive 138

–, konservative 103, 114
Suchverfahren 231
Superpositionsprinzip 54
System, Definition 53
–, deterministisches 61
–, Linearität 54
–, offen vs. abgeschlossen 55, 75
–, passives 77, 97
–, pharmakodynamisches 197
Systemkreislauf 103

Tablette 35, 139, 145f., 157
–, Auflösung, s. auch Dissolution
–, –, Diffusionsschichtmodell 151
Targetorgan 167
Targetstrategie, Dosierung 251, 261
Terminale Abklingkonstante 78, 223
Terminale Kurvenphase 77, 249
Terminales Verteilungsvolumen 70, 78
Theophyllin 154, 184
Therapeutische Verfügbarkeit 167
Therapeutischer Konzentrationsbereich 254
Therapie, s. auch Dosierung
–, Sicherheit der 251
Therapieoptimierung, s. Dosierungsoptimierung
Therapieservice, s. Drug monitoring
Thermodynamik 33, 75
Toxikologie 81
Transferkonstante 118, 136
Transienter Zustand 55
Transitzeit 63
–, intestinale 153, 155
–, Kompartment 122
–, Kreislauf 94, 96
–, Organ 102, 112
–, Samplinggewebe 108
Transitzeit-Theorem 97
Transitzeitverteilung, empirische 115
–, hepatische 174
–, Kreislauf- 96, 98
Transportfunktion 126
Transportprozesse 30
Transportprozesse, aktive 182
Trapez-Methode 225

Tubuläre Reabsorption 42, **183**
Tubuläre Sekretion 42, 182

Überlebenswahrscheinlichkeit 62, 283
Übertragungsfunktion 58, 132, 283
–, Organe 103
Übertragungsmatrix 132
Urin-pH-Wert 185
Urinfluß, 42, 184f.

Validität, des Modells 50
Variabilität, interindividuelle 238ff.
Varianz, der Verweilzeitverteilung 63, 284, s. relative Dispersion
Varianzmodell, des Beobachtungsfehlers 229, 233
Veng-Pedersen-Methode, nichtlineare Bioverfügbarkeit 217
Verfahrenstechnik, chemische 172
Verhaltensmodelle 18, 47, 53ff.
Verlustfunktion 254, 262
Versuchsplan, D-optimaler 247
Versuchsplanung 220, 245ff.
Verteilung, im Körper 36
Verteilungsdynamik 39, 70ff., 76
–, initiale 71
– und relative Dispersion 79
Verteilungsfunktion 61, 283
Verteilungsgeschwindigkeit, kapazitätslimitierte 219
Verteilungskoeffizient 159
–, Gewebe-Blut 37, 101, 112
–, –, pH-Abhängigkeit 38
–, Lipid-Wasser 34
–, Muskel-Blut 109
Verteilungsmodell, Leber 173f.
Verteilungsparameter 89f.
Verteilungsprozeß 96
–, Dynamik 70ff., 76f.
–, nichteliminierendes System 75, **97**
–, passiver 75
Verteilungsvolumen 37, s. auch Initial-, Steady-state-
–, Definition 26
–, Interspezies-Skalierung 194
–, nichteliminierendes System 96

Sachwortverzeichnis

–, terminales 26
–, zeitabhängiges 70, s. auch dynamisches
Vertrauensbereich, Bioäquivalenz 244
Verweilzeit, s. mittlere Verweilzeit
Verweilzeiten 90 f.
Verweilzeitverteilung 61
–, nichtparametrische Klassen 72 f., s. auch DFR-, IFR-Klasse
–, parametrische, orale Applikation 143 f.
–, Schranken 80
–, vollständig monotone 88
Volumen, Kompartment 119
–, Organ 37
Voraussagefehler, Dosierung 275
VRT, s. Varianz der Verweilzeit

Wagner-Nelson-Modell 158
Wahrscheinlichkeitstheorie 283
Weibullverteilung 147, **149**
Wirkung, s. Effekt
Wirkungsinterferenzen 204
Wirkungszeit, mittlere 206

Zeit, Interspezies-Skalierung 193
Zeitabhängigkeit, der Modellparameter 46
Zeitinvarianz, des Systems 54
Zentrales Kompartment 126, s. auch M-Struktur
Zielfunktion 229, 273
Zirkulationszeit 94
Zufallsvariable 283
Zustandsvektor 120
Zuverlässigkeit, Schätzung von Populationsparametern 242
Zwei-Kompartment-Modell 17, 128 ff.
–, Dialysemodellierung 187
–, Michaelis-Menten-Transportprozeß 219
– mit Absorptionsprozeß 131, 133, 158
–, NONMEN-Methode 277
–, Organmodell **113**, 206
Zwei-Punkt-Methoden 267, 270, 276
Zyklen, in Kompartmentsystemen 127